臨床工学講座

# 生体機能代行装置学
# 血液浄化療法装置

## 第2版

一般社団法人
監修 日本臨床工学技士教育施設協議会

編集 竹澤　真吾
　　　出渕　靖志
　　　小久保謙一

医歯薬出版株式会社

## 【編　者】

竹澤真吾（たけさわしんご）　九州保健福祉大学保健科学部臨床工学科

出渕靖志（いずぶちやすし）　四国医療工学専門学校臨床工学学科

小久保謙一（こくぼけんいち）　北里大学医療衛生学部医療工学科

## 【執筆者および執筆分担】

丹下佳洋（たんげよしひろ）　九州保健福祉大学保健科学部臨床工学科
第1章-1, 2

竹澤真吾（たけさわしんご）　九州保健福祉大学保健科学部臨床工学科
第1章-3

真茅孝志（まかやたかし）　純真学園大学保健医療学部医療工学科
第2章

砂子澤　裕（いさこざわゆたか）　九州保健福祉大学保健科学部臨床工学科
第3章

篠田俊雄（しのだとしお）　つくば国際大学医療保健学部医療技術学科
第4章

小久保謙一（こくぼけんいち）　北里大学医療衛生学部医療工学科
第5章

﨑山亮一（さきやまりょういち）　大阪工業大学工学部生命工学科
第6章-1, 6

石森　勇（いしもりいさむ）　東京女子医科大学病院臨床工学部
第6章-2～5

藤元昭一（ふじもとしょういち）　宮崎大学医学部血液・血管先端医療学講座
第7章

中川秀人（なかがわひでと）　宮崎大学医学部附属病院血液浄化療法部
第7章-1

佐藤祐二（さとうゆうじ）　宮崎大学医学部附属病院血液浄化療法部
第7章-2

菊池正雄（きくちまさお）　宮崎大学医学部内科学講座循環体液制御学分野
第7章-3

西園隆三（にしぞのりゅうぞう）　宮崎大学医学部内科学講座循環体液制御学分野
第7章-4

岩切太幹志（いわきりたかし）　宮崎大学医学部内科学講座循環体液制御学分野
第7章-5

皆川明大（みながわあきひろ）　宮崎大学医学部内科学講座循環体液制御学分野
第7章-6

大薗英一（おおそのえいいち）　越谷大袋クリニック/日本医科大学微生物学免疫学教室
第8章-1, 2

本田和美（ほんだかずみ）　越谷大袋クリニック
第8章-1, 3

山下明泰（やましたあきひろ）　法政大学生命科学部環境応用化学科
第9章

出渕靖志（いずぶちやすし）　四国医療工学専門学校臨床工学学科
第10章

This book was originally published in Japanese
under the title of：

RINSHOKOGAKUKOZA SEITAIKINODAIKOSOCHIGAKU KETSUEKIJOKARYOHOSOCHI
(Clinical Engineering Series　Hemodialysis)

Editors：
TAKESAWA, Shingo et al.

TAKESAWA, Shingo
　Professor, Kyushu University of Health and Welfare

© 2011  1st ed.
© 2019  2nd ed.

ISHIYAKU PUBLISHERS, INC.
　7-10, Honkomagome 1 chome, Bunkyo-ku,
　Tokyo 113-8612, Japan

# 「臨床工学講座」の刊行にあたって

　1987年に臨床工学技士法が制定されるとともに本格的な臨床工学技士教育が始まり，早20年が経過した．

　この間，科学技術は大きく進歩し，臨床工学技士が従事する医療現場でも，新しい医療技術や医療機器が導入され，多くの人の命を支える役に立ってきた．

　日本臨床工学技士教育施設協議会では，1997年より「教科書編集委員会」を設け，臨床工学技士育成に必要な教科書作りについて検討を重ねてきた．当時は教育施設数が少なかったこと，また1998年度から始まった規制緩和推進3カ年計画のなかで，いわゆるカリキュラム大綱化が臨床工学技士教育制度でも検討されると予想されていたことにより，教科書作成事業をしばらく休止した経緯がある．政府によって「カリキュラム等を規制している国家試験受験資格付与のための養成施設の指定制度を見直し，各大学等が社会のニーズに適切に対応した多様な医療技術者等の養成ができるようにする」との方針が打ち出されたのである．

　その後，2004年4月にカリキュラム大綱化が行われ，また2006年度第20回国家試験から国家試験出題基準が大きく改訂されたことを受け，日本臨床工学技士教育施設協議会は2007年度より改めて『教科書検討委員会』を設けて教科書作成事業を再開した．そして今般，『臨床工学講座』シリーズとして，全国53校の臨床工学技士教育施設で学ぶ約2,600名にも及ぶ学生達のために共通して使用できる標準教科書シリーズを発刊する運びとなった．

　教科書検討委員会および本講座編集委員会では，他医療系教育課程で用いられている教科書を参考にしつつ，今後の臨床工学技士育成に必要，かつ教育レベルの向上を目的とした教科書作成を目指して検討を重ねてきた．

　その骨子として以下の3点を心掛け，臨床工学技士を目指す学生がモチベーションを高く学習でき，教育者が有機的に教育できる内容を目指した．

　①本シリーズは，国家試験対策用テキストではなく臨床工学技士が本来的に理解しておくべき基本的事項をしっかりと分かりやすく教えることに重点をおくこと．

　②ゆとり教育世代の高校卒業者にも理解しやすい導入と内容の展開を心掛け，とくに基礎科目については随所に"Tips"などを挿入することにより読者の理解を深めていただくことを目指し，実務上での応用へのつながりを明確にすること．

　③大綱化後の新カリキュラムの内容をベースに「平成19年度国家試験出題基準」を念頭においた編集とすること．

　よって本講座は，これまでの教科書とは一線を画した理想を掲げており，医療

系教育課程用教科書の歴史に新たな1ページを刻む意気込みにて，執筆者・編集者ともども取り組んだ次第である．

　医療現場において臨床工学技士に求められている必須な資質を育むための本教科書シリーズの意義を十分にお汲み取りいただき，本講座によって教育された臨床工学技士が社会に大きく羽ばたき，医療の発展の一助として活躍されることを願ってやまない．

　本講座のさらなる充実のために，多くの方々からのご意見，ご叱正を賜れば幸甚です．


2008年春

日本臨床工学技士教育施設協議会　教科書検討委員会
臨床工学講座　教科書編集委員会

# 第2版の序

　臨床工学講座は臨床工学技士養成に必要な分野を網羅しており，国家試験問題作成においても参考にされるほど充実した内容となっている．「血液浄化療法装置」は2011年に第1版を発行，毎年増刷を重ねたが，血液浄化の進歩に伴い内容を大きく書き換えることとし，このたび第2版の発行に至った．この間，日本の慢性透析療法はさらに充実し，透析の質の保証が求められるようになったが，その一方で慢性透析患者の高齢化に伴う合併症や認知症患者の増加など，日本全体の問題ともいえる複雑な対応が必要となった．

　日本透析医学会の統計調査結果によれば，慢性透析患者数は2016年末で329,609名である．2005年頃までは毎年1万人ほどの増加だったが，2016年では4,623人にとどまっている．新規導入患者数は2008年以降さほど増加していない．これは，腎不全対策の成果と日本の人口分布が影響している．総務省統計局のデータでは，2018年7月1日において65〜69歳が949万人，70〜74歳が815万人と示されており，年齢階級別データにおいて，65〜74歳の人数が大多数を占める．この年齢層は団塊の世代とよばれている．また，45〜49歳の年齢層も961万人と多数存在する．透析導入患者の平均年齢が69.4歳であることを考えると，日本の慢性透析患者数は最初のピークを迎える時期にきたといえる．次のピークは団塊の世代の子供たちに相当する20年後だが，その後は年齢5歳階級がすべて減少傾向であり，日本の人口は激減する．

　慢性透析患者数も2020〜2025年頃をピークとしていったん減少，その後腎不全対策がさらに充実することを考慮すれば，2040年頃に多少増加するもののその後は再び減少すると予想される．すなわち，2020年に20歳を迎える臨床工学技士の学生は，40歳頃に透析患者が増加するもののその後は減少するため，医療従事者として生き残りをかけた対策を迫られるであろう．今や透析液の水質確保は当たり前で，エンドトキシン濃度はETRFなしの状態で検出下限に近い値が常識化している．そのためにはどのような管理が必要なのかを，臨床工学技士は常に考えなければならない．管理方法は配管やその材質に依存するため，施設によってまちまちである．最適な方法を見いだせるか，その方法で常に管理できるかが真に求められる臨床工学技士の必要条件である．また，水質管理以外にも，個々の透析患者に合致した条件で透析できているのかを適切に医師に報告できるか，患者の要求を正しく聞き取れているかも，医療従事者としての必要条件である．

　これからは，単に医師の指示に従う「イエスマンとしての臨床工学技士」ではなく，医師に適切な情報が提供できるとともに，工学的な解決方法も複数提示できる頭脳を

もった「インテリジェント CE」でなければ生き残ることはできない．ただし，臨床工学技士はあくまでも医師の指示の下で医療行為を行う医療従事者である．まれに，医師になったつもりの臨床工学技士をみかけることもあるが，臨床工学技士は自らの領域を拡大してはいけない．技術的なスキルを常に磨き，医師や看護師では判断不可能な技術領域においてその能力を遺憾なく発揮すべきである．患者から「先生」とよばれることも多々あるが，臨床工学技士は絶対に医師を振る舞ってはいけない．有能な臨床工学技士は，自らの主張すべき領域と他職種に委ねる領域を明確に区別している．

　本書は，血液浄化療法に従事する臨床工学技士が身につけるべき知識を，第一線の技士や医師，教員に執筆いただいた．国家試験に合格することは必要不可欠であり重要なことだが，晴れて医療従事者となった後も頭脳をもった技士を目指して本書を活用いただければ幸いである．

　2019 年 1 月

編者を代表して

竹　澤　真　吾

# 第1版の序

透析療法を臨床的に初めて成功させたのは Kolff であり，その後 Scribner，Quinton らにより，バスキュラーアクセスとして留置動静脈短絡カニューレが臨床応用されてから半世紀が経った．

その間，血液透析のみならず，連続携行式腹膜透析，持続緩徐式血液透析濾過，血漿交換，直接血液吸着，血漿吸着などへと派生し，透析療法を含む血液浄化療法の発展に大きく寄与してきた．

わが国で慢性透析療法を実施している患者数は，290,675 人（日本透析医学会／2009 年12 月末）であり，1990 年以降は，概ね毎年 10,000 人ずつ増加している．

これは，1972 年の公費負担医療の適応ならびに 1973 年の高額医療費給付制度などの国の施策によるものに加え，近年においては，技術の進歩に伴い，生活習慣病である糖尿病性腎症や腎硬化症の患者数の増大などが背景にある．

また，もう一つの側面として，宗教的・道徳的観点から腎移植の広がりが諸外国とは異なった状況であったことから，腎不全における延命の手段は透析療法に委ねられ，こうした環境は，血液浄化療法として技術的に飛躍的な発展を促し，単なる延命治療から QOL の向上を目指したものへと進歩した．

その透析療法の黎明期には，透析技師と呼ばれる多くの技術者が透析装置の操作や保守点検などを通じて，透析治療を支えていた．国家資格もない不安定な立場ではあったが，その微妙な状況ゆえに，知識や技術を習得することへの渇望は大きなエネルギーとなり，1980 年には第 1 回目の透析技術認定士の試験が実施されることとなった．2008 年における透析技術認定士の資格取得者数は 11,619 名に達しており，臨床工学技士という新たな医療従事者の国家資格が誕生した背景には，透析技術認定士の活躍という大きな推進力があった．


さて透析を受けられている患者さんは，何十年という期間，病と闘わなければならず，ご自身が置かれている状態についての十分な知識を自ら蓄積されている．臨床工学技士には，そのような患者さんに対して，説得力ある知識をもち，確かな技術を提供できるだけの資質が要求される．

さらには今後，透析療法を含む血液浄化療法の分野は，技術的な機器の進歩や知識の蓄積により在宅医療へと広がる可能性がある一方，バイオマテリアルを含むバイオテクノロジーの進歩により，人工臓器の開発や再生医療も視野に入れる必要がある．

血液浄化療法の未来に対応できる臨床工学技士であるためには，柔軟な思考・技術

習得への真摯な探究心が不可欠な要素である．

　本書はこのような状況に鑑み，臨床工学技士養成施設や医療機関での教育や臨床業務を通じて，血液浄化療法の第一線でご活躍の先生方に執筆を依頼し，血液浄化療法に関連する解剖生理から，将来的展望までを網羅した内容を目指すものとした．座右に置いて，末永く活用していただくことを願っている．また表現の不備や陳腐化に対する忌憚のないご意見を頂戴できれば望外の喜びである．

　本シリーズは，卒前教育や国家試験対策として使用するだけでなく，卒業後も臨床の場に携えることができる内容を目指している．本書が各臨床工学技士養成校ならびに各医療機関の書棚に並べられることを祈っている．

2010 年 12 月

竹　澤　真　吾
出　渕　靖　志

生体機能代行装置学
血液浄化療法装置　第2版
CONTENTS

「臨床工学講座」の刊行にあたって ……………………………… iii
第2版の序 ……………………………………………………… v
第1版の序 ……………………………………………………… vii

## 第1章　血液浄化療法とは …………………………………… 1
1　概要 ……………………………………………………… 1
2　血液浄化療法の歴史 …………………………………… 2
　1　ダイアライザの歴史 ………………………………… 2
　2　バスキュラーアクセスの歴史 ……………………… 4
　3　これからの血液透析 ………………………………… 5
3　サイコネフロロジーの概念 …………………………… 5
　1　患者と向き合う姿勢 ………………………………… 5
　2　常に動く患者の心理 ………………………………… 6
　3　これからの臨床工学技士に求められること ……… 6

## 第2章　腎臓・尿路系の構造と機能 ……………………… 9
1　腎臓の解剖生理 ………………………………………… 9
　1　腎臓の構造 …………………………………………… 9
　2　腎臓の機能 …………………………………………… 13
2　尿路系の解剖生理 ……………………………………… 22
　1　尿管 …………………………………………………… 22
　2　膀胱 …………………………………………………… 23
　3　尿道 …………………………………………………… 23
　4　蓄尿・排尿の機序 …………………………………… 24

## 第3章　腎機能検査 ………………………………………… 27
1　尿検査 …………………………………………………… 27
　1　尿検査の目的 ………………………………………… 27
　2　尿の肉眼的所見および尿試験紙検査 ……………… 27
　3　尿生化学的定量検査 ………………………………… 28
　4　尿形態学的検査（尿沈渣） ………………………… 28
　5　尿検査時の注意点 …………………………………… 30
2　血液検査 ………………………………………………… 31
　1　血液・凝固線溶系検査 ……………………………… 31
　2　血液生化学的検査 …………………………………… 33
3　腎機能検査 ……………………………………………… 38
　1　腎クリアランス（$C_L$） ……………………………… 38
　2　腎血流量（RBF） …………………………………… 38
　3　糸球体濾過量（GFR），推算糸球体濾過量（eGFR）・39

ix

## 第4章 腎疾患と病態生理 …………………………………………… 41

**1** 腎・泌尿器疾患の症候と病態生理 …………………………… 41
 1 腎・泌尿器疾患の症候 ……………………………………… 43
 2 腎・泌尿器疾患の病態生理 ………………………………… 46

**2** 透析導入基準 ………………………………………………… 50
 1 慢性腎不全 …………………………………………………… 50
 2 急性腎不全 …………………………………………………… 51

## 第5章 血液透析の原理と構成 …………………………………… 55

**1** 血液透析の原理 ……………………………………………… 55
 1 拡散 …………………………………………………………… 55
 2 濾過 …………………………………………………………… 56
 3 吸着 …………………………………………………………… 58
 4 浸透 …………………………………………………………… 59

**2** 血液透析装置および回路構成 ……………………………… 59

**3** ダイアライザの性能指標 …………………………………… 60
 1 クリアランス ………………………………………………… 60
 2 クリアランスに影響を与える因子 ………………………… 62
 3 内部濾過 ……………………………………………………… 67

**4** 透析量評価の指標 …………………………………………… 71
 1 *Kt/V* ………………………………………………………… 71
 2 溶質除去率 …………………………………………………… 73
 3 クリアスペース ……………………………………………… 73

**5** 透析膜の種類と特徴 ………………………………………… 74
 1 セルロース系透析膜 ………………………………………… 75
 2 合成高分子系透析膜 ………………………………………… 76

**6** 透析方法 ……………………………………………………… 80
 1 透析方法と溶質除去特性 …………………………………… 80
 2 深夜透析（オーバーナイト透析） ………………………… 86
 3 在宅透析 ……………………………………………………… 86
 4 持続的血液浄化療法 ………………………………………… 88

## 第6章 透析関連装置・薬剤 ……………………………………… 93

**1** 水処理装置 …………………………………………………… 93
 1 水道法における基準値 ……………………………………… 93
 2 原水から透析用水の作製 …………………………………… 93

**2** 透析液供給装置 ……………………………………………… 99
 1 透析液供給装置とは ………………………………………… 99
 2 透析液供給系統 ……………………………………………… 99
 3 透析液供給装置の機能 ……………………………………… 99
 4 透析液供給装置の構成 ……………………………………… 101
 5 透析液供給装置の保守・管理 ……………………………… 105

**3** 透析用監視装置 ……………………………………………… 109
 1 透析用監視装置とは ………………………………………… 109
 2 透析用監視装置の機能 ……………………………………… 109
 3 透析用監視装置の構成 ……………………………………… 110
 4 透析用監視装置の保守・管理 ……………………………… 115

**4** 個人用透析装置 ……………………………………………… 118

| | | |
|---|---|---|
| 1 | 個人用透析装置とは …………………… | 118 |
| 2 | 個人用透析装置の機能 …………………… | 119 |
| 3 | 個人用透析装置の構成 …………………… | 119 |
| 4 | 透析液作製機構 …………………………… | 119 |
| 5 | 洗浄部 …………………………………… | 119 |
| 6 | 個人用透析装置の保守・管理 …………… | 120 |

**5 透析液の種類と特徴** …………………………… 120
   1 透析液の歴史 ……………………………… 120
   2 透析液の組成と特徴 ……………………… 121
   3 副作用・合併症 …………………………… 122

**6 抗凝固剤の種類と特徴** ………………………… 123
   1 血液凝固機序 ……………………………… 123
   2 種類と特徴，使用方法 …………………… 123

## 第7章 患者管理 ………………………………………… 129

**1 バスキュラーアクセスとその管理** …………… 129
   1 バスキュラーアクセス（VA）とは ……… 129
   2 VA の種類と特徴 ………………………… 129
   3 VA の管理方法とトラブル ……………… 132

**2 糖尿病透析患者** ………………………………… 136
   1 糖尿病透析患者の現状 …………………… 136
   2 糖尿病腎症の透析導入時の問題点 ……… 137
   3 糖尿病の細小血管障害と大血管障害 …… 137
   4 糖尿病透析患者の合併症 ………………… 138
   5 糖尿病透析患者の血糖値管理 …………… 139

**3 慢性腎臓病に伴う骨・ミネラル代謝異常** …… 140
   1 骨・ミネラル代謝異常とは ……………… 140
   2 食事管理 …………………………………… 144
   3 投薬処方 …………………………………… 144

**4 高 P 血症** ……………………………………… 145
   1 高 P 血症とは ……………………………… 145
   2 食事療法 …………………………………… 146
   3 薬物療法 …………………………………… 147

**5 腎性貧血** ………………………………………… 149
   1 赤血球産生 ………………………………… 149
   2 腎性貧血とは ……………………………… 150
   3 食事管理 …………………………………… 150
   4 腎性貧血の治療 …………………………… 150
   5 ESA 低反応性 …………………………… 152

**6 高血圧** …………………………………………… 153
   1 高血圧とは何か …………………………… 153
   2 透析患者の高血圧の特徴 ………………… 153
   3 ドライウェイト（DW）とは …………… 154
   4 透析患者の高血圧治療 …………………… 155

## 第8章 安全管理 ………………………………………… 159

**1 透析機器の安全管理** …………………………… 159
   1 透析用水・透析液の水質管理 …………… 159

2 水質を管理する方法 ……………………………… 164
3 微生物以外の水質管理基準 ……………………… 172
**2** 透析室の感染対策 …………………………………… 175
1 院内感染とは―病院感染の定義― ……………… 175
2 感染対策の歴史 …………………………………… 176
3 透析室に特化した感染対策と感染症発症時の対応 · 178
**3** 透析中の事故対策 …………………………………… 182
1 事故対策の基本事項 ……………………………… 182
2 透析医療における事故と対策 …………………… 185
3 透析液に対する安全機構 ………………………… 185
4 血液回路関連事故 ………………………………… 186
5 ダイアライザ関連事故 …………………………… 188
6 透析条件設定に関する事故 ……………………… 189
7 透析条件設定以外に関する事故 ………………… 190

### 第**9**章 腹膜透析 …………………………………………… 195
**1** 腹膜透析の歴史 ……………………………………… 195
**2** 腹膜透析の原理と特徴 ……………………………… 195
**3** 腹膜機能検査と効率 ………………………………… 196
1 腹膜平衡試験 ……………………………………… 197
2 総括物質移動・膜面積係数 ……………………… 198
**4** 透析効率と透析量 …………………………………… 199
1 週間尿素 $Kt/V$ …………………………………… 199
2 週間クレアチニンクリアランス（Ccr） ………… 200
3 腹膜透析量の問題点 ……………………………… 200
**5** 腹膜透析の治療モード ……………………………… 201
1 CAPD の発展的変法 ……………………………… 201
2 PD ＋ HD 併用療法 ……………………………… 202
**6** 腹膜透析装置 ………………………………………… 208
1 接続方式 …………………………………………… 208
2 サイクラ …………………………………………… 208
3 その他のシステム ………………………………… 209

### 第**10**章 その他の血液浄化療法 ……………………… 213
**1** 膜分離療法 …………………………………………… 214
1 単純血漿交換療法（PE） ………………………… 214
2 二重濾過血漿交換療法（DFPP） ………………… 218
**2** 吸着療法 ……………………………………………… 220
1 血液吸着療法 ……………………………………… 221
2 血漿吸着療法 ……………………………………… 227
**3** 腎移植 ………………………………………………… 238

### 付録 臨床工学技士国家試験出題基準（生体機能代行装置学）…… 245
索引 ………………………………………………………… 249

## Tips CONTENTS

### 第3章 臓器機能検査

| 出血時間の測定 | 27 |
| 血色素濃度 | 28 |
| クラウゼ法を信頼（鉄過剰症候群） | |
| に ········· | 29 |
| ヘパリン起因性血小板減少症 |  |
| （HIT） | 32 |
| 推算糸球体濾過量（eGFR） | 39 |

### 第5章 血液浄化の原理と構成

| 透過のいろいろ | 57 |
| ダイアライザの構造と透過物質移 |  |
| 動原理 | 63 |
| ダイアライザの性能評価曲線の使い |  |
| 方 | 65 |
| クリアランス，血液流量，透析 |  |
| 液流量，K₀Aのちょっとしい |  |
| 便利なクリニクする | 68 |

### 第6章 血液浄化装置・薬剤

| 血液浄化液濃度測定法 | 101 |
| CDDS | 102 |
| 血液用個別透析装置 | 103 |
| 生体情報モニタ | 109 |
| オンラインHDF | 110 |

### 第7章 患者管理

| Caバランスの維持 | 141 |
| Pバランスの維持 | 142 |

### 第8章 安全管理

| 透析機器内のパイオフィルムの型 |  |
| 明 | 161 |
| 透析機器廃棄のパイオフィルムを |  |
| 除去 | 162 |
| 大量腐敗変動剤 | 162 |
| 細菌培養 | 163 |
| エンドトキシン | 163 |
| 100 CFU/mL | 164 |
| 無菌と発熱物質 | 164 |
| 誰が測定するか | 166 |

| 計量器 | 167 |
| 機器初期故障中にあるれる方の |  |
| 単上昇 | 169 |
| 災害専従事の特徴と透析性 | 171 |
| 手の洗浄 | 176 |
| 咳エチケット（cover your |  |
| cough） | 177 |
| 個別感染症 | 180 |
| 医療事故報道報告 | 183 |
| 医療事故外 | 184 |
| 二次的被害から医療事故へ発展す |  |
| る要因 | 185 |
| 血液透析用標準化回路案の検討 | 187 |
| GMP（Good Manufacturing |  |
| Practice：適正製造基準（医薬 |  |
| 品）） | 188 |
| 透析医療事故の定義 | 190 |

### 第10章 その他の血液浄化療法

| 免疫グロブリン | 216 |
| cryofiltration | 219 |
| 腹水濾過濃縮再静注法 | 220 |
| 手術室間放射 | 226 |
| 血液分離器 | 228 |
| 家族性高コレステロール血症（fa- |  |
| milial hypercholesterolemia： |  |
| FH） | 229 |
| 閉塞性動脈硬化症（arterioscle- |  |
| sis obliterans：ASO） | 230 |
| 低密度（比重）リポプロテイン（low |  |
| density lipoprotein：LDL） | 231 |
| ビリルビン | 232 |
| 吸着 | 241 |
| 改良膜器吸着法 | 241 |
| 免疫抑制薬 | 242 |

【臨床工学講座　生体機能代行装置学委員】

委員長：渡辺　敏　（(公財)医療機器センター）

編集責任者：出渕靖志　四国医療工学専門学校）

牛腸博和　（北里大学）

委員：中島　章　（慶應義塾大学大学院）

小谷　透　（昭和大学）

篠原一彦　（東京工科大学）

戸畑裕志　（九州保健福祉大学）

中尾貴美夫　（沖林大学）

# e Clinical ngineering

# 第 1 章 血液浄化療法とは

## 1 概要

　最初の血液を体外に導き、血液中の不要物質を加え、不足物質を血液に加えることによる体液濃度を総称して血液浄化療法という。血液浄化療法は、物質の除去を行う治療が物質の種類を問わず、透析、濾過、吸着などの物質移動の原理をもとにしており、多くはこれらが組み合わさった状態で治療が行われる。広く普及している治療は、慢性腎不全を対象とした血液透析治療であり、透析を主体とした血液浄化療法である。未透析や未透析への治療ができる。

　表1-1におもな血液浄化療法の種類を示す。慢性腎不全は水分質よりも透析のタイプを示し、腹膜透析が用いられる。分子量が大きい物質の除去には血液濾過が適すため、血液濾過から積極的に不要物質を除去する時には血液透析が腹膜透析に適している。腹膜透析は自宅で可能な治療だが、透析液を腹腔に入れるため感染の危険や腹腔機能の悪化を伴う。慢性腎不全は、持続的代謝療法を用いる。体液量や水分の調整を未日から続く日をかけて行う。対象とする物質によって、透析、濾過の頻度を変える。

表1-1　おもな血液浄化療法の種類

| | |
|---|---|
| 血液透析療法 | 血液透析療法 |
| 単純血漿交換 | 血液透析濾過法 |
| 二重濾過血漿交換 | 血液濾過 |
| 血液濾過療法 | 腹膜透析 |
| 持続的血液濾過 | 腹膜透析濾過法 |
| 間欠的血液透析 | 持続的血液代謝療法 |
| 血漿吸着療法 | 持続的血液透析濾過 |
| 免疫吸着 | 持続的血液濾過透析 |
| LDL吸着 | 持続的血液透析 |
| ビリルビン吸着 | |

## 2 血液浄化療法の歴史

薬物中毒や急性腎不全の治療には血液浄化療法がすでに使用され，血液浄化法は広く用いられるようになっている。血液浄化法は，腹膜を介して血液中の余分な物質を取り除く腹膜透析と，二重濾過血漿分離交換法に代表されるアフェレシスを応用した血漿分離交換法と，拡散血液透析に代表される血液透析に大別できる。

血液浄化療法は，除去を主体とした血液浄化法と，血液を吸着剤に通すことで治療が行われる。血漿吸着法や血液吸着法など，吸着剤に通す血液浄化療法と，血液を吸着剤に通して血漿成分を除去したり，あるいは使用できない場合に行う血漿交換法と，腹膜を介して血液中の物質を除去する腹膜透析や，血液透析など，操作方法，除去する成分が異なり，医療事故が発生しやすい治療方法でもある。

いずれの治療も，腹膜工学技術が応用され，患者の治療を的確に管理し，安全な治療が行えるよう十分な知識を身につけなければならない。

医療現場における腹膜工学技士のニーズが高まり，国家資格制度化された30年以上が経過した。それまで，特殊な血液浄化治療を行っていたエンジニアによって，腹膜工学技士の役割は大きく変遷をとげた。透析施設で働いていた医療技術者の開発を行っていた。それが，現在の腹膜工学技士業務の基となっている。人工腎臓として使用される透析機器の管理や医療機器の保守・点検業務など，腹膜工学技士の開発を行っていた。Kolffはセロハンをチューブに詰め込むアイデアをもとに人工透析化の歴史には数十年の歴史がある。

工腎臓を開発し，1945年に世界で初めて重症尿毒症患者の治療に成功した。当時の医師はまだ透析治療や人工腎臓の開発を行う看護者が多かった。当時の医師はまだ透析治療や人工腎臓の開発には，医師のみならず血液透析を開始する医工学技士の一体となって取り組んでいる。これは，医薬品にも工学技術が重要であり，さらに臨床工学技士に治療を委ねるような職種も透析療法や医工学が基本となることを意味している。

### 1 ● ダイアライザの歴史

人工腎臓（ダイアライザ）の基本原理は拡散であり，Grahamによって1854年に提唱された原理[1]を基として動物血液で実験したのが，現に役割とされた問題[2]を基としている。

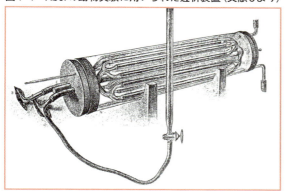
図 1-1　Abel の動物実験に用いられた透析装置（文献 3 より）

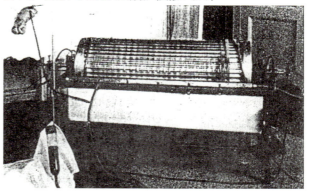
図 1-2　回転ドラム型人工腎臓（文献 7 より）

Abel である．Abel の動物実験は自作コロジオン膜を用い，抗凝固薬としてヒルより抽出した毒性の強いヒルジンを使用した血液透析であった（図 1-1）．Abel はこの血液透析によって投与したサリチル酸が除去できることを報告しており[3,4]．この後に臨床医により実用化を目指して試行錯誤が繰り返された．1937 年に Talheimer がセロファン膜とヘパリンで実験犬に透析を行い，尿素の除去を確認[5]し，その後，1945 年に Kolff が回転ドラム型人工腎臓[1]（図 1-2）で急性腎不全の女性の救命に成功した．これが世界で初めての成功例であり，これ以降，血液透析の研究開発が積極的に行われることとなった．1960 年に Kill が発表した平板型ダイアライザ[6]は，その後ディスポーザブル化され，Gambro 社のダイアライザとして現在も使用されている．1966 年に Stewart らが発表したホローファイバ型ダイアライザ[7]は，現在もっとも広く使用されている．当時のホローファイバ型ダイアライザは透析液の流れに偏り（チャネリング）があることが報告されており，現在ではこのチャネリング対策としてさまざまな方法が開発されている．これによりダイアライザの溶質除去の向上を図ることができたのも，理工学者の研究によるものである．

　血液透析膜は，初期の実験レベルでは自作コロジオン膜などが使用されていたが，最初に臨床応用されたのはセロファン膜である．その後，ドイツの Enka 社（現在の Akzo 社）が血液透析用再生セルロース膜を量産するようになり，世界の大部分の血液透析膜に使用された．しかし，ヨーロッパの多くの患者でアレルギー反応がみられたため，一部が石油由来の合成高分子膜に切り替わった．その後，透析開始後 30 分ほどで血液中の白血球が肺の毛細血管に捕捉されるという白血球の一過性の減少[8]が報告され，生体適合性が合成高分子膜よりも劣ることが明らかとなるにつれて，再生セルロース膜の需要は激減した．この白血球の経時推移は，ダイアライザの生体適合性の指標

として現在でも測定されている．

　世界で最初にホローファイバ型に成型されたのは，セルロースジアセテート（CDA）膜である．現在の主流はポリスルフォン（PS）膜だが，ここに至るまでには多くの膜が自然淘汰されている．現在では，セルロース系膜として，セルローストリアセテート（CTA）膜，合成高分子系膜としてPSに加え，ポリエーテルスルフォン（PES）膜，ポリエーテルポリマーアロイ（PEPA）膜が使用されている．ポリメチルメタクリレート（PMMA）膜は，拡散に加え吸着特性をもつことから，拡散では除去しにくいタンパク質を吸着除去できるという特徴を有する膜として知られており，その歴史は30年をこえている．

## 2―バスキュラーアクセスの歴史

　Kolffが血液透析で救命した時代は，血液の出し入れ口であるバスキュラーアクセスを毎回ガラスのカニューラで血管に直接つなぐ方法をとっていた．したがって，血管が荒廃し数回の使用で血管が使えなくなり，透析を行うことができないという状態であった．血液透析により生命を維持するためには，長期間使用できるバスキュラーアクセスが不可欠であった．

　1960年にScribnerとQuintonらが発表した外シャントは，腕の外に出したチューブと血液回路を接続するのみで血液透析が可能であり，長期間の血液透析を可能とした（図1-3）[9]．しかし，この外シャントは生体適合性が悪く，外シャント部分で頻繁に血液凝固をきたした．その後，1966年にBresciaとCiminoによって内シャントが考案され[10]，現在に至っている．内シャントは，毎回穿刺するという問題が残っているものの，長期使用できるバスキュラーアクセスであり，長期透析を可能とした．わが国では，Tomaらによってボタンホール穿刺が開発された[11]．これは，毎回同一箇所を穿刺することで，血管の荒廃を予防できる可能性があり，穿刺針の先が丸いダルニードルで穿刺

図1-3　ScribnerとQuintonらが発表した外シャント（文献9より）

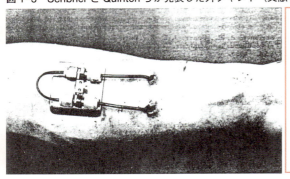
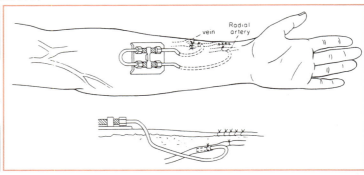

することで，穿刺に伴う痛みが軽減される利点を有する．

### 3 ─ これからの血液透析

**HDF**：hemodiafiltra-tion，血液透析．

**ファウリング**：タンパク質や脂質による膜の目詰まり．

ダイアライザの溶質除去性能と生体適合性の向上，透析液水質清浄化に伴い，従来の分子拡散に加え，濾過を積極的に行うオンラインHDFが普及した．これまでよりも高い溶質除去特性が得られると同時に，清浄化透析液を積極的に用いた治療が行われることで，血液透析中の循環動態も安定しやすい．透析膜のファウリングなどまだ改善する必要があるものの，臨床の現場に臨床工学技士がいることで，透析の質向上が期待されている．近年では，世界的に透析医療における臨床工学技士のニーズが高まっている．血液浄化療法における臨床工学技士の役割についての報告も行われ[11]，今後，日本から世界へ臨床工学の観点からの情報発信をすることで，質の高い透析治療の提供がなされていくであろう．

**サイコネフロロジー：**
腎不全患者およびその家族，医療スタッフにかかわる精神心理に関する学問．

## 3 サイコネフロロジーの概念

慢性透析患者が高齢化し透析困難な状況になると，患者との適切な会話，指導はいっそう重要となる．しかし，看護教育と異なり，臨床工学技士の教育では患者の精神心理を本格的に教わることがない．これは，技士教育科目に精神心理に関する教育内容が入っていないためである．臨床工学技士法が確立された当初は，医療技術，機器の保守点検管理が確実にできればよいとされてきたが，現在は病院全体のリスクマネージメントも臨床工学技士業務の範疇に入っている．リスクマネージメントの対象は機器やシステムだが，それ以外に病院全体の人間工学的な課題や，患者とスタッフ，あるいは患者同士のトラブルへの対応もいずれ含まれるようになる．すなわち，臨床工学技士もある程度患者の心理を把握していないと，適切な業務ができない時代が訪れる．

### 1 ─ 患者と向き合う姿勢

患者は常に不安を抱いており，透析のように見慣れない機械に囲まれた治療には違和感を抱く．地域によっては海をみながら透析が受けられる施設もあるが，多くは透析室の壁がみえるだけであり，患者はストレスがたまる環境におかれている．そのようなそんなかで治療を受け入れてもらえるよう，医療

サイコネフロロジーの概念　5

機器を最善の状態に維持することは当然のことだが，さらに，患者と会話をする際，透析を受けている「患者」であるという認識をなくす工夫も重要である．多くの透析患者は10年あるいはそれ以上治療を続けており，日常に透析があるとともに常に死と直面している．患者の「患」は心に串が刺さっている状態を表した漢字である．目の前で透析を受けている人物の心から「つらい透析」という串を取り除くことができれば，「透析患者」から日常生活の一部に透析が入っているだけの「透析者」になる．

### 2 ─ 常に動く患者の心理

透析導入の告知からバスキュラーアクセスの造設，透析開始，そして近隣の透析施設での外来透析へと移行する過程において，患者の心理は大きく変動する．図1-4に心理の変化を示す．心のなかで導入拒否をするも身体的理由から半強制的に透析導入，維持透析が始まる．週3回透析を受けるつらい治療が何年も続き，今までの生活が一転する．患者にとっては青天の霹靂，天国から地獄への転落である．透析を精神的に受け入れる「受容」の状態に落ち着くよう，患者にかかわるスタッフ全員が，患者の心理が今どのステージにあるのかを把握して心配りをしなければならない．

### 3 ─ これからの臨床工学技士に求められること

医療機器の保守点検管理が完全にできることは，臨床工学技士として当たり前である．長期透析患者と向き合う透析治療をはじめとして，血液浄化療法の場合には患者や家族と会話をする機会が多い．患者や家族の意見を時間をかけて傾聴し，常に一人の人間として尊重する態度をもっていねいに接することのできる臨床工学技士が，これからは求められている．

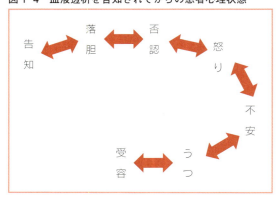

図1-4 血液透析を告知されてからの患者心理状態

**参考文献**

1) Kolff, W.J., Berk, H.J. : The artificial kidney : a dialyzer with a great area. *Acta. Med. Scand.,* **117** : 121～134, 1944.

2) Graham, T. : The bakerian lecture. On osmotic force. *Phil. Trans. R. Soc. Lond.,* 177～228, 1854.

3) Abel, J.J., Rowntree, L.G., Turner, B.B. : On the removal of diffusible substances from the circulating blood of living animals by dialysis. *J. Pharmacol. Exp. Ther.,* **5** : 275～316, 1914.

4) Abel, J.J., Rowntree, L.G., Turner, B.B. : On the removal of diffusible substances from the circulating blood of living animals by dialysis II. Some constituents of the blood. *J. Pharmacol. Exp. Ther.,* **5** : 611～623, 1914.

5) Thalhimer, W. : Experimental exchange transfusions for reducing azotemia. *Proc. Soc. Exp. Biol. Med.,* **37** : 641～643, 1938.

6) Kill, F. : Development of a parallel flow artificial kidney in plastics. *Acta. Chir. Scand.,* **253**(Suppl) : 142～150, 1960.

7) Stewart, R.D., Baretta, E.D., Cerny, J.C., Mahon, H.I. : An artificial kidney made from capillary fibers. *Invest. Urol.,* **3** : 614～624, 1966.

8) Kaplow, L.S., Goffinet, J.A. : Profound neutropenia during the early phase of hemodialysis. *J. Am. Med. Assoc.,* **203** : 1135～1137, 1968.

9) Quinton, W., Dillard, D., Scribner, B.H. : Cannulation of blood vessels for prolonged hemodialysis. *Trans. Am. Soc. Artif. Intern. Organs.,* **6** : 104～113, 1960.

10) Brescia, M.J., Cimino, J.E., Appel, K., Hurwich, B.J. : Chronic hemodialysis using venipuncture and a surgically created arteriovenous fistula. *N. Engl. J. Med.,* **275**(20) : 1089～1092, 1966.

11) Toma, S., Shinzato, T., Fukui, H., Nakai, S., Miwa, M., Takai, I., Maeda, K. : A timesaving method to create a fixed puncture route for the buttonhole technique. *Nephrol. Dial. Transplant.,* **18**(10) : 2118～2121, 2003.

12) Naramura, T. : The Role of Clinical Engineers in Dialysis Therapy in Japan. *Blood Purif.,* **46**(2) : 134～135, 2018.

# 第2章 腎臓・尿路系の構造と機能

　タンパク質の代謝では，アミノ酸に含まれる窒素からアンモニアが生成される．アンモニアは生体にとって有害な物質であるため，肝臓に運ばれて尿素に変えられる．代謝の過程で生じた尿素などの老廃物は，血液に溶解した状態で腎臓へ運ばれる．腎臓では血液の濾過を行い，老廃物を含む尿を生成する．生成された尿は，尿管，膀胱，尿道を経て，体外に排泄される．これら尿を生成・排泄する器官の集まりを総称して泌尿器系とよぶ．

## 1 腎臓の解剖生理

### 1 ― 腎臓の構造

#### 1) 腎臓の肉眼構造（図2-1）

　腎臓は，そら豆様の形をした実質臓器で，腹腔後壁（後腹膜腔）に左右一対ある．腎臓の位置は，第12胸椎から第3腰椎の高さにあり，右腎は肝臓の右葉で押し下げられているため，左腎よりもわずかに低い．腎臓の大きさは，長さ約10 cm，幅約5 cm，厚さ約3～4 cm，重量は約120～150 gである．脊柱に面した内側中央部分はくぼんでおり，この部分を腎門とよぶ．腎門には，血管（腎動脈，腎静脈），尿管，神経，リンパ管が出入りする．腎臓表面は被膜で覆われており，被膜に包まれた実質部分は，外側の皮質と内側の髄質に分けられる．また，皮質の組織が髄質側に入り込む部分がみられ，これを腎柱とよぶ．腎柱は，髄質の組織を10数個の腎錐体に隔てている．腎錐体の端は腎盂に向かって突出しており，腎乳頭とよばれる．この腎乳頭は尿の排泄部であり，尿を受け取る腎杯に包まれている．腎杯は集合して腎盂（腎盤）を形成した後，尿管に移行する．

#### 2) 腎臓の微細構造

　腎臓の実質には，ネフロン（腎単位）とよばれる機能・構造上の最小単位

図 2-1 泌尿器系の概要と腎臓の内部構造

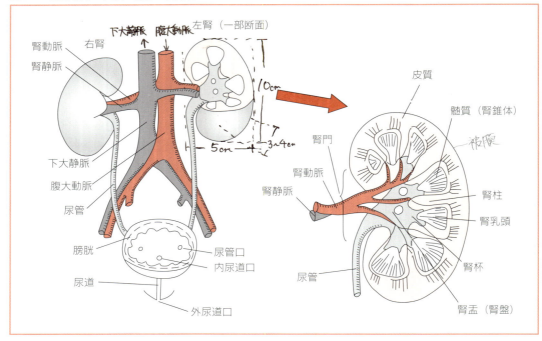

がある．ネフロンは，1個の腎小体と1本の尿細管からなり（図 2-2），片側の腎臓に約100万個（左右で約200万個）存在する．

(1) 腎小体の構造（図 2-3）

腎小体は，腎臓の皮質に密在する直径約 0.2 mm の球体で，糸球体とボーマン嚢（糸球体嚢）からなる．

腎臓に流入した血液は，輸入細動脈を介して腎小体へ運ばれる．輸入細動脈は腎小体に入ると，糸玉状の毛細血管に分岐して糸球体となる．糸球体は，血液から老廃物を含む濾液（原尿）を濾過する．糸球体の毛細血管はふたたび集まり，輸出細動脈となって腎小体を出る．

ボーマン嚢は，糸球体を包む袋状の組織で，外葉と内葉からなる．ボーマン嚢の外葉は，輸入細動脈と輸出細動脈が出入りする血管極で陥入して内葉となる．また，外葉の細胞は，血管極とは反対側の尿細管極で近位尿細管の上皮に移行する．一方，内葉の細胞は糸球体の毛細血管を覆う．この内葉の細胞は，糸球体上皮細胞または多数の足突起をもつことから足細胞とよばれる（図 2-4(a)）．なお，外葉と内葉から形成されるボーマン腔には，糸球体で濾過された濾液（原尿）が溜まる．

(2) 尿細管と集合管の構造（図 2-2）

尿細管はボーマン嚢底部の尿細管極から出ており，ボーマン嚢に溜まった

図 2-2　ネフロンと血管系

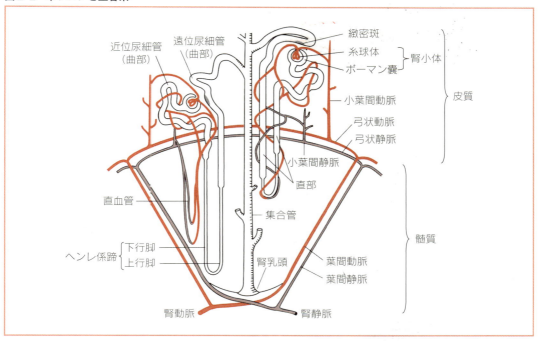

図 2-3　腎小体の構造

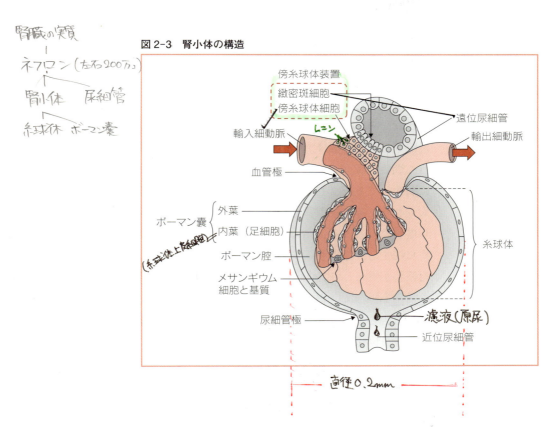

腎臓の解剖生理

図2-4 糸球体濾過膜の構造

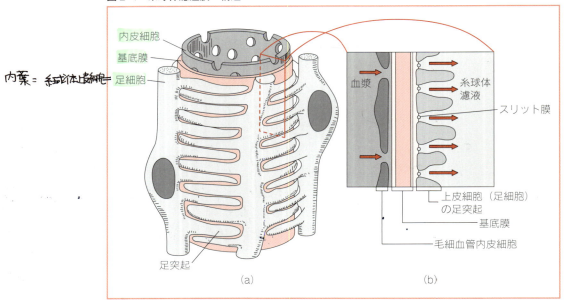

a：細胞同士の接触，b：糸球体濾過膜．
糸球体の毛細血管内皮細胞には直径50～100 nmの孔が多数あり，透過性が高い．毛細血管内皮細胞，基底膜，足細胞の3層が濾過膜を形成して糸球体濾過でふるいとして働く．

（文献3より）

濾液（原尿）が流れる．尿細管はボーマン嚢に近い側から，近位尿細管，ヘンレ係蹄（ヘンレのわな，ヘンレループ），遠位尿細管に分けられる．ボーマン嚢から出た1本の近位尿細管は，しばらくの間，ボーマン嚢付近の皮質内を蛇行（曲部）した後，直線的に下行（直部）して髄質に入る．髄質に入った近位尿細管の直部は，その後細くなり，ヘンレ係蹄に移行する．ヘンレ係蹄は，髄質の深部に向かってさらに下行（下行脚）した後，Uターンして皮質に向かって上行（上行脚）する．ヘンレ係蹄で細くなった尿細管はふたたび太くなり，遠位尿細管となる．遠位尿細管は，直線的に上行（直部）しながら皮質に戻る．皮質に入った遠位尿細管は蛇行（曲部）して，腎小体の血管極に接する．遠位尿細管が血管極に接した部分には，緻密斑とよばれる特殊な細胞が集合している（図2-3）．緻密斑は，尿細管内の情報を細動脈に伝える役割を担っている．一方，遠位尿細管と接する輸入細動脈側には，レニン顆粒を含む傍糸球体細胞があり，緻密斑とともに傍糸球体装置を形成する．複数の遠位尿細管が緻密斑を形成した後，集合管に合流する．集合管は，腎乳頭に向かって髄質内を下行して，腎乳頭で開口する．集合管が開口する腎乳頭からは，生成された尿が腎杯に排泄される．

### ▶ 3) 腎臓の循環（図2-2）

成人安静時の心拍出量は約5L/分であり，左右の腎臓には心拍出量の20～25％（1/5～1/4）の血液が流入する．このうち70～80％が皮質を，残り20～30％が髄質を流れる．　RBF：腎血流量

腹大動脈から分岐した左右の腎動脈は，腎門から腎臓へ入り葉間動脈に分岐する．葉間動脈は，腎錐体の間（腎柱の中）を皮質に向かって進み，弓状に走る弓状動脈となって腎錐体（髄質）と皮質との境界を走行する．弓状動脈からは多数の小葉間動脈が分岐し，さらに小葉間動脈からは多数の輸入細動脈が分岐する．輸入細動脈は腎小体に入り，糸球体を形成した後，輸出細動脈となって腎小体から出る．輸出細動脈は，尿細管を取り巻く毛細血管網を形成する．しかし，皮質深部の腎小体から出た輸出細動脈は，ヘンレ係蹄に沿って直線的に走行する直血管となる．尿細管周囲の毛細血管網や直血管を循環した血液は静脈血となり，小葉間静脈に流入する．その後，静脈は動脈と並走する弓状静脈，葉間静脈を経て腎静脈となり，下大静脈に静脈血を注ぐ．

## ⚬ 2 ─ 腎臓の機能（表2-1）

腎臓のもっとも重要な機能は，尿を生成して体液中の成分を一定に保つことである．また，体液のpHを一定に保つ酸塩基平衡の維持にも関与している．その他，内分泌機能として，血圧や赤血球産生の調節ならびにカルシウム代謝の調節にかかわる．

### ▶ 1) 尿の生成

尿の生成は，濾過，再吸収，分泌の3つの過程で行われる．

糸球体では，血液を濾過して原尿を作る．原尿には身体にとって必要な物質が含まれており，これは尿細管を通過する際に血液へ再吸収される．また，糸球体で濾過されず血液に残った物質のうち，身体にとって不要なものは尿細管で分泌され，尿中に排泄される．

表2-1　代表的な腎臓の機能

```
1．尿の生成
 ① 老廃物の排泄　③
 ② 体液の水分量と電解質濃度の調節
2．酸塩基平衡の維持：体液のpHを一定に保つ　④
3．内分泌作用
 ⑤ 血圧の調節
 ⑥ 赤血球産生の調節
 ⑦ カルシウム代謝の調節

⑧ 不要なホルモンの不活化
```

腎臓の解剖生理　13

1分間に両側腎臓の糸球体で濾過される血漿の量を糸球体濾過量（glomerular filtration rate：GFR）といい，基準値は125 mL/分である．また，1分間に両側腎臓へ流入する血漿の量を腎血漿流量（renal plasma flow：RPF）といい，約550 mL/分である．そのため，糸球体での濾過の効率を表す濾過率（filtration fraction：FF）は，糸球体濾過量/腎血漿流量で求められ，基準値は約0.2となる．つまり，健常者では腎血漿流量の約20％が糸球体で濾過される．なお，1日当たりの糸球体濾過量は180 Lに達する．しかし，この99％は尿細管や集合管で再吸収されるため，尿として排泄されるのは，1日1～2 Lにすぎない．

## （1）糸球体での濾過

### ①糸球体濾過膜の構造と性質

糸球体濾過膜は，毛細血管内皮細胞の孔，網目状の糸球体基底膜ならびに糸球体上皮細胞（足細胞）の足突起で形成されるスリット膜の3層からなる（図2-4(b)）．血液が糸球体の毛細血管を通過するとき，血漿成分は3層の濾過膜でふるい分けられる．なお，血液に含まれる血球は，そのサイズが大きく，毛細血管の内皮細胞を通過することができない．水や無機イオン，グルコース，アミノ酸，尿素，尿酸などの低分子物質は，濾過膜を通過して原尿に含まれる．一方，高分子物質のうち，アルブミンなどの血漿タンパクは糸球体基底膜を通過できるが，糸球体上皮細胞のスリット膜を通過できない．これは，3層の濾過膜が陰性に荷電した糖タンパクを有しており，同じく陰性に荷電した血漿タンパクを反発させるためである．以上のように，糸球体での濾過は分子の大きさと荷電の状態で選別される．

### ②血圧と糸球体濾過の関係

糸球体での濾過は，糸球体前後の圧力差である有効濾過圧（糸球体濾過圧）を原動力とした限外濾過で行われる．

糸球体の出口側にある輸出細動脈は，入口側の輸入細動脈よりも細い（図2-5）．そのため，出口側の輸出細動脈が抵抗となり，糸球体の毛細血管内圧は，一般の毛細血管よりも高い60 mmHg前後に上昇する．毛細血管内圧は，糸球体での限外濾過の原動力となるが，これに対抗する力として，血漿浸透圧（約25 mmHg）とボーマン嚢の内圧（約15 mmHg）が存在する．そのため，実際に限外濾過の原動力となる有効濾過圧（糸球体濾過圧）は，

有効濾過圧＝糸球体毛細血管内圧－（血漿浸透圧＋ボーマン嚢内圧）

で求められ，60－（25＋15）＝20［mmHg］となる．

動脈圧が80～180 mmHgの範囲で変動しても，自動調節が働くことで有効濾過圧が保たれ，糸球体濾過量は一定となる．一方，出血に伴う循環血液量の減少やショックなどによって，動脈圧が自動調節の範囲である80 mmHg

図2-5 血液の濾過と血圧の関係

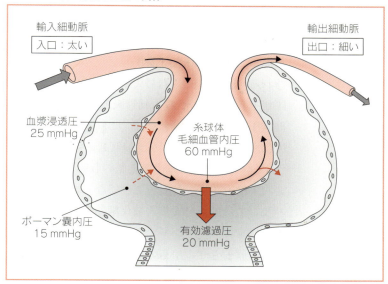

図2-6 動脈圧と糸球体濾過量, 腎血流量の関係

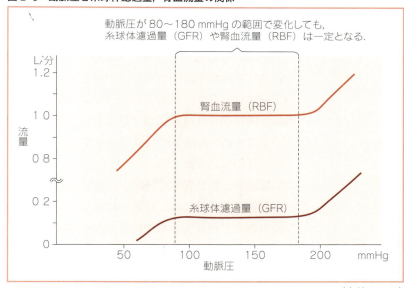

RBF：renal blood flow, GFR：glomerular filtration rate. （文献4より）

を下回ると有効濾過圧の低下をきたし，糸球体濾過量は減少する（図2-6）．

③糸球体濾過量の調節

　糸球体濾過量は，糸球体の毛細血管内圧とボーマン嚢内圧，血漿浸透圧のバランスと，糸球体毛細血管の透過性や有効濾過面積などに影響される．しかし，腎臓は動脈圧の変動による影響を軽減させ，糸球体濾過量を一定に保

つための各種機構を有する.

a) 血圧変動に伴う腎血流量の自動調節

腎血流量（renal blood flow：RBF）は，1分間に両側腎臓へ流入する血液量である．動脈圧が80〜180 mmHgの範囲で変化しても，腎血流量は一定に保たれる（図2-6）．これは，腎血流量の自己調節作用が働くことによる．動脈圧が上昇した場合，輸入細動脈の平滑筋が収縮することで血流量を減少させ，動脈圧が低下した場合では，これと逆の反応が起こる．腎血流量の自己調節では，このような血管平滑筋反応の関与が考えられている．

b) 輸入細動脈と輸出細動脈の収縮・弛緩による調節

有効濾過圧は，動脈圧だけでなく輸入細動脈と輸出細動脈の収縮・弛緩のバランスにも依存する．輸入細動脈の血圧や血流量が低下すると，低濃度のカテコラミン，アンギオテンシン，バソプレシンが作用して，おもに輸出細動脈を収縮させる．その結果，有効濾過圧が保たれ，糸球体濾過量が維持される．一方，カテコラミンやアンギオテンシンが高濃度で作用すると，輸入細動脈の過度な収縮を生じ，逆に糸球体濾過量が減少する．

c) 尿細管糸球体フィードバックによる調節

尿細管糸球体フィードバックは，ネフロンごとに糸球体濾過量の調節を行う機構である．フィードバックには，傍糸球体装置（図2-3）が関与する．80〜180 mmHgの範囲で動脈圧が上昇すると，糸球体濾過量がいったん増加する．糸球体濾過量が増加したネフロンでは，尿細管での$Na^+$と$Cl^-$の再吸収が十分に行われず，緻密斑に到達する尿細管液の$Cl^-$濃度が増加する．この情報が緻密斑から細動脈側に伝わると，輸入細動脈が収縮することで血流量の低下を生じ，糸球体濾過量が減少する．一方，動脈圧が低下した場合には，これと逆の反応が起こる．

## (2) 尿細管と集合管での再吸収と分泌（図2-7）

尿細管と集合管には，原尿中に含まれた物質のうち，生体にとって必要な物質を血液に回収する再吸収と，血液中に存在する不要な物質を選択的に尿中へ排泄する分泌の2つの作用があり，その作用は部位によって異なる．

### ①近位尿細管

糸球体で濾過されたグルコース，アミノ酸，ビタミン，微量のタンパク質は，近位尿細管でほぼ100％再吸収される．これらの再吸収は輸送体で行われるため，再吸収量には限界があり，これを尿細管最大輸送量という．尿中の物質量が尿細管最大輸送量をこえると再吸収しきれなくなり，物質が尿中に取り残される．たとえば，血糖値がグルコースの尿細管最大輸送量である375 mg/dLをこえると，輸送体による再吸収が追いつかなくなるため，尿中にグルコースが残り，尿糖が現れる．水と$Na^+$，$K^+$などの各種イオンの70〜

図 2-7 尿細管と集合管における再吸収と分泌

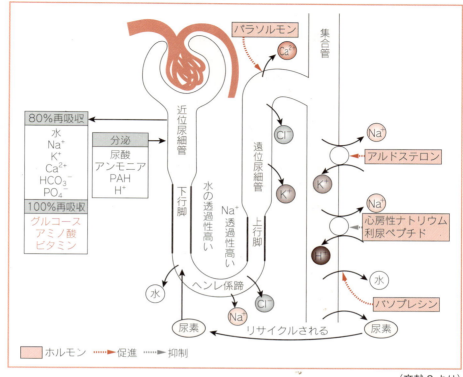

(文献3より)

80％も，近位尿細管で再吸収される．このように近位尿細管では，溶質（水に溶けている物質）とともに水も再吸収される．そのため，近位尿細管内を流れる尿の浸透圧は，糸球体で濾過される前の血漿浸透圧と等しく（等張性再吸収），尿の濃縮は近位尿細管では行われない．

なお，近位尿細管では，尿酸，アンモニア，パラアミノ馬尿酸（para-aminohippuric acid：PAH），$H^+$が血液から尿に分泌される．

②ヘンレ係蹄

ヘンレ係蹄の下行脚では水の再吸収（約15％）が，上行脚では$Na^+$，$Cl^-$，$K^+$の再吸収が行われる．上行脚は$Na^+$の透過性が高く，水の透過性は低い．そのため$Na^+$の再吸収が進み，ヘンレ係蹄周辺の間質浸透圧が上昇する．一方，下行脚は水の透過性が高く，浸透圧が上昇した間質へと水が移動する．ここで，ヘンレ係蹄周辺の間質浸透圧は深部にいくほど高くなり，ヘンレ係蹄内を流れる尿は深部にいくほど水の再吸収が進み尿が濃縮される．このような，ヘンレ係蹄で形成される浸透圧勾配のしくみを対向流増幅系といい，尿の濃縮機構として重要な役割を果たしている．

③遠位尿細管と集合管

両者における再吸収と分泌は，a）〜d）の各種ホルモンの影響を受ける．

a）アルドステロン

副腎皮質から分泌されるアルドステロンは，遠位尿細管と集合管に作用して，$Na^+$の再吸収と$K^+$の分泌を促進する．

b）バソプレシン（抗利尿ホルモン，antidiuretic hormone：ADH）

体内の水分減少から血漿浸透圧が上昇すると，脳下垂体後葉からバソプレシンが分泌される．バソプレシンは集合管に作用して，水の再吸収を促進させる．その結果，尿の濃縮が起こり，尿量は減少する．

c）心房性ナトリウム利尿ペプチド（atrial natriuretic peptide：ANP）

循環血液量の増加から心房が拡張すると，心房筋から心房性ナトリウム利尿ペプチドが放出される．心房性ナトリウム利尿ペプチドは，集合管での$Na^+$の再吸収を抑制する．これに伴い$Na^+$と水が体外に排泄され，循環血液量が減少する．

d）パラソルモン（parathyroid hormone：PTH）

血漿$Ca^{2+}$濃度の低下を感知すると，副甲状腺からパラソルモンが分泌される．パラソルモンは，腎臓における活性型ビタミン$D_3$の生成を促すことで，遠位尿細管での$Ca^{2+}$の再吸収を促進させる．

### (3) クリアランスと糸球体濾過量，腎血漿流量の指標

①クリアランスとは

ある物質の尿中排泄量は，その物質の糸球体濾過量−再吸収量＋分泌量で決まる．ある物質が腎臓を通過した際に，血漿中の物質が1分間でどれくらい尿中に排泄されたかの指標がクリアランスである．クリアランスは以下の式で求められる．

$$\text{クリアランス[mL/分]} = \frac{\text{尿中の物質濃度[mg/dL]} \times \text{1分間の尿量[mL/分]}}{\text{血漿中の物質濃度[mg/dL]}}$$

つまり，クリアランスは，血漿中のある物質が尿中に排泄されたとき，1分間でどれくらいの血漿を処理したかを示しており，単位はmL/分となる．物質によって糸球体での濾過，尿細管での再吸収や分泌は異なり（**図2-8**），クリアランス値も物質で異なる．なお，健常人においてグルコースは，糸球体で濾過された後，ほぼ100％が近位尿細管で吸収されるため（**図2-8(c)**），クリアランス値は0（ゼロ）となる．

②糸球体濾過量の指標

**イヌリン:** 植物の貯蔵用多糖類の一種.

イヌリンを静脈内に投与すると，糸球体で濾過され，尿細管では再吸収も分泌もされない（**図2-8(a)**）．そのため，イヌリンのクリアランス値は糸球体濾過量を示すことになる．臨床では，静脈内投与が不要なクレアチニンのク

18　第2章　腎臓・尿路系の構造と機能

図 2-8　物質による濾過，再吸収，分泌の違い

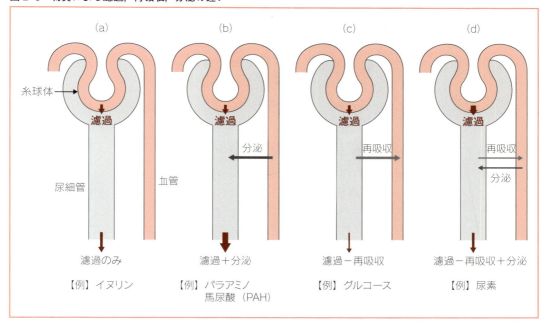

表 2-2　クレアチニンクリアランスの求め方

**【24 時間法】**
　午前に血清クレアチニンの採血を行い，また 24 時間蓄尿して得られた尿中クレアチニンと尿量，体表面積（身長・体重から算出）から，式（1）でクレアチニンクリアランスを求める．糸球体濾過量は体格で異なるため，国際的な標準体表面積の 1.73 で補正している．

クレアチニンクリアランス[mL/min]

$$= \frac{1\,分間の尿量[mL/min] \times 尿中クレアチニン[mg/dL]}{血清クレアチニン[mg/dL]} \times \frac{1.73}{体表面積[m^2]} \cdots 式(1)$$

**【Cockcroft-Gault（コッククロフト・ゴールト）の式】**
　血清クレアチニン，年齢，体重，性別から，式（2）でクレアチニンクリアランスを推定する．

推定クレアチニンクリアランス[mL/min]

$$= \frac{(140-年齢) \times 体重[kg]}{72 \times 血清クレアチニン[mg/dL]} \times 0.85 \cdots 式(2)$$

女性の場合（男性では不要）

リアランスが糸球体濾過量の指標として用いられることが多い．ただし，クレアチニンは尿細管でわずかに分泌されるので，糸球体濾過量を多少，過大評価してしまう．慢性腎不全の診断では，糸球体濾過量が有用となるので，さまざまな方法でクレアチニンクリアランスが求められる（**表 2-2**）．

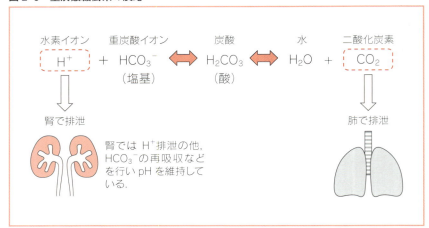

図 2-9 重炭酸緩衝系の反応

### ③腎血漿流量の指標

1分間に両側腎臓へ流入する血漿の量が腎血漿流量である．パラアミノ馬尿酸（PAH）は糸球体で濾過された後，尿細管で尿中に分泌されるが，尿細管で再吸収を受けない（図 2-8(b)）．結果として，血漿が腎臓を1回通過するとき，パラアミノ馬尿酸の 90％が尿中に排泄される．そこで，パラアミノ馬尿酸のクリアランス値を求め，これを 0.9 で割ることで腎血漿流量が得られる．

### ▶ 2）酸塩基平衡の維持

体液（動脈血）のpHは，7.35〜7.45 の範囲に保たれる．生体内のpHの変化を最小限にとどめる働きとして，酸と塩基からなる緩衝系が存在する．緩衝系のうち，重炭酸緩衝系は血液での緩衝作用の約 65％を担い，もっとも重要な役割を果たしている．腎臓では，尿細管におけるH$^+$の分泌量（尿中への排泄量）とHCO$_3^-$の再吸収量を調整することで，酸塩基平衡の維持にかかわっている（図 2-9）．

### ▶ 3）内分泌機能

腎臓から分泌されるホルモンには，レニン，エリスロポエチン，活性型ビタミンD$_3$があり，以下の調節にかかわる．

①血圧の調節（図 2-10）

出血に伴う循環血液量の減少などが要因となり，血圧が低下すると，腎臓の傍糸球体細胞からレニンが分泌される．レニンは，肝臓で生成されたアンギオテンシノーゲンをアンギオテンシンⅠに変換する．アンギオテンシンⅠ

図 2-10　レニン・アンギオテンシン・アルドステロン系による血圧の調節

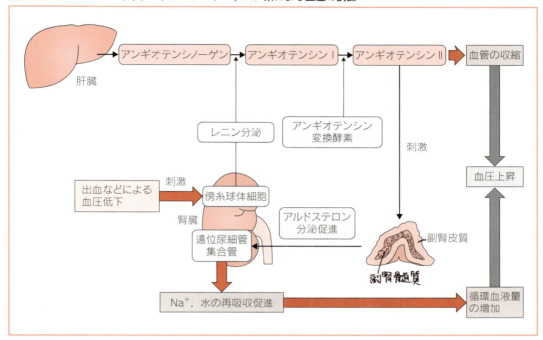

は，さらにアンギオテンシン変換酵素の作用でアンギオテンシンⅡに変換される．アンギオテンシンⅡは細動脈を強く収縮させるとともに，副腎皮質を刺激してアルドステロンの分泌を促進させる．アルドステロンは，前述のように遠位尿細管と集合管に作用して，$Na^+$の再吸収と$K^+$の分泌を促進する．また，$Na^+$の再吸収から血管内の浸透圧が上昇するため，水が受動的に再吸収される．以上の反応から，循環血液量の増加が生じ，血圧が上昇する．この昇圧機構をレニン・アンギオテンシン・アルドステロン系という．

②赤血球産生の調節

貧血や呼吸障害などの要因から低酸素状態になると，尿細管周囲の線維芽細胞からエリスロポエチンが分泌される．エリスロポエチンは骨髄に作用して，赤血球の分化・成熟を促進させる．なお，慢性腎不全で貧血が起こるのは，エリスロポエチンの分泌が障害されるためである．

③カルシウム代謝の調節

皮膚では，紫外線の作用によってビタミンD前駆体が産生される．ビタミンD前駆体は肝臓で変換された後，腎臓の近位尿細管細胞で生理的活性のある活性型ビタミン$D_3$となる．活性型ビタミン$D_3$は，腸管における$Ca^{2+}$の吸収と，尿細管での$Ca^{2+}$の再吸収を促進させる．なお，副甲状腺ホルモン（パ

腎臓の解剖生理

# 2 尿路系の解剖生理

### 1 — 尿管

　尿管は，腎盂（腎盤）と膀胱をつなぐ左右一対の管で，長さは約30 cm，直径は約6 mmである（図2-1）．腎盂から尿管の内腔面は移行上皮で覆われており，尿管には平滑筋からなる筋層が移行上皮の下に発達している．腎盂に集められた尿は，尿管壁に存在する平滑筋の蠕動運動で少しずつ膀胱に送られる．左右の尿管は膀胱底部の後方でそれぞれ開口しており，これらを尿管口とよぶ．尿管は，膀胱の厚い壁を斜めに長く貫きながら（尿管膀胱移行部），尿管口に開口する．排尿時には膀胱の収縮に伴い，尿管膀胱移行部が圧迫される．これに伴い尿管口が閉じられるため，排尿時に膀胱内の尿が尿管に逆流しない（図2-11）．

図2-11　膀胱の構造

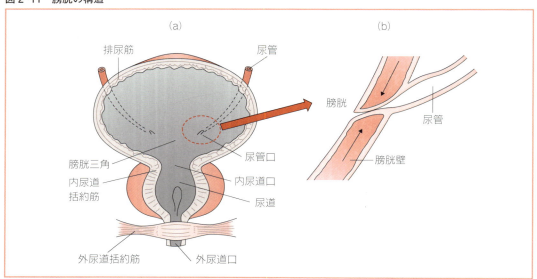

a：膀胱の構造．
b：排尿時の尿管膀胱移行部．排尿時には尿管口は閉鎖し，膀胱内の尿が尿管に逆流しない．

図 2-12　膀胱・尿道と周辺臓器の構造

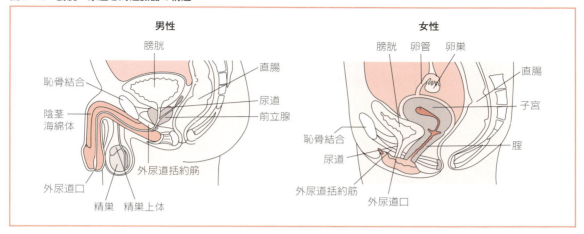

## 2 ― 膀胱

　膀胱は，骨盤腔のなかにある袋状の臓器で，男性では直腸の前方，女性では子宮と腟の前方に位置する（図 2-12）．膀胱は，尿管から送られた尿を一時的に貯留する．成人における尿の平均貯留量は約 500 mL である．膀胱の内腔面は腎盂や尿管と同様，移行上皮で覆われており，上皮の厚さは尿の貯留量に応じて変化する．尿の貯留量が少なく膀胱が収縮しているときは，背の高い上皮細胞が 7〜8 層に重なる．一方，尿が充満して膀胱が拡張しているときは，扁平化した上皮細胞が 2〜3 層に重なってみえる．移行上皮の下には平滑筋からなる筋層があり，3 層（内縦，中輪，外縦）に配列するが，これらが網状に交錯するため層状構造は明瞭に区別できない．膀胱底部には，後方に 2 つの尿管口，前方に 1 つの内尿道口が開口しており，内尿道口は尿道に続く（図 2-11）．

## 3 ― 尿道

　尿道は，尿を膀胱から体外へ運ぶ管であり，その走行と長さは男女で大きく異なる（図 2-12）．男性の場合，膀胱から出た尿道は前立腺の中心を貫いた後，陰茎海綿体の中を走り，外尿道口に開口する．なお，男性の尿道は S 字状に走行しており，長さは 18〜20 cm である．女性の場合，膀胱から出た尿道は腟の前方を直線的に下り，長さは 3〜5 cm と男性に比べて非常に短い．そのため，女性は男性よりも膀胱炎などの尿路感染症を発症しやすい．
　尿道の起始部には，平滑筋が輪状に発達した内尿道括約筋がある．尿の排泄は，膀胱平滑筋が収縮することで行われるが，これと同時に内尿道括約筋の弛緩が自動的に起こる．また，尿道は，骨盤を出る際に尿生殖隔膜を貫く．

この部位で尿道は横紋筋からなる外尿道括約筋に取り囲まれており，外尿道括約筋の弛緩・収縮に伴い，尿道が開閉する（図2-11）．

## 4 ― 蓄尿・排尿の機序（図2-13）

### 1）蓄尿の機序

膀胱は伸展性をもち，成人で平均500 mL程度の尿を貯留することができる．膀胱内に150 mL程度の尿が溜まると，膀胱が伸展する．このとき，膀胱壁の伸展受容器が刺激され，その刺激が骨盤神経を介して排尿中枢の仙髄に伝わる．その後，腰髄を経て下腹神経に興奮が伝わり，反射性に膀胱平滑筋の弛緩と，内尿道括約筋の収縮を引き起こす（蓄尿反射）．この反射により，膀胱はある程度の尿を貯留することができる．

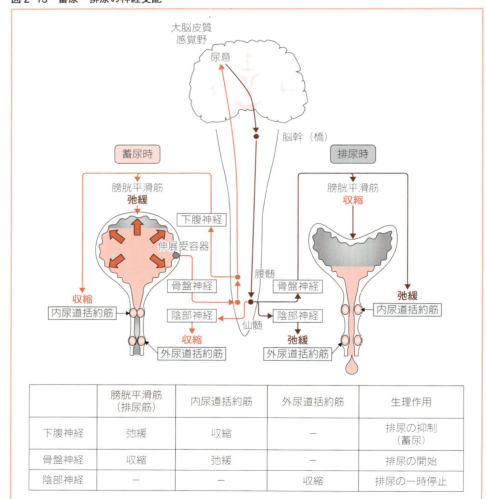

図2-13　蓄尿・排尿の神経支配

## ▶ 2）排尿の機序

膀胱内の尿量が 150〜300 mL に達すると，さらに膀胱が伸展し，膀胱内圧は 15〜20 mmHg となる．このとき，膀胱壁の伸展刺激が仙髄，腰髄から橋を介して大脳皮質の感覚野に伝わり，尿意を感じる．また，脳幹にも興奮が伝わり，脊髄を下行して骨盤神経に興奮が到達する．その結果，膀胱平滑筋の収縮と，内尿道括約筋の弛緩が起こり，尿が排泄される（排尿反射）．なお，尿意があっても排尿の準備が整っていない場合は，大脳皮質が仙髄の排尿反射中枢を抑制し，下腹神経が興奮することで排尿がおさえられる．

**参考文献**

1）竹澤真吾，出渕靖志編集：臨床工学講座 生体機能代行装置学 血液浄化療法装置. 医歯薬出版，2011.
2）堀川宗之：新版 エッセンシャル解剖・生理学. 学研メディカル秀潤社，2009.
3）大地陸男：生理学テキスト. 第 7 版，文光堂，2013.
4）岡田隆夫：カラーイラストで学ぶ 集中講義 生理学. 改訂 2 版，メジカルビュー社，2015.
5）増田敦子：新訂版 解剖生理をおもしろく学ぶ. サイオ出版，2015.
6）林正健二：ナーシング・グラフィカ 人体の構造と機能（1）解剖生理学. 第 4 版，メディカ出版，2016.
7）片野由美，内田勝雄：新訂版 図解ワンポイント 生理学. サイオ出版，2015.

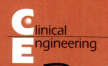

# 第3章 腎機能検査

## 1 尿検査

### 1 ─ 尿検査の目的

　尿検査の目的は，腎・泌尿器系の状態と全身の状態を把握するという2つに大別される．尿は，間接的に血液の状態を反映しているといわれているが，血液検査と比べた場合，かならずしも感度が高いとはいえない．

　尿検査では，腎疾患初期の段階で尿中に出現するもの（尿タンパクや肉眼では確認できない顕微鏡的血尿など）や，尿中にのみ出現するもの（尿路結石による血尿や結晶成分，腫瘍細胞など）の検査もできる．尿検査は，患者の苦痛を伴わずに自然に排泄されたものを検査することができ，血液検査などと比べ 非侵襲的検査であることが最大の利点であるといえる．

### 2 ─ 尿の肉眼的所見および尿試験紙検査

　尿検査の代名詞である尿定性・半定量検査の尿試験紙検査は，簡単で低コストであり，尿の肉眼的所見（尿量，色調，臭気，濁度など）と併用し，主としてスクリーニング検査として臨床で利用されている（**表3-1**）．

　尿試験紙検査では，pH（全身の状態），比重（尿の濃度指標），タンパク質，ブドウ糖，潜血（Hb），白血球反応，ビリルビン，ウロビリノーゲン，ケトン体，亜硝酸塩（細菌）などの生化学成分が検査できる（**表3-2**）．異常が確認

---

**Tips　尿量測定の意義**

　1日の尿量の基準範囲は幅が広く，1日の飲水量に比例し，季節，年齢，食物，体温，労働条件，精神状態などに影響される．

　健常人の尿量の正常範囲は，500～2,000 mL 程度である．1日の尿量が 2,000 mL 以上の状態が続く場合を多尿といい，糖尿病，尿崩症，萎縮腎などにみられる．1日の尿量が 500 mL 以下の状態が続く場合を乏尿といい，激しい下痢，嘔吐，胸・腹水貯留，浮腫など血液中の水分が減少し，脱水状態に陥った場合にみられる．また，急性腎炎など腎機能が低下した場合や，心不全による腎血流量が低下した場合にもみられる．1日の尿量が 100 mL 以下の状態が続く場合を無尿といい，腎炎，ネフローゼ症候群など重症例にみられる．

表 3-1　尿の色調と原因疾患

| 色調 | 原因尿 | 主疾患 |
|---|---|---|
| 透明（水様） | 希釈尿 | 糖尿病，尿崩症，萎縮腎，他 |
| 黄色 | ビリルビン尿 | 肝炎，肝硬変，他 |
| 高度褐色 | 濃縮尿 | 脱水，高熱，他 |
| 赤褐色 | 赤血球尿 | 腎炎，結石，癌，他 |
| | ミオグロビン尿 | クラッシュ（挫滅）症候群，筋炎，他 |
| | ヘモグロビン尿 | 溶血性貧血，他 |
| | ポルフィリン尿 | 鉛中毒，他 |
| 暗褐色 | メラニン尿 | 悪性黒色腫 |
| 乳白色 | 乳び尿 | フィラリア症，他 |
| | 膿尿 | 尿路化膿性疾患 |

された場合，尿の精密検査へ進み，特定疾患が疑われる場合は最初から尿精密検査が行われることもある．

## 3 ─ 尿生化学的定量検査

尿精密検査の一つであり，尿中のブドウ糖，タンパク質，イオンや他の化学物質濃度の定量などが行われる．また，血液中からすぐに排泄されてしまうある種の酵素，タンパク質などを測定することにより，血液検査より高感度に疾患を検出できる場合もある．また，血液検査値との併用により，腎機能状態を把握することも可能である．

## 4 ─ 尿形態学的検査（尿沈渣）

一般的には尿を遠心分離（1,500 rpm，5 min）して集めた後，染色液で染色

### Tips　臭気と濁度

健常人の尿は，わずかに特有な芳香臭を呈し，食後，飲酒後に独特な臭気を呈することがある．古い尿では，細菌が尿素を分解しアンモニアを生じ刺激臭を呈し，膀胱炎では，新鮮尿でも膀胱内で尿素が分解されるためアンモニア臭を呈する．重症糖尿病では，大量にアセトン体を含有しているため甘酸っぱい臭気を呈する．先天性アミノ酸代謝異常症のメープルシロップ尿症では，カエデ（メープル）シロップのような独特な甘い臭気を呈し，フェニルケトン尿症では，カビ臭やネズミの尿のような臭気を呈する．

健常人の尿の多くは透明であるが，酸性尿（尿酸塩），アルカリ性尿（リン酸塩，炭酸塩）などにより濁っている場合がある．病的な場合には，尿中に赤血球，白血球，脂肪，細菌など異常成分が排出されるため，排尿直後から混濁していることが多い．

表 3-2 尿試験紙法の種類と主要疾患

| 検査項目 | 検出感度 | 検出主要疾患 | その他 |
|---|---|---|---|
| pH | pH 5〜9 | アシドーシス，アルカローシス，他 | タンパクの偽陽性チェックなどに使用．古い尿を用いたとき，偽陽性． |
| 比重 | 1.000〜1.030 | 脱水，腎不全，尿崩症 | 強アルカリ尿，ブドウ糖，尿素，タンパクが高濃度のとき，偽陽性． |
| タンパク質 | アルブミン：10〜20 mg/dL 程度 | ネフローゼ症候群，IgA腎症，糸球体腎炎，起立性タンパク尿，他 | 強アルカリ尿で偽陽性．強酸性尿で偽陰性． |
| ブドウ糖 | ブドウ糖：50〜100 mg/dL 程度 | 糖尿病，他 | 高度のビタミンCで偽陰性． |
| ビリルビン | 直接ビリルビン：0.4〜0.8 mg/dL | 肝・胆道障害，他 | 高度のビタミンCで偽陰性．古い尿を用いたとき，偽陰性． |
| 潜血 | Hb：15〜45 µg/dL 程度 | IgA腎症，糸球体腎炎，腎盂腎炎，膀胱炎，クラッシュ症候群，他 | ミオグロビン尿に反応．細菌尿で偽陽性を示すことあり．高度のビタミンCで偽陰性． |
| 白血球反応 | 白血球：10/µL 以上 | 尿路感染症，他 | 好中球のみと反応． |
| ウロビリノーゲン | ウロビリノーゲン：1 mg/dL 程度 | 溶血性貧血，肝障害，他 | 薬物による偽陽性が多い． |
| ケトン体 | アセト酢酸：5〜10 mg/dL 程度 アセトン：50 mg/dL 程度 | 重症糖尿病，飢餓，他 | 高度の着色尿で偽陽性． |
| 亜硝酸塩 | 細菌数：$10^5$/mL 以上 | 尿路感染症，他 | 古い尿を使用した場合，膀胱貯留尿を用いない場合やビタミンCで偽陰性． |

して顕微鏡下で観察するが，染色しない場合もある．細菌検査を目的とする場合は，3,000 rpm，10 min 程度，遠心分離を行う．一般に赤血球，白血球，各種円柱成分，結晶成分，膀胱や尿道由来細胞などの検出を目的として行われる（**表 3-3**）．また，膀胱などの腫瘍が疑われる場合は，細胞診を行う場合もある．

## Tips クラッシュ症候群（挫滅症候群）

クラッシュ症候群とは，大震災などの災害時に手足や腹部などの筋肉が長時間圧迫されることにより，細胞が傷害・壊死を引き起こし，筋肉内の大量のカリウムが流失し高カリウム血症となる場合や，筋肉よりミオグロビンが大量遊離し，腎の尿細管が壊死し急性腎不全を起こす病態である．

代謝性アシドーシスを呈し，尿はミオグロビン尿で褐色となり，血清カリウム，クレアチンキナーゼ，ヘマトクリット値の上昇などが認められる．1995年の阪神淡路大震災などで多数認められたとされている．

クラッシュ症候群の場合，治療を始めるまでの時間の長短が患者の生命を大きく左右するとされ，重症例では血液透析を必要とする．

表 3-3　代表的な尿沈渣成分と臨床的意義

| 尿沈渣成分 | 臨床的意義 |
| --- | --- |
| 赤血球 | 糸球体腎炎，尿路結石などでみられる． |
| 白血球 | 原因として尿路感染症が多い． |
| 扁平上皮 | 尿道・外陰部に由来し，多数検出されても病的意義はない |
| 移行上皮 | 腎盂，尿道の内側に由来し，尿路結石，膀胱炎などで多数認められるが，健常人でも認められる． |
| 尿細管上皮 | 尿細管障害があるときに認められ，健常人でも少数に認められる． |
| 卵円形脂肪体 | 腎障害に伴い出現する脂肪顆粒を有する細胞であり，とくにネフローゼ症候群の重症例に認められる． |
| 細胞質内封入体 | 非特異的な尿路系の炎症で認められる． |
| 異型細胞 | 上皮性悪性細胞は，尿路系の腺癌，扁平上皮癌で認められる．非上皮性悪性細胞は，白血病，悪性リンパ腫で認められる． |
| 硝子円柱 | 健常人でも少数認められ，激しい運動後にしばしば認められる．糸球体障害時では，多数認められる． |
| 上皮円柱 | 尿細管障害などで認められ，尿細管上皮を含む円柱． |
| 顆粒円柱 | 腎実質性障害などで認められ，顆粒成分を含む円柱． |
| ろう様円柱 | 進行した糸球体障害で認められる． |
| 脂肪円柱 | ネフローゼ症候群などで認められ，脂肪顆粒，卵円形脂肪体を含む円柱． |
| 赤血球円柱 | IgA 腎症，急性糸球体腎炎など血尿をきたす疾患で認められる赤血球を含む円柱． |
| 白血球円柱 | 腎盂腎炎などで認められる白血球を含む円柱． |
| 細菌 | 尿路感染症で認められる．尿の保存状態により増加する可能性がある． |
| 真菌 | おもにカンジダ感染で認められる． |
| リン酸塩，尿酸塩，尿酸，シュウ酸カルシウム，リン酸カルシウム | 尿路結石の成分であり，健常人でもしばしば認められる． |
| シスチン | ファンコニ症候群，シスチン尿症で認められる． |
| ロイシン，チロシン | 重症肝障害で認められる． |
| ビリルビン | 閉塞性黄疸，肝障害など高度の黄疸時に認められる． |
| コレステロール | ネフローゼ症候群などで認められる． |

## 5─尿検査時の注意点

　　尿検査においては，男女ともに中間尿の採取が原則である．また，採尿時間による尿の種類も把握しておかなければならない．

　　採尿時間による尿の種類には，早朝第一尿，随時尿，24 時間蓄尿，時間尿

などがあるが，一般に尿検査に用いられる検体は，早朝第一尿，随時尿が適し，蓄尿検体は適さない．

　尿検体は，著しく変質しやすく，放置検体では検査結果が大きく変化するため，採尿後，ただちに検査することが望ましい．検査まで時間がかかる場合には，防腐剤は添加せず，冷蔵保存または冷暗所に保存する．

# 2 血液検査

## 1 ─ 血液・凝固線溶系検査

### ▶ 1) 赤血球（RBC），ヘモグロビン（Hb），ヘマトクリット（Ht）

　赤血球（red blood cell：RBC）の基準範囲は，男性で410〜530万個/$\mu$L，女性で380〜500万個/$\mu$L，ヘモグロビン（hemoglobin：Hb）の基準範囲は，男性で13〜17 g/dL，女性で12〜15 g/dL，ヘマトクリット（hematocrit：Ht）の基準範囲は，男性で40〜55％，女性で35〜50％であり，男性の方が高値を示す．

　腎不全患者では，腎で産生される内因性エリスロポエチンの欠乏により貧血症状を呈する．わが国における腎性貧血治療のガイドラインでは，透析患者の貧血治療目標をHb：10〜12 g/dL，Ht：30〜33％と設定している[1]．

### ▶ 2) 白血球（WBC）

　白血球（white blood cell：WBC）の基準範囲は，男性で4,000〜10,000個/$\mu$L，女性で3,500〜9,300個/$\mu$Lであり，赤血球数同様，男性の方が高値を示す．

　透析患者では，薬剤の影響や尿毒症などにより白血球が減少していることがある．また，白血球数が基準範囲内でも感染症を否定できない場合があるため注意が必要である．

### ▶ 3) 血小板（Plt）

　血小板（platelet：Plt）の基準範囲は，男女とも15〜40万個/$\mu$Lである．血液透析患者では，血液透析開始後数十分で血小板数の低下がみられるが，終了時には回復することが多い．

　血液透析患者の血小板数異常として，体外循環に伴う血小板減少やヘパリ

血液検査　31

ン使用によるヘパリン起因性血小板減少症（heparin induced thrombocytopenia：HIT）がある．

### ▶ 4）平均赤血球恒数

貧血検査では，赤血球数，ヘモグロビン，ヘマトクリットの3つの値を測定し，基準範囲以下の場合は貧血と診断される．同時に，貧血の種類を分類するための平均赤血球恒数を計算する必要がある．

#### (1) 平均赤血球容積（mean corpuscular volume：MCV）

個々の赤血球の平均容積を絶対値で表したものであり，その基準範囲は86〜98 fLである．基準範囲内であれば正球性貧血，低値であれば小球性貧血，高値であれば大球性貧血が疑われる．

$$\mathrm{MCV}\,[\mathrm{fL}] = \frac{\mathrm{Ht}\,[\%]}{\mathrm{RBC}\,[10^6/\mathrm{dL}]} \times 10$$

#### (2) 平均赤血球血色素量（mean corpuscular hemoglobin：MCH）

個々の赤血球に含まれる平均ヘモグロビン量を絶対値で表したものであり，その基準範囲は27〜35 pgである．基準範囲内であれば正色素性貧血，低値であれば低色素性貧血が疑われる．

$$\mathrm{MCH}\,[\mathrm{pg}] = \frac{\mathrm{Hb}\,[\mathrm{g/dL}]}{\mathrm{RBC}\,[10^6/\mathrm{dL}]} \times 10$$

#### (3) 平均赤血球血色素濃度（mean corpuscular hemoglobin concentration：MCHC）

赤血球容積に対するヘモグロビン量の比を％で表したものであり，その基準範囲は31〜35 g/dLである．基準範囲内であれば正色素性貧血，低値であれば低色素性貧血が疑われる．

$$\mathrm{MCHC}\,[\mathrm{g/dL}] = \frac{\mathrm{Hb}\,[\mathrm{g/dL}]}{\mathrm{Ht}\,[\%]} \times 100$$

### ▶ 5）プロトロンビン時間（PT），活性化部分トロンボプラスチン時間（APPT），トロンボテスト（TT）

プロトロンビン時間（prothrombin time：PT）は，外因性凝固機能をみる

---

**ヘパリン起因性血小板減少症（HIT）**

ヘパリン起因性血小板減少症（HIT）は，抗凝固薬，抗血栓薬として広く使用されているヘパリンの重大な副作用である．免疫機序を介し，血小板減少や血栓塞栓症を引き起こす．HITはⅠ型とⅡ型に分類され，臨床上問題となるのはⅡ型であり，その発症頻度はヘパリン使用患者の0.5〜5％である．

検査であり，その基準範囲は 10～12 秒である．活性化部分トロンボプラスチン時間（activated partial thromboplastin time：APTT）は，内因性凝固機能の凝固活性をみる総合的検査であり，その基準範囲は 30～40 秒である．PT，APTT は，肝疾患，ビタミン K 欠乏症などで延長する．トロンボテスト（thrombotest：TT）は，ワルファリン治療の指標などに用いられ，その基準範囲は 70％以上であり，ワルファリン服用患者で凝固時間は延長する．

透析患者で TT が著明に低下している場合，ヘパリンやメシル酸ナファモスタットなどの抗凝固薬の投与量を減量する必要がある．

### ▶ 6）フィブリン/フィブリノーゲン分解産物（FDP）

フィブリン/フィブリノーゲン分解産物（fibrin/fibrinogen degradation products：FDP）は，血管内に生じたフィブリンの量を反映するといわれている．その基準範囲は 5 μg/mL 以下であり，線溶系の検査に用いられる．

線溶には，血管内血液凝固なしに線溶が起こる一次線溶と，血管内血液凝固に引き続き起こる二次線溶がある．FDP の上昇は線溶亢進（通常，二次線溶）を示し，播種性血管内凝固症候群（disseminated intravascular coagulation：DIC）の診断にもっとも重要である．

### ▶ 7）アンチトロンビン（AT）

アンチトロンビン（antithrombin：AT）は，$\alpha_2$-グロブリンに属し，肝臓で合成される分子量 58,000 の糖タンパクである．ヘパリンと結合体を形成することにより，強力な抗凝固作用を発揮する．AT 異常症では，抗凝固活性を発揮することができず，血栓症を惹起する．

## 2 ─ 血液生化学的検査

### ▶ 1）空腹時血糖

一般に，血糖は血液中のブドウ糖濃度を指し，糖代謝異常が推測できる．血糖値は，運動，食事内容，食事からの時間などの影響を受けやすいため，通常は空腹時血糖にて評価する．基準範囲は 70～110 mg/dL である．

高値を示す疾患として，1 型および 2 型糖尿病，甲状腺機能亢進症，グルカゴノーマなどがあり，低値を示す疾患として反応性低血糖，長時間の絶食，飢餓状態，インスリノーマなどがある．

日本糖尿病学会では，空腹時血糖値 126 mg/dL 以上，随時血糖値 200 mg/dL 以上が 2 回以上確認できれば糖尿病と診断できるとしている[2]．糖尿病と診断した場合，1 型，2 型糖尿病の病型分類が必要である．また，糖尿病は，①空腹時血糖，②経口ブドウ糖負荷試験（75 g-OGTT），③随時血糖，④

**経口ブドウ糖負荷試験（75 g-OGTT）：** 糖尿病型の診断や耐糖能を評価するために用いられるグルコースの負荷試験である．10～14 時間の絶食後にデンプン部分加水分解物（75 g のグルコースに相当）の水溶液を飲ませ，経時的に静脈から採血し血糖値を測定する．

**糖尿病の典型的臨床症状：**典型的臨床症状として，口渇感，多尿・頻尿，体重減少，全身倦怠感，尿糖陽性などがある．

**糖尿病の合併症：**三大合併症として，糖尿病腎症，糖尿病網膜症，糖尿病神経障害がある．

HbA1cの4つの臨床検査項目と典型的臨床症状または合併症の有無により診断される．

### ▶ 2) ヘモグロビン A1c（HbA1c），グリコアルブミン（GA）

HbA1c は，過去1～2カ月の平均血糖値を反映しており，その基準範囲は4.3～5.8％である．高値を示す疾患は，糖尿病，持続高血糖などであり，低値を示す疾患は，インスリノーマ，持続低血糖，溶血性貧血などがある．血液尿素窒素（blood urea nitrogen：BUN）が 50 mg/dL 以上の腎不全や異常ヘモグロビン症で偽性高値を示すことがある．

グリコアルブミン（glycoalbumin：GA）はアルブミンの糖化産物であり，過去1～2週間の血糖値を反映しており，その基準範囲は12～16％である．高値，低値を示す疾患は，HbA1c と同様である．

### ▶ 3) 血液尿素窒素（BUN）

血液尿素窒素（BUN）は糸球体で濾過され，一部尿細管で再吸収される．健常人の BUN 値は，非タンパク性窒素（nonprotein nitrogen：NPN）の約50％を占めるが，腎機能障害で割合が増加する．

尿素は腎臓を介して排泄されるため，BUN 濃度は糸球体濾過量（glomerular filtration rate：GFR）にもっとも影響され，GFR が 50％以下に低下すると BUN が増加し始め，30～40％以下になると急速に増加する．また BUN は，タンパク質の異化の程度，タンパク摂取量，体内水分量などの影響も受ける．基準範囲は 8～20 mg/dL であり，女性は男性より 10～20％低値である．

BUN 値は腎機能以外にも左右され，GFR の指標としてはクレアチニン（creatinine：Cr）やクレアチニンクリアランス（creatinine clearance：Ccr）の信頼性の方がより高い．

BUN は透析前後に測定され，透析量の指標となるが，外的因子の影響を受けやすい．したがって，腎機能以外の外的因子の影響を受けにくい血清クレアチニン値を測定し，両者の比（BUN/Cr）を考慮するとよい．

通常，BUN/Cr は 10 前後を示す．>10 の場合，高タンパク食，タンパク異化亢進，消化管出血，腎前性腎不全，下痢，脱水などが考えられる．<10 の場合，低タンパク食，重度肝不全，腎後性腎不全が考えられる．

### ▶ 4) クレアチニン（Cr）

クレアチニン（Cr）は分子量 113 の小分子量物質で，クレアチンの最終代謝産物としておもに筋肉で産生される．Cr は，腎の尿細管で再吸収されず，すべて尿中に排泄される．基準範囲は，男性で 0.8～1.2 mg/dL，女性で 0.6～

0.9 mg/dL と男性の方が高値を示す.

Cr 値は筋肉の代謝産物であるために，体格，性差の影響を受け，運動量（筋肉量）の多い人は高値を示す．筋ジストロフィーなど，筋肉量の過剰低下をきたす疾患では低値となる.

Cr は，BUN と同様に腎臓を介して尿中に排泄される物質であるが，BUN と違い，食事などの外的因子の影響を受けず，腎機能が低下すると体内に蓄積される.

透析患者では，Cr 値が 8 mg/dL をこえていることが多く，透析導入は，Cr 値＞8 mg/dL が目安となっている．透析前の Cr 値は，Cr 産生速度と透析による Cr 除去の 2 つの因子により決定される．Cr 値が上昇した場合，透析量が不十分であることが考えられるが，Cr 値が低くてもかならずしも透析が十分行えていることを意味しない．現在，透析前の Cr 値が 10〜12 mg/dL 程度が妥当であると考えられている.

### ▶ 5) 尿酸（UA）

尿酸（uric acid：UA）は，核酸（プリン体）の最終代謝産物であり，大部分は腎臓を介して尿中に排泄されるが，一部は腸管から排泄される．基準範囲は，男性で 4.0〜7.0 mg/dL，女性で 3.0〜5.5 mg/dL であり，男性は女性より 1〜2 mg/dL 高値を示す.

尿酸値を上昇させる要因として，痛風などの特発性高尿酸血症，核酸代謝の亢進，腎機能障害がある．尿酸値が 9.0 mg/dL 以上の状態が続くと，痛風発症頻度が高くなる.

### ▶ 6) 血清総タンパク（TP），血清アルブミン

血清総タンパク（total protein：TP）は，免疫グロブリン，酵素，ホルモンなどのタンパク質の総和で，TP の約 60％はアルブミン，20％は免疫グロブリン（γ-グロブリン）が占めており，その基準範囲は 6〜8 g/dL である.

TP は，生体内の生理変化や栄養状態の指標として利用される．脱水による血液濃縮，高 γ-グロブリン血症で高値を示し，血液希釈，栄養障害で低値を示す．透析後は血液が濃縮されるため高値を示す.

アルブミンは，分子量 68,000 のタンパク質であり，おもに肝臓で合成され，膠質浸透圧の維持などの機能を発揮する．また，TP 同様に血清で健康状態，栄養状態の指標としても利用され，その基準範囲は 4.0〜5.0 g/dL である.

高値を示す疾患はほとんどないが，相対的増加として妊娠，血液濃縮があり，栄養障害，ネフローゼ症候群で低値を示す．さらに，タンパク質の詳細解析には，電気泳動法による血清タンパク分画検査が最適である.

## ▶ 7) β₂-ミクログロブリン

β₂-ミクログロブリンは，分子量 11,800 の低分子量タンパク質であり，長期透析患者の重篤な合併症である透析アミロイドーシスの前駆タンパク質である．

β₂-ミクログロブリンは，腎機能障害があると血中に蓄積し，透析患者の血中濃度は 30～70 mg/L となる（基準の約 10～40 倍）．

## ▶ 8) 血清ナトリウム（Na），血清クロール（Cl），血清カリウム（K）

生体の約 60％は水分で占められており，約 40％が細胞内液，約 20％が細胞外液である．

血清 Na は，細胞外液中に存在する最大濃度の陽イオンであり，体液の分布や水の代謝状態を推定することができ，血漿浸透圧を規定している．基準範囲は 135～149 mEq/L である．

血清 Cl は，細胞外液中に存在する最大濃度の陰イオンであり，体液全体の Cl バランスと酸塩基平衡を推定できる．基準範囲は 96～108 mEq/L である．

透析患者では，水分欠乏や Na 過剰などにより高 Na 血症，高 Cl 血症を呈し，また，水分過剰や Na 欠乏などにより低 Na 血症，低 Cl 血症を呈しやすい．

血清 K は，細胞内液中に存在する最大濃度の陽イオンで，1 日の K 摂取量は約 50～150 mEq/day である．ほぼ全量が腸管から吸収され，約 90％が尿中に，約 10％が便中に排泄される．基準範囲は 3.5～5.0 mEq/L である．

腎不全患者では，腎臓からの K 排泄が低下しているため，血清 K 濃度は高値を示す．透析前に 5.5 mEq/L をこえる場合は，より厳格な K 制限が必要である．7.0 mEq/L 以上の高 K 血症では，致死的不整脈など重篤な症状が出現するため注意が必要であり，また，低 K 血症の補正の際に，急速に K を静注すると心停止のおそれがある．

## ▶ 9) 血清カルシウム（Ca），血清無機リン（P）

生体中の Ca の 99％は P と結合し，ハイドロキシアパタイトを形成し，骨と歯に存在している．

血清 Ca の約 45％は，アルブミンを主とするタンパク質と結合し，約 10％が炭酸塩やリン酸塩と結合，残りの 45％が遊離 Ca イオン（イオン化 Ca）として血中に存在し，生理活性を発揮している．血清 Ca の基準範囲は 8.5～10.5 mg/dL と比較的狭い範囲に維持され，血中 Ca レベルは，副甲状腺ホルモン（parathyroid hormone：PTH），活性型ビタミン D により厳密に調節されている．

透析患者では，PTH 作用の過剰，ビタミン D 製剤により高 Ca 血症を呈している．低アルブミン血症が存在する場合，血清 Ca 濃度が低下するため，次式により Ca 濃度の補正を行う必要がある．

$$補正 Ca[mg/dL] = Ca 実測値[mg/dL] + \left\{ 4 - 血清アルブミン[g/dL] \right\}$$

P も Ca 同様に，細胞機能の調節，骨代謝に重要な役割を果たし，透析患者では腎排泄機能低下のため高 P 血症となる．また，ビタミン D 欠乏により，血清 Ca と P 濃度を正しく維持できなくなり，腎性骨異栄養症，異所性石灰化，二次性副甲状腺機能亢進症などの合併症を引き起こす．基準範囲は 2.5〜4.5 mg/dL である．

Ca×P 積の上昇は，異所性石灰化を惹起し，死亡リスクを上昇させ，生命予後にかかわる重要な因子としても注目されている．

### ▶ 10）血清鉄（Fe），不飽和鉄結合能（UIBC），総鉄結合能（TIBC），トランスフェリン，フェリチン

体内総鉄量は 3〜4 g である．約 60〜70％はヘモグロビン鉄，約 30％がフェリチンのかたちで貯蔵鉄，約 5％がミオグロビン鉄，約 1％が血清鉄として存在している．

鉄の重要な生理作用は，ヘモグロビン鉄として酸素運搬に関与する点である．血清鉄（Fe）を測定することにより鉄代謝を把握することができ，ヘモグロビン鉄は貧血検査に重要である．通常，血清鉄はトランスフェリンと結合している．

食事などによる血清鉄量の変化に対応できるように，鉄と結合していない状態のトランスフェリン，すなわち遊離トランスフェリン量を示すのが不飽和鉄結合能（unsaturated iron binding capacity：UIBC）である．UIBC の基準範囲は 100〜300 μg/dL である．

総鉄結合能（total iron binding capacity：TIBC）は，血清鉄と UIBC の和である．血清鉄の基準範囲は 50〜200 μg/dL，UIBC の基準範囲は 100〜300 μg/dL，TIBC の基準範囲は 250〜400 μg/dL であり，とくに血清鉄は，朝高値，夜間低値を示し，日内変動が大きい．

血清鉄は，再生不良性貧血，悪性貧血などで高値を示し，鉄欠乏性貧血，栄養・吸収不良，感染症などで低値を示す．UIBC，TIBC は，鉄欠乏性貧血，真性多血症などで高値を示し，肝障害，悪性腫瘍，ネフローゼ症候群などで低値を示す．

フェリチンは鉄貯蔵タンパク質の一種で，貯蔵鉄，鉄代謝の指標となる．基

準範囲は，男性で 10～240 ng/mL，女性で 8～74 ng/mL である．鉄欠乏性貧血などで低値を示し，鉄芽球性貧血，溶血性貧血，再生不良性貧血，骨髄異形成症候群などで高値を示すため，血液疾患の診断に有用である．また，貯蔵鉄に関係なく悪性腫瘍で高値を示す．透析患者では，鉄剤過剰投与，大量輸血による続発性ヘモクロマトーシスで血清フェリチン値が高値を示す場合が多い．

# 3 腎機能検査

## 1 — 腎クリアランス（$C_L$）

腎クリアランス（clearance：$C_L$）とは，ある物質が血漿中から尿中へどの程度排泄されるかを示す指標である．言い換えると，物質が単位時間に腎臓によって完全に除去されるのに必要な血漿量である．物質の血漿中濃度を P，尿中濃度を U，単位時間あたりの尿量を V とすると，この物質の腎クリアランス $C_L$ は，

$$U \cdot V = P \cdot C_L$$

すなわち，

$$C_L = U \cdot V / P$$

で求められる．物質のクリアランス値を測定することは，腎機能の重要なパラメータとなる．

---

**演習**

尿中クレアチニン濃度 100 mg/dL，血中クレアチニン濃度 2 mg/dL，尿量 1,440 mL/day の腎疾患患者の腎クリアランスは何 mL/min か．

解答

$$C_L = \frac{U \cdot V}{P} = \frac{100 \times 1(1440 \div 24 \div 60)}{2} = 50 \text{ mL/min}$$

---

## 2 — 腎血流量（RBF）

腎血流量（renal blood flow：RBF）は，1 分間に腎臓を流れる血液量のこと

である．RBFが臨床の場で実際に計測されることはなく，通常，パラアミノ馬尿酸ナトリウム（p-aminohippuric acid：PAH）クリアランスとして測定した腎血漿流量（renal plasma flow：RPF）に$100/(100-Ht)$を乗ずることにより求められる．

$$RBF = \frac{RPF}{100 - Ht} \times 100$$

健常者のRBFの平均値は男性で約930 mL/min，女性で約820 mL/minであり，RBFは心拍出量の約1/4にあたる．RBFは，血圧低下，糸球体腎炎，腎硬化症などにより減少する．

### 3 — 糸球体濾過量（GFR），推算糸球体濾過量（eGFR）

糸球体濾過量（glomerular filtration rate：GFR）とは，すべての糸球体において血漿が濾過される割合をいう．基準範囲は100〜150 mL/minである．糸球体濾過後，再吸収も分泌もほとんどなしに，尿細管を素通りする物質として，イヌリンやチオ硫酸などがある．クレアチニンもこれに近い性質を示し，血漿中に存在するため，クレアチニンクリアランスは近似的にGFRに等しく，臨床的にGFRとして測定される．また，RPFのうちGFRとして濾過される比率を濾過率（filtration fraction：FF）とよび，基準範囲は0.2前後である．

推算糸球体濾過量（estimated glomerular filtration rate：eGFR）は，血清クレアチニン濃度，年齢，性別をもとに計算で求め，慢性腎臓病（chronic kidney disease：CKD）の診断に用いられている．

血清クレアチニン濃度のみで腎機能を評価しようとすると，高齢者では加齢によるクレアチニンの低下などにより，腎機能を実際よりも高めに評価してしまう場合がある．そのため，年齢や性別による影響を考慮した，血清クレアチニン値に基づくGFR推算式を用いてGFRを推定する．

**推算糸球体濾過量（eGFR）**

血清クレアチニン値をもとにした推算糸球体濾過量（eGFR）の他に，近年，血清シスタチンC値（Cys-C）をもとに計算で求める，推算糸球体濾過量（eGFRcys）も指標として用いられている．

**血清シスタチンCをもとにしたGFR推算式**

男性：
eGFRcys（mL/分/1.73 m$^2$）
＝（104×Cys-C$^{-1.019}$×0.996$^{年齢}$）−8

女性：
eGFRcys（mL/分/1.73 m$^2$）
＝（104×Cys-C$^{-1.019}$×0.996$^{年齢}$×0.929）−8

血清シスタチンCは，分子量13,000の低分子タンパク質であり，糸球体から濾過される．そのため，近位尿細管でほとんどが再吸収され，GFRを反映し，腎機能障害で上昇する．

表 3-4　慢性腎臓病（CKD）の病期分類

| 病期 | 腎機能 | GFR 区分 [mL/分/1.73 m$^2$] |
| --- | --- | --- |
| 1 期（G1） | 正常または高値 | ≧90 |
| 2 期（G2） | 正常または軽度低下 | 60〜89 |
| 3a 期（G3a） | 軽度〜中等度低下 | 45〜59 |
| 3b 期（G3b） | 中等度〜高度低下 | 30〜44 |
| 4 期（G4） | 高度低下 | 15〜29 |
| 5 期（G5） | 末期腎不全 | ＞15 |

### クレアチニンをもとにした GFR 推算式

$$\text{eGFRcreat}(\text{mL/分/1.73 m}^2) = 194 \times \text{Cr}^{-1.094} \times 年齢^{-0.287}（女性は \times 0.739）$$

　3 カ月以上にわたり，タンパク尿など腎障害が示唆される場合，または eGFR が 60 mL/分/1.73 m$^2$ 未満の場合には CKD と診断され，eGFR 低下の程度により病期が分類される（**表 3-4**）．

　GFR 推算式はあくまでも簡易法であり，より正確な腎機能評価を要する場合には，クレアチニンクリアランスやイヌリンクリアランス測定を行うことが望ましい．

**参考文献**

1）日本透析医学会：慢性腎臓病患者における腎性貧血治療のガイドライン．透析会誌，**49**(2)：89〜158，2016.
2）日本糖尿病学会
　http://www.jds.or.jp/

# Clinical Engineering

## 第4章 腎疾患と病態生理

## 1 腎・泌尿器疾患の症候と病態生理

　　血液透析療法が普及し始めた1970年代には，その対象である慢性腎不全の原疾患はほとんどが慢性糸球体腎炎で，ごく一部が多発性嚢胞腎であり，それぞれは今日でも原発性腎疾患および泌尿器疾患の代表格である．

　　腎疾患は主として腎臓の糸球体や尿細管，あるいは血管系が障害される疾患群である．腎疾患には，腎臓が病変の主体である一次性（原発性）腎疾患と，全身性の疾患に付随する二次性（続発性）腎疾患があるが，代表的な臨床病型は表4-1のように分類される[1]．主たる症候は，腎臓の生理的機能が障害されるためのものである．この機能的障害に対する治療（利尿薬，降圧薬，透析療法，赤血球造血刺激薬〈ESA〉など）と，腎臓を障害する病理学的機序の抑制・改善を図る治療（副腎皮質ステロイド薬，レニン・アンギオテンシン系〈RAS〉阻害薬，抗血小板薬，腎動脈拡張術など）が行われる．

　　泌尿器疾患は，腎臓から尿道に至る部位に生じる結石，感染症，腫瘍，先

表 4-1 腎臓病臨床症候群の定義

| 腎臓病臨床症候群 | 定義 |
|---|---|
| 急性腎炎症候群<br>acute nephritic syndrome | 急速に発症する血尿，タンパク尿，高血圧，糸球体濾過量低下および水分とナトリウム貯留を呈する症候群 |
| 急速進行性腎炎症候群<br>rapidly progressive nephritic syndrome | 急性または潜行性に発症する血尿，タンパク尿，貧血および急速に進行する腎不全 |
| 反復性または持続性血尿<br>recurrent or persistent hematuria | 潜行性または急性に発症する肉眼的または顕微鏡的血尿で，タンパク尿はほとんど認めず，また他の腎炎症候群の特徴を呈さない |
| 慢性腎炎症候群<br>chronic nephritic syndrome | タンパク尿，血尿，高血圧を伴い緩徐に腎不全へ進行する |
| ネフローゼ症候群<br>nephrotic syndrome | 大量のタンパク尿，浮腫，低アルブミン血症およびしばしば高コレステロール血症を呈する症候群<br>多様な糸球体障害から生じる |

（文献 1 より）

**表 4-2　慢性腎臓病の定義と病気分類**（文献 2 より引用）

| 原疾患 | タンパク尿区分 | | A1 | A2 | A3 |
|---|---|---|---|---|---|
| 糖尿病 | 尿アルブミン定量 [mg/日] | | 正常 | 微量 アルブミン尿 | 顕性 アルブミン尿 |
| | 尿アルブミン/Cr 比 [mg/gCr] | | 30 未満 | 3C〜299 | 300 以上 |
| 高血圧 腎炎 多発性嚢胞腎 移植腎 不明 その他 | 尿タンパク定量 [g/日] | | 正常 | 軽度 タンパク尿 | 高度 タンパク尿 |
| | 尿タンパク/Cr 比 [g/gCr] | | 0.15 未満 | 0.15〜0.49 | 0.50 以上 |
| GFR 区分 [mL/分/ 1.73 m$^2$] | G1 | 正常または高値 ≧90 | | | |
| | G2 | 正常または軽度低下 60〜89 | | | |
| | G3a | 軽度〜中等度低下 45〜59 | | | |
| | G3b | 中等度〜高度低下 30〜44 | | | |
| | G4 | 高度低下 15〜29 | | | |
| | G5 | 末期腎不全（ESKD） <15 | | | |

重症度は原疾患・GFR 区分・タンパク尿区分を合わせたステージにより評価する．CKD の重症度は死亡，末期腎不全，心血管死亡発症のリスクを ▮ のステージを基準に，▮，▮，▮ の順にステージが上昇するほどリスクは上昇する．
定義：下記の①，②のいずれか，または両方が 3 カ月以上持続する病態
　①腎障害の存在が明らか（タンパク尿，血尿や腎臓の画像診断の異常など）
　②腎機能　糸球体濾過量（GFR）<60 mL/min/1.73 m$^2$

天性異常などを主とする疾患群である．これらに起因する症候が認められた場合，抗菌薬投与や手術的治療がおもに行われる．泌尿器疾患でも経過が慢性化すると，腎臓の機能的障害を引き起こす疾患も少なからず存在する（慢性腎盂腎炎，前立腺肥大症，膀胱尿管逆流症，先天性低形成腎など）．

　腎疾患は主として内科と小児科で診察され，泌尿器疾患は泌尿器科と小児科で診察されるが，オーバーラップする部分も多い．血液浄化療法の主たる適応となる慢性腎不全や急性腎不全は，両疾患群に属する多くの疾患が原因となる．慢性腎不全では次第に腎機能が低下していき，これとともに冠動脈疾患や脳血管疾患などを合併するリスクが高まるという経過が，多くの疾患に共通していることから，最近では慢性腎臓病（chronic kidney disease：CKD）という概念でとらえられるようになった（**表 4-2**）[2]．急性腎不全も早期発見，早期治療による予後改善の観点から，最近では救急医療の領域を中心に急性腎障害（acute kidney injury：AKI）[3] という概念が提唱され，広く用いられている．慢性腎不全は CKD ステージの G3b ないし G4（後述）以降の

時期におよそ相当する病態としてとらえられる.

## 1 —腎・泌尿器疾患の症候

腎疾患では，臨床病型（次項「腎・泌尿器疾患の病態生理」参照）により症候が大きく異なる．急性の発症形式をとる疾患（急性腎炎症候群，急性腎不全，多くのネフローゼ症候群）では，早期から症候が自覚される，あるいは目にみえる尿の異常（肉眼的血尿，尿の泡立ちや尿量減少）が出現する．一方，慢性疾患の多くは早期には自覚症状がなく，緩徐な経過をとり，尿検査を行ってはじめて疾患に気づく場合がほとんどである.

腎・泌尿器疾患の症候では，尿の産生，排泄が障害されたための症候と，腎機能障害により体内の恒常性を保つことができなくなったための症候，結石，感染症や腫瘍に由来する症候がみられる（**表4-3**）.

### ▶ 1) 尿に関連する症候

#### (1) 尿の量や外観の異常

正常状態では，食事中の食塩摂取量や水分摂取量が大きく変動しても，体液量や体液の電解質組成をほぼ一定に保つことが可能である．これは，腎臓がナトリウムや水の排泄量を調節して，体液の恒常性を維持しているためである．水の排泄量の調節は，尿の濃縮あるいは希釈により行われる．1日の尿量は，尿を最大濃縮した場合に400 mL，最大希釈した場合に3,000 mL 程度になる.

このため，1日の尿量が400 mL 未満になった場合，あるいは3,000 mL をこえる場合は，病的な状態，すなわち腎機能障害があると考えられる．前者は乏尿，後者は多尿とよばれ，腎機能障害の主要な症候となる．乏尿は急性

表4-3　腎・泌尿器疾患の症候

| 尿の異常 | 尿量の異常（無尿，乏尿，多尿，夜間尿）<br>尿の外観の異常（肉眼的血尿，尿の泡立ち） |
|---|---|
| 尿検査の異常 | タンパク尿，尿潜血反応（顕微鏡的血尿），円柱尿 |
| 体液恒常性の異常 | 体液量の増加（高血圧，浮腫），貧血（腎性貧血），高窒素血症（クレアチニン，尿素窒素，尿酸値の上昇），低ナトリウム血症，高カリウム血症（低カリウム血症），低カルシウム血症，高リン血症，代謝性アシドーシス，尿毒症症状（倦怠感，集中力低下，掻痒症，口臭，消化器症状〈食欲低下，悪心，嘔吐など〉，心不全症状，意識障害，けいれん），出血傾向 |
| 結石，感染症，腫瘍による症状 | 疼痛（腰痛，腹痛，側腹部痛），肉眼的血尿，混濁尿（膿尿），発熱，悪寒戦慄，腫瘤触知 |

腎・泌尿器疾患の症候と病態生理　43

腎不全（acute renal failure：ARF）や慢性腎不全（chronic renal failure：CRF）が高度になった場合にみられる症候である．高度の腎機能障害や尿の排泄障害（後述）では1日の尿量が150 mL未満となり，これは無尿とよばれる．慢性腎不全で糸球体濾過量（glomerular filtration rate：GFR）が30〜45 mL/分程度に低下した時期（CKDステージG3b）に，昼間の尿量は少ないのに夜間就寝中の尿量が増加する夜間（多）尿がみられる．

　一方，腎機能が高度に障害されても，尿量が正常範囲の場合もある．これは，安定した状態にある慢性腎不全や非乏尿性の急性腎不全に認められるが，この場合には尿浸透圧が血漿浸透圧とほぼ同等の等張尿（約300 mOsm/kg・$H_2O$，尿比重では約1.010）になる（第3章を参照）．本来は濃縮や希釈を要する状態であっても，濃縮や希釈のない尿（等張尿）が排出されるため，脱水や水貯留を生じる．

　尿量の異常は，尿産生機構に障害がなくても排泄経路に障害があれば生じる．前立腺疾患や膀胱機能障害，両側尿管の通過障害では，乏尿あるいは無尿がみられる．

　尿に赤血球が混入した状態が血尿であるが，量的に多い場合には肉眼で気づく（肉眼的血尿）．腎・尿路の結石や腫瘍による場合が多いが，内科的腎疾患（IgA腎症や急速進行性糸球体腎炎）でもみられる．タンパク尿がある場合には尿が泡立ち，消えにくいので患者自身が気づくことがある．

### (2) 尿検査の異常

　腎疾患では，糸球体や尿細管が障害されるため，正常時にはみられない尿成分（タンパク，赤血球，円柱）が早期から出現することが多い．一方，泌尿器疾患では結石や感染症，腫瘍により，尿中への赤血球の混入（血尿）や，白血球の混入（膿尿），細菌や腫瘍細胞の混入などを生じる（第3章を参照）．タンパク尿には，糸球体由来のタンパク尿，尿細管由来のタンパク尿の他，異常タンパク血症（多発性骨髄腫やマクログロブリン血症）由来のタンパク尿，糸球体内圧上昇に伴うタンパク尿（早期糖尿病腎症，血圧上昇時の一過性タンパク尿など），筋肉の崩壊に伴うミオグロビン尿などがある．尿タンパク量が多い場合，尿沈渣検査において尿細管内で凝集した硝子円柱が観察される．

　血尿には，障害された糸球体を通過した糸球体性の血尿と，結石や感染症，腫瘍による腎・尿路の微小血管の破綻に由来する非糸球体性の血尿がある．糸球体性血尿では，尿沈渣検査において，糸球体を通過したための変形赤血球や，赤血球が尿細管内で凝集した赤血球円柱が観察される．

### ▶ 2) 体液恒常性の異常による症候

　体内の恒常性を維持する腎臓の機能が障害されると，さまざまな症候が現

---

**糸球体濾過量**：単位時間あたりに腎臓のすべての糸球体で濾過される血漿量のこと．透析療法を導入する目安ともなる．

れる．食塩摂取量が多い患者では，早期からナトリウム貯留の結果，体液量増加による高血圧や浮腫が発症する．浮腫の発症は，慢性糸球体腎炎では高血圧発症より遅れるのが通常であるが，急性糸球体腎炎では高血圧と浮腫が同時期に発症する場合が少なくない．尿タンパク量が多い場合にも浮腫が生じ，血液生化学検査で，血清総タンパクやアルブミン値の低下や，総コレステロール値の上昇（発病早期には認めない場合が多い）を認める．

GFR が 60〜30 mL/分程度まで低下すると（CKD ステージ G3a と G3b），高血圧や浮腫を生じる患者もみられる．血液生化学検査で血清クレアチニンや血液尿素窒素（BUN）の上昇（高窒素血症とよばれる）が出現する．この時期でも自覚症状がほとんどないのが通常であるが，夜間尿や血液検査の異常（腎性貧血や電解質異常）が出現してくる．血清カリウムの上昇，血清ナトリウムやカルシウムの低下，代謝性アシドーシスがおもな異常である．

GFR が 30 mL/分未満（CKD ステージ G4，5）になるとはじめて，さまざまな尿毒症症状が出現してくる．

### ▶ 3) 結石，感染症，腫瘍に由来する症候

泌尿器疾患では，結石，感染症，腫瘍などによる疼痛や肉眼的血尿，混濁尿，発熱，腫瘤触知などの症候が主体となるが，これら以外にも，尿道，陰茎，精巣，副睾丸の疾患や外陰部の先天異常などでさまざまな症候がみられる．

#### (1) 結石

腎・尿路の結石のおもな症状は，疝痛または鈍痛と，肉眼的または顕微鏡的血尿，感染合併時の発熱・悪寒戦慄である．尿管より下流で尿流を閉塞した場合には，患側の水腎症や尿閉，腎後性急性腎不全を生じる．

#### (2) 感染症

腎臓から膀胱に至る経路のおもな感染症候は次のとおりである．

膀胱炎では，頻尿，排尿痛，残尿感の 3 徴候を認める場合が多く，発熱はない場合が多い．ウイルス性あるいは薬剤性の膀胱炎では，結石がないにもかかわらず血尿を伴う場合があり，出血性膀胱炎とよばれる．感染が上行性に腎盂まで波及した場合には腎盂腎炎となり，悪寒戦慄を伴う高熱や腰痛を認める場合が多い．腰痛は炎症が腎実質にも波及し，腎臓全体が腫脹して腎皮膜が進展するための症状とされる．これらは急性感染症の場合であるが，感染が治癒しきれない場合，あるいは反復して再発する場合には慢性膀胱炎や慢性腎盂腎炎となり，後者では腎機能障害を伴ってくる．自覚症状はむしろ軽くなり，発熱も 37〜38℃程度にとどまる場合が多い．

尿路感染症では尿に白血球が混入するため，肉眼的に混濁を認めるか，あるいは尿沈渣検査で白血球の増加を認める（膿尿）．細菌の繁殖によりアンモ

ニアが産生されて，尿がアルカリ性になる場合が多い．

### （3）腫瘍

　小児にみられる腎腫瘍（ウィルムス腫瘍）や成人の多発性嚢胞腎（常染色体優性遺伝，autosomal dominant polycystic kidney disease：ADPKD）では，視診や触診で腫瘍の存在が容易にわかるが，多くの場合は尿検査の異常などの精密検査の際に，超音波検査や腹部CT検査で偶然発見される．

## 2──腎・泌尿器疾患の病態生理

　慢性腎臓病にはさまざまな腎・泌尿器疾患があり，**表4-4**に示すような臨床診断，病理組織診断（病因および病型分類）の組み合わせで把握される[4]．内科的腎疾患の他，多発性嚢胞腎や慢性腎盂腎炎により，腎機能が不可逆的に障害されると慢性腎不全（症候群）に至り，血液浄化療法の適応となる．急性腎不全や薬物療法抵抗性のネフローゼ症候群も血液浄化療法の適応となる場合がある．

### ▶ 1）腎疾患の診断分類（表4-4）

　典型的な腎臓病症候群（左列上から5疾患）のWHO（World Health Organization，世界保健機関）による定義は先に**表4-1**に示した．この分類では，次項で解説する慢性腎不全（症候群）は慢性腎炎症候群や急速進行性腎炎症候群の終末像としてとらえられており，独立した症候群としては示されてい

表4-4　腎疾患の診断分類

| 臨床診断 | 病理組織診断1（病因分類） | 病理組織診断2（病型分類） |
|---|---|---|
| 急性腎炎症候群 | 原発性糸球体疾患 | 微小糸球体変化 |
| 急速進行性腎炎症候群 | IgA腎症 | 巣状分節性糸球体硬化症 |
| 反復性または持続性血尿 | 紫斑病性腎炎 | 膜性腎症 |
| 慢性腎炎症候群 | ループス腎炎 | メサンギウム増殖性糸球体腎炎 |
| ネフローゼ症候群 | MPO-ANCA陽性腎炎 | 管内増殖性糸球体腎炎 |
| ‐‐‐‐‐‐‐‐‐‐‐‐‐‐‐‐‐‐‐‐‐‐‐‐‐‐‐‐‐‐‐ | PR3-ANCA陽性腎炎 | 膜性増殖性糸球体腎炎（Ⅰ型，Ⅲ型） |
| 代謝性疾患に伴う腎障害 | 抗GBM抗体腎炎 | Dense Deposit Disease |
| 膠原病・血管炎 | 高血圧性腎硬化症 | 半月体形成性壊死性糸球体腎炎 |
| 高血圧に伴う腎障害 | 血栓性微小血管症 | 硬化性糸球体腎炎（糸球体疾患関連） |
| 遺伝性腎疾患 | 糖尿病性腎症 | 腎硬化症（動脈硬化関連） |
| 急性腎不全 | アミロイド腎症 | 急性間質性腎疾患 |
| 腎移植 | アルポート症候群 | 慢性間質性腎疾患 |
| 薬剤性腎障害 | 菲薄基底膜病 | 移植腎 |
| その他 | 感染症関連腎症 | 急性尿細管壊死 |
| 　慢性腎不全（症候群）* | 移植腎 | その他 |
| 　水・電解質・酸塩基代謝障害* | その他 | 　糖尿病性糸球体硬化症（結節性，びまん性）* |
| 　その他の泌尿器科疾患* | | 　末期腎* |
| | | 　多嚢胞化萎縮腎* |

（文献4より，一部改変）
*著者が加筆した項目（より詳しい理解のために）

ない．頻度の高い IgA 腎症は慢性腎炎症候群を呈する場合が多いが，急性腎炎症候群，反復性または持続性血尿，ネフローゼ症候群を呈する場合もあり，腎生検により病理組織診断を行い，病因と病型を確定しないと正確な病態を評価できない．

代謝性疾患などに伴う腎障害（二次性腎疾患）の代表である糖尿病腎症（病因分類）も，臨床病型としてはネフローゼ症候群あるいは慢性腎炎症候群のいずれかあるいは両者をとる場合があり，それぞれ病型分類も異なる．病理組織型として，糖尿病性糸球体硬化症の結節性病変を主体とする場合には，ネフローゼ症候群と慢性腎炎症候群を同時に呈して，比較的急速に腎不全に陥る．糖尿病性糸球体硬化症のびまん性病変を主体とする場合には，慢性腎炎症候群を呈して，やや緩徐に腎不全に進行する．さらに，臨床的に糖尿病腎症と診断されていても，病理組織型としては高血圧や動脈硬化による腎硬化症が主体で，糖尿病性糸球体硬化症の要素が少ない症例もある．この場合には慢性腎炎症候群を呈して，さらに緩徐に腎不全に進行する．腎生検を行わない場合には，しばらく臨床経過を観察しないとこれらのいずれの病型かが鑑別できない．

### ▶ 2）慢性腎不全（症候群）

腎不全は，さまざまな疾患によって広範な腎機能障害をきたした症候群であり，その病態生理は水分とタンパク代謝産物の蓄積，血清電解質異常，血液の酸性化（代謝性アシドーシス），活性型ビタミン D の低下，エリスロポエチンの欠乏などである．その結果，高血圧や浮腫，心肥大，肺うっ血，血液尿素窒素や血清クレアチニン，血清尿酸の高値，高カリウム血症，高リン血症，低カルシウム血症，血漿重炭酸イオンの低下を伴うアシデミア（動脈血 pH 低下）などが認められる．腎不全は臨床経過により急性（日の単位で病状が変化する），亜急性（週の単位で病状が変化する），慢性（月または年の単位で病状が変化する）に分けられる*．

慢性腎不全は原則，不可逆的に進行し，維持透析療法（血液透析と腹膜透析）や腎移植が必要となるが，まれに維持透析後に腎機能が回復する疾患もある（ループス腎炎や急性増悪した腎硬化症など）．維持透析療法に導入される患者の原疾患は，わが国では糖尿病腎症，慢性糸球体腎炎，腎硬化症が多く，それぞれ 43.7％，16.9％，14.2％である（日本透析医学会による 2015 年末の統計資料）．成人の原疾患にはその他，内科的腎疾患としてループス腎炎や慢性腎盂腎炎，泌尿器疾患として多発性嚢胞腎，閉塞性尿路疾患（腫瘍や結石）などがある．小児では巣状糸球体硬化症，先天性腎炎や低形成腎，逆流性腎症などがある．

*WHO 分類でも日本腎臓学会分類でも，それらの表中にないが，慢性腎不全は，さまざまな腎疾患により陥った共通の臨床像を有する症候群である．CKD ステージ G3a までは，慢性腎炎症候群あるいは個々の腎・泌尿器疾患として診断，治療を行うことが合理的であるが，ステージ 3b に至るとむしろ慢性腎不全として扱うことが合理的と考えられるため，慢性腎不全（症候群）を加えてある．

### ▶ 3) 亜急性腎不全

　臨床経過が亜急性をとる腎不全は，主として急速進行性糸球体腎炎を原因とするため，現在ではこの疾患名がそのまま使用され，亜急性腎不全という診断名はあまり用いられない．しかし，動脈硬化性疾患（冠動脈疾患や脳梗塞）に合併するコレステロール塞栓症による亜急性腎不全の症例も近年増加してきているので鑑別を要する．これらの疾患は，治療が奏効すれば腎機能は回復する（可逆的）が，奏効しない場合には不可逆的な腎不全に陥り，維持透析療法が必要になる．

### ▶ 4) 急性腎不全

　急性腎不全は，種々の病態に続発して生じる病態で，腎前性，腎性，腎後性に分けられる．血液浄化療法の適応となるのは腎性である．腎の遷延性虚血，全身性炎症反応症候群（systemic inflammatory response syndrome：SIRS），腎毒性物質などでは急性尿細管壊死により，また高度の腎炎（糸球体腎炎および間質性腎炎）によっても腎性急性腎不全を生じる．

　原因の病態が治療により回復した場合には，腎機能は改善する（可逆的）．腎機能の回復に時間がかかる場合には，回復までの期間は血液浄化療法により腎機能を代替する（尿毒症物質の除去および体液量，電解質，酸塩基平衡の是正）．治療が奏効しない場合には，腎不全が不可逆的となり維持透析療法が必要となる．

　腎前性急性腎不全は，腎臓への血流不全による一過性の腎障害であり，脱水やショック，重症心不全が原因となる．原因疾患が治療され，腎血流が迅速に回復すれば腎機能は徐々に改善するが，腎血流低下が遷延すれば急性尿細管壊死に進行する．

　腎後性急性腎不全は，腎盂より下流の尿路に，結石，腫瘍などにより両側性の通過障害が生じた場合に生じる．発生初期には尿生成に障害はないが，ボーマン嚢内圧が糸球体血圧を凌駕すると，糸球体濾過が停止する．腎実質の器質的障害や腎血流障害はないため，通過障害が解除されれば速やかに腎機能は回復に向かう．診断がつかずに，通過障害が遷延すると器質的な腎障害を続発して，慢性腎不全に進展する．

　腎性急性腎不全は，血液浄化療法が進歩した今日でも，その死亡率が50％前後という予後不良の疾患である[5]．手術後や重症の外傷・感染症では，腎性急性腎不全や多臓器不全が高率に合併して，集中治療室で治療される機会が多い．このため，急性腎不全の早期診断，早期治療により予後を改善する目的で，2004年に急性腎不全における腎障害の進行過程をを示すRIFLE（risk, injury, failure, loss, end-stage kidney disease）分類[6]が提唱された．これは，

**表 4-5　急性腎不全の診断基準**

次のいずれかに該当するもの
1) 血清クレアチニン値が 2.0～2.5 mg/dL 以上へ急速に上昇
2) 基礎に腎機能低下がある場合には,血清クレアチニン値が前値の 50 ％以上上昇
3) 血清クレアチニン値が 0.5 mg/dL/day 以上,もしくは血液尿素窒素 (BUN) が 10 mg/dL/day 以上の速度で上昇

（文献 5 より引用）

**表 4-6　KDIGO 分類**

| ステージ | 血清 Cr | 尿量 |
|---|---|---|
| 1 | 基礎値の 1.5～1.9 倍<br>or<br>≧0.3 mg/dL の増加 | <0.5 mL/kg/時（6～12 時間持続） |
| 2 | 基礎値の 2.0～2.9 倍 | <0.5 mL/kg/時（12 時間以上持続） |
| 3 | 基礎値の 3 倍<br>or<br>≧4.0 mg/dL の増加<br>or<br>腎代替療法開始<br>or<br>18 歳未満の患者では<br>eGFR<35 mL/min/1.73 m$^2$ の低下 | <0.3 mL/kg/時（24 時間以上持続）<br>or<br>無尿（12 時間以上持続） |

Cr：クレアチニン,eGFR：推算糸球体濾過量.
AKI は,血清 Cr 値が ≧0.3 mg/dL 上昇は 48 時間以内に,基礎 Cr より ≧1.5 倍の増加は 7 日以内に判断する.

（文献 7 より引用）

腎障害のリスクが高い状態（risk）や,腎障害（injury）の時期に診断・治療して,機能不全（failure）や機能廃絶（loss）,末期腎（end-stage kidney disease）に進展させないことを目指して作成されたものと考えられる.

　他方,急性腎不全は「腎機能の急激な低下の結果,高窒素血症,溢水・高カリウム血症などの水・電解質異常,代謝性アシドーシスなどが出現する症候群」という概念の疾患であり,診断基準[5] はあるものの（**表 4-5**）,その定義が明確でなかった.2007 年に RIFLE 分類を基礎として,新たな定義およびステージ分類を示す AKIN 分類が提唱され,急性腎障害（AKI）[3] という ARF を含む大きな疾患概念と定義が示された.2011 年にはこれらの分類を合わせて,より多くの AKI 患者が診断される定義とステージ分類として KDIGO 分類が提唱された（**表 4-6**）[7].

　AKI は早期発見,早期治療や病態の解明において優れた概念であるが,多くの急性腎不全患者では基礎の腎機能や尿量の数値変化が不明であり,また,病状が進行して医療機関を受診した時点ではじめて腎不全のリスク因子が判明することが多いため,実際には KDIGO 分類を用いても発病早期をとらえ

腎・泌尿器疾患の症候と病態生理

られない症例が多いと考えられる。従来の腎前性，腎性，腎後性の分類は，病因の解明が直接治療に結びつくという利点があるため，依然として重要な病態分類といえる。

### ▶ 5) ネフローゼ症候群

ネフローゼ症候群は，多量のタンパク尿と低アルブミン血症，浮腫を主徴とする病態（高コレステロール血症は発病早期にはかならずしも認められない）で，さまざまな一次性および二次性腎疾患による。病理組織学的糸球体病変により，また，同じ病理組織像でも，一次性と二次性では臨床像や治療に対する反応性に大きな違いがある。

薬物治療に抵抗性のネフローゼ症候群では，低アルブミン血症や浮腫が高度となり，日常生活に支障をきたしたり，二次的に肺水腫や腎不全に陥り，生命の危険を生じたりする場合がある。このような症例に対して，血液透析や体外限外濾過法（extracorporeal ultrafiltration method：ECUM），血漿交換療法による治療が必要となる場合がある。

# 2 透析導入基準

## 1—慢性腎不全

わが国では慢性腎不全症候群の透析導入基準として，1993年の厚生科学研究・腎不全研究班によるものがある（**表4-7**）[8]。その特徴は，臨床症状，腎機能障害，日常生活障害度の3要素を点数化して，定量的に60点以上という数値基準を示して透析導入を勧告している点である。日常診療で用いる血清クレアチニン濃度やクレアチニンクリアランスは，GFRを過大評価する危険性があり，これらの数値のみによる導入基準では透析導入が遅れる危険性がある。その理由は，女性や高齢者では筋肉量が少なく，またクレアチニンは尿細管からの分泌が無視できないためである。そこで，臨床症状や日常生活障害度を基準に取り入れたわけであり，優れた基準と評価されるが，やや煩雑である。

ヨーロッパの透析導入ガイドライン[9]では，GFRの基準値はGFR<15 mL/min/1.73 m$^2$と緩くなっているが，これに臨床症状を加味して導入の判断を行うという基準であり，わが国の基準より簡便になっている。一方，糖尿病な

**表4-7　慢性腎不全の透析導入基準**

Ⅰ，Ⅱ，Ⅲ項のうち2項目以上が存在し，合計60点以上の場合を透析療法適応の基準とする

Ⅰ．末期腎不全に基づく臨床症状（下記小項目1〜7のうち2項目以上が存在する）
　　1. 体液貯留，2. 体液異常，3. 消化器症状，4. 循環器症状，5. 神経症状，6. 血液異常，7. 視力障害
　　小項目のうち3個以上を高度（30点），2個以上を中等度（20点），1個を軽度（10点）とする.
Ⅱ．腎機能障害
　　持続的に血清クレアチニン（Cr）濃度が8 mg/dL以上（あるいはクレアチニンクリアランス（$C_{Cr}$）10 mL/min未満）を示す場合を30点
　　血清Cr濃度が5〜8 mg/dL未満（$C_{Cr}$ 10〜20 mL/min未満）の場合20点
　　血清Cr濃度が3〜5 mg/dL未満（$C_{Cr}$ 20〜30 mL/min未満）の場合10点
Ⅲ．日常生活障害
　　尿毒症症状のため起床できないものを高度（30点），日常生活が著しく制限されるものを中等度（20点），通勤，通学あるいは家庭内労働が困難になった場合を軽度（10点）とする.
　　さらに10歳以下の小児または60歳以上の高齢者，糖尿病，膠原病，動脈硬化性疾患など全身性合併症の存在する場合は10点加算する. また，小児においては$C_{Cr}$値を用いる.

（文献8より）

**表4-8　急性腎不全における透析導入の目安**

| 1. 臨床症状 |
| --- |
| 　1）腎不全による溢水症状，肺水腫，心タンポナーデ<br>　2）腎不全による中枢神経症状（意識障害など）<br>　3）腎不全による消化器症状 |
| 2. 治療反応性 |
| 　利尿薬に反応しない無尿・乏尿 |
| 3. 臨床検査値 |
| 　1）血液尿素窒素（BUN）上昇　1日20 mg/dL以上，あるいは<br>　　　BUN　100 mg/dL以上（間欠的治療）<br>　　　　　　60 mg/dL以上（持続的治療）<br>　2）血清カリウム　6 mEq/L以上<br>　3）血清重炭酸イオン　15 mEq/L未満<br>　4）動脈血pH　7.30未満 |

（私案，文献10より引用，文献11〜13を参考に一部修正）

どのハイリスク患者や外来患者においては，GFR＜15 mL/min/1.73 $m^2$であれば，尿毒症症状がなくても透析導入を勧告するなどの配慮もなされている.

　実際の臨床では，これらの基準を参考にしても適切な透析導入時期の判断は困難であるが，次の項目があれば，早急に透析を導入する必要がある.

　臨床症状では，薬物治療抵抗性の肺水腫と尿毒症性中枢神経症状（意識障害とけいれん）である. 臨床検査値では，血清カリウム値7 mEq/L以上，動脈血pH 7.20未満または血漿重炭酸濃度10 mEq/L未満である.

## 2─急性腎不全

　急性腎不全については，国際学会や政府行政組織で認証された透析導入基

透析導入基準　51

準はない．透析導入に際して，臨床検査値が重要な基準となるが，慢性腎不全と同様に病態に応じて判断すべきと考えられる（**表 4-8**）[10〜13]．もっとも重視すべき症状は呼吸・循環系不全症状と中枢神経症状であり，治療的には利尿薬に反応しない無尿・乏尿と考える．臨床検査値では，1 日 20 mg/dL 以上の血液尿素窒素（BUN）の上昇，血清カリウム値 6 mEq/L 以上，動脈血 pH 7.30 未満または血清重炭酸イオン 15 mEq/L 未満が基準値と考える．血清カリウム値や血清重炭酸イオン濃度は慢性腎不全の場合より早期になっているが，これは急性腎不全では重症化の速度が速いためである．一般に高窒素血症レベルは予後と相関しないとされるが，タンパク異化率や透析効率を考慮して，間欠的 HD（血液透析）では BUN が 100 mg/dL をこえない時期，持続的腹膜透析や CHDF（持続的血液透析濾過法など）においては BUN が 60 mg/dL をこえない時期に血液浄化療法を開始する必要がある[10]と考えられる．

**参考文献**

1) Churg, J., Sobin, L.H.：World Health Organization Monograph, Renal Disease, Classification and Atlas of Glomerular Diseases（2nd ed.）, Igaku-Shoin, Tokyo, 1995.

2)（一社）日本腎臓学会：CKD 診療ガイド 2012．東京医学社，2012.

3) Mehta, R.L., et al.：Acute Kidney Injury Network：report of an initiative to improve outcomes in acute kidney injury. *Crit. Care,* **11**：R31-R, 2007.

4) 城　謙輔，田口　尚：腎病理診断標準化への取り組み．日腎会誌，**51**：506〜514, 2009.

5) 菱田　明：AKI・急性腎不全の原因，診断の進め方．日腎会誌，**52**：529〜533, 2010.

6) Bellomo, R., et al.：Acute renal failure：Definition, outcome measures, animal models, fluid therapy and information technology needs. The second International Consensus Conference of the Acute Dialysis Quality Initiative（ADQI）Group. *Crit. Care,* **8**：R204〜R212, 2004.

7) Joannidis, M., et al.：Acute kidney injury in critically ill patients classified by AKIN versus RIFLE using SAPS 3 database. *Intensive Care Med.,* **35**：1692〜1702, 2009.

8) 川口良人，他：厚生省透析療法基準検討委員会基準案（1993 年）．日内会誌，**89**：1331〜1336, 2000.

9) European Best Practice Guidelines Expert Group on Hemodialysis, European Renal Association：Section I. Measurement of renal function, when to refer and when to start dialysis. *Nephrol. Dial. Transplant.,* **17**（Suppl. 7）：S7〜S15, 2002.

10) 篠田俊雄：急性腎不全の病態・診断・治療，血液浄化療法の導入の判断．内科，**88**：37〜40, 2001.

11) Kjellstrand, C.M., Solez, K.：Treatment of acute renal failure. Diseases of the

Kidney (5th ed.). Schrier R.W., Gottschalk C.W., eds., 1371〜1404, Little, Brown, Boston, 1993.

12) Gibney N., et al. : Timing of initiation and discontinuation of renal replacement therapy in AKI : unanswered key questions. *Clin. J. Am. Soc. Nephrol.,* **3** : 876 〜880, 2008.

13) Bagshaw, S.M., et al. : A proposed algorithm for initiation of renal replacement therapy in adult critically ill patients. *Crit. Care,* **13** : 317, 2009.

# 第5章 血液透析の原理と構成

## 1 血液透析の原理

　血液透析療法では，ダイアライザにおいて体外循環させた患者の血液を，透析膜を介して透析液と接触させる．その際，血液と透析液に含まれる溶質や溶媒の濃度差に基づく拡散（diffusion）と浸透（osmosis），圧力差により発生した流れによる物質輸送（convection）とふるい分けを行う濾過，また吸着（adsorption）といった原理に基づいて，溶質および水を分離する．ここでは，それらの基本原理とその基礎式について説明する．

### 1 ─ 拡散

　一般に，溶液中で溶質が不均一な状態にあるとき，溶質は濃度の高い部分から低い部分へ，濃度が均一になるように自発的に移動する．これを拡散（diffusion）とよぶ．拡散の推進力となっているのは溶質の濃度差である．

　拡散のしやすさを表す指標には，拡散係数が用いられる．単位時間，単位面積あたりに，拡散により移動する溶質量は，その溶質の濃度勾配に比例することが知られている．その比例定数が拡散係数である．

$$J = -D \frac{dC}{dx} \tag{5-1}$$

ここで，$J$ は単位時間，単位面積あたりの物質移動量 $[\mathrm{kg/(m^2\,s)}]$，$D$ は拡散係数 $[\mathrm{m^2/s}]$，$C$ は濃度 $[\mathrm{kg/m^3}]$，$x$ は移動軸方向の距離 $[\mathrm{m}]$ を表す．

　単位時間，単位面積あたりの物質移動量 $J$ は，濃度差にも比例する．血液透析膜を介した物質移動では，$J$ は血液中溶質濃度 $C_B$ と透析液中溶質濃度 $C_D$ の差に比例し，その定数は総括物質移動係数 $K_O$ とよばれる．

$$J = K_O(C_B - C_D) \tag{5-2}$$

　透析膜を介した物質移動では，膜の全体の物質移動係数である総括物質移動係数 $K_O$ だけでなく，血液側の膜近傍での物質移動のしやすさを表す血液側境膜物質移動係数 $k_B$，透析液側の膜近傍での物質移動のしやすさを表す透析液側境膜物質移動係数 $k_D$ が定義されている．また，膜内での物質移動のし

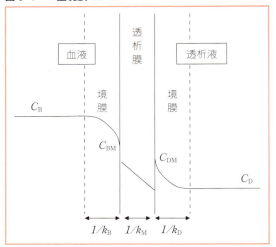

図 5-1 二重境膜モデル

**溶質透過係数**：膜の溶質透過係数は，膜内拡散係数 $D_m$ に分配係数 $\alpha$ をかけて膜厚 $\Delta x$ で割った値である．
$k_M = \alpha D_m / \Delta x$

やすさを表す物質移動係数は溶質透過係数 $k_M$ とよばれる．血液側，透析液側の膜面溶質濃度を $C_{BM}$，$C_{DM}$ とすると，

$$J = k_B (C_B - C_{BM}) \tag{5-3}$$
$$= k_M (C_{BM} - C_{DM}) \tag{5-4}$$
$$= k_D (C_{DM} - C_D) \tag{5-5}$$

と表される．式 (5-2) ～式 (5-5) より，

$$\frac{1}{K_O} = \frac{1}{k_B} + \frac{1}{k_M} + \frac{1}{k_D} \tag{5-6}$$

となる．物質移動のしやすさを表す物質移動係数の逆数は，物質移動のしにくさ，すなわち物質移動抵抗を表す．式 (5-6) は，総括物質移動抵抗が，各物質移動抵抗の和として表されていることを示している．このように，透析膜を介した拡散による物質移動において，拡散する物質が，血液側境膜物質移動抵抗，膜抵抗，透析液側境膜物質移動抵抗の3つの抵抗を受けると考えるモデルを二重境膜モデルとよぶ（**図 5-1**）．

## 2 ― 濾過

膜によって溶液が2つに分けられているとき，片側に圧力をかけると，圧力の高い側から低い側に向かって水と溶質が流れる（convection）．その際，膜の細孔より小さい物質は水と一緒に膜を透過し，膜の細孔より大きい物質は膜を透過できず圧力の高い側に残る．このような分離操作を総称して濾過という．血液透析では，濾過により，患者の体内に過剰に蓄積した水を除去す

る．また，血液透析濾過では，分子量が1万〜3万程度の低分子量タンパク質を，限外濾過により積極的に除去している．

濾過性能を表す重要な指標には，濾過係数とふるい係数がある．濾過係数は濾過による水（血液透析では血漿）の透過のしやすさを表す指標で，ふるい係数は濾過による溶質の透過のしやすさを表す指標である．

ダイアライザの水の透過性を表す指標として，濾過係数 $Lp$ [mL/(hr m$^2$ mmHg)] および限外濾過率 UFR [mL/(hr mmHg)] が定義されている．$Lp$ は単位膜面積あたりの透水性を表すのに対し，UFR はダイアライザあたりの透水性を表し，それぞれ以下の式で表される．

$$Lp = \frac{V_F}{T_F \, TMP \, A} \tag{5-7}$$

$$UFR = \frac{V_F}{T_F \, TMP} = Lp \, A \tag{5-8}$$

ここで，$T_F$ は濾過時間 [hr]，$V_F$ は時間 $T_F$ の間に得られた濾液量 [mL]，$TMP$ は膜間圧力差 [mmHg] である．$TMP$ は，静水圧差 $\Delta P$ と膠質浸透圧差 $\Delta \pi_c$ の差から求められる．

$$TMP = \Delta P - \Delta \pi_c = \frac{P_{BI} + P_{BO}}{2} - \frac{P_{DI} + P_{DO}}{2} - \pi_p \tag{5-9}$$

ここで，添え字のBは血液側，Dは透析液側，Iは入口，Oは出口を表す．また，$\pi_p$ は血漿膠質浸透圧を表す．

水の流れに乗って運ばれてきた溶質は，膜の細孔径より小さければそのまま水とともに膜を透過するが，膜の細孔径より大きければ膜によって阻止さ

**濾過と限外濾過：**通常，濾過と限外濾過の用語は，除水には濾過を，タンパク質を分離する操作には限外濾過を用いる．ただし，透析膜の孔径はちょうど限外濾過膜と同等であることから，欧米では，透析膜で除水を行う操作も限外濾過とよんだ．この章では基本的に，除水については濾過という用語を使用しているが，UFRについては"限外"濾過率と訳した用語を使用している．

---

## Tips　濾過のいろいろ

圧力をかけて膜や濾紙を用いて分離する操作を一般に濾過という．濾過は，さらに膜の孔径や分離対象によって，精密濾過，限外濾過，ナノ濾過，逆浸透（逆浸透は濾過分離に含めないこともある）などとよばれる．

歴史的には，第二次世界大戦あたりから，飲み水のバクテリア汚染を確認するために用いられたのが膜濾過法の始まりで，当時，孔径 0.1 μm 程度のバクテリアを透過させないセルロース系の膜が作られた．サブミクロンオーダーの細孔が開いている膜を使い濾過を行うことから，microfiltration とよばれ，日本語では，精密濾過という訳語がつけられた．その後，タンパク質を分離することができるさらに小さい細孔径の膜が作られ，それらを ultrafiltration とよぶようになった．英語のウルトラをそのまま訳した超濾過といった訳語も当時使われたが，限外濾過という訳語がその後一般的に用いられるようになった．

一方，浸透圧以上の圧力をかけて濾過をする逆浸透（reverse osmosis）法では，膜の孔径はもっとも小さく，ほぼ水のみを通すものであった．近年，それより少し孔径が大きく，荷電の強い膜で，二価イオンと一価イオンを分離できる膜が開発され，nanofiltration とよばれるようになった．これは日本語でもそのままナノ濾過とよばれる．

血液透析の原理　57

れて膜を透過できない．ふるい係数は，血液中の溶質のうち膜を透過できた溶質の割合（血漿濃度に対する濾液濃度）を示している．ふるい係数にはいくつかの式が定義されている．それぞれの式は，ダイアライザの位置により異なる溶質濃度をどのように考慮しているかという点で異なっている．代表的なふるい係数を2つあげる．

$$SC_1 = \frac{C_F}{C_{PI}} \tag{5-10}$$

$$SC_2 = \frac{C_F}{(C_{PI} + C_{PO})/2} \tag{5-11}$$

$SC_1$ は，血液入口側血漿濃度（$C_{PI}$）に対する濾過液濃度（$C_F$）の比となっている．これは，もっとも簡便な指標であり，濾過の最終的な性能（臨床での性能）を端的に表すものである．$SC_2$ は，血液側の代表濃度を血液入口側血漿濃度（$C_{PI}$）と出口側血漿濃度（$C_{PO}$）の相加平均として定義した指標である．したがって，膜自身の性能としてのふるい係数に近い値となっている．

同じデータを用いて計算すると，$SC_1$ と $SC_2$ では，$SC_1$ の方が大きい値として計算される[1]．ダイアライザのふるい係数が示されているとき，それがどの定義式による値なのか十分注意する必要がある．

### 3 — 吸着

吸着（adsorption）とは，気相/液相，液相/液相，気相/固相，液相/固相といった界面において，濃度が周囲よりも増加する現象をいう．反対に，吸着していた物質が界面から離れる現象を脱着（desorption）という．血液中の物質と透析膜との吸着現象は，液相と固相の界面で起こっている．

吸着は，ファンデルワールス力，静電相互作用や水素結合などにより起こる．透析膜表面ではタンパク質の吸着が起こるが，多くの場合，タンパク質の変性が起こり，タンパク質の内部にある疎水基が透析膜の疎水基と引き合うことで吸着が起こる．そのため，タンパク質の吸着では水和している水が排除され，またタンパク質の変性を伴うため，脱着が起こりにくいという特徴がある．

吸着剤が吸着物質を吸着して安定した状態にあるときには，実際には吸着と脱着が等速な動的平衡状態にある．この平衡状態での吸着量は，吸着物質の濃度と温度に依存する．そのため，吸着量を評価する際には，温度ごとに吸着物質の濃度を変化させたときの吸着量が調べられる．このときの吸着量と濃度の関係を表すグラフを吸着等温線という．

## 4 ─ 浸透

拡散では，溶質は濃度の高い部分から低い部分へ，濃度が均一になるように自発的に移動する．このとき，溶質濃度が低い溶液と溶質濃度が高い溶液を比べると，溶質濃度が低い溶液のほうが溶媒自体の濃度は高い．したがって，溶媒もまた溶媒濃度が高い部分から溶媒濃度が低い部分に向かって自発的に移動する（結果として，溶媒は溶質濃度が低い部分から高い部分へ移動している）．これを浸透（osmosis）とよぶ．浸透の推進力となっているのは溶媒の濃度差であり，それにより発生する圧力を浸透圧とよぶ．

希薄溶液の浸透圧 $\pi$［atm］は，絶対温度 $T$［K］と溶液のモル濃度 $c$［mol/L］に比例する（ファントホッフの法則）．

$$\pi = cRT \tag{5-12}$$

ここで，$R$ は気体定数（0.082）である．血液透析では，血漿タンパク質は透析膜を透過できないため，血液側と透析液側の間に，タンパク質濃度の差に起因する浸透圧が生じる．この浸透圧を膠質浸透圧（コロイド浸透圧）とよぶ．血液透析における水の移動を考える際には，式（5-9）に示したように，膜間に発生する膠質浸透圧を考慮する必要がある．

# 2 血液透析装置および回路構成

血液透析は，ダイアライザ，血液回路，血液ポンプ，透析液供給装置，透析監視装置などを用いて施行される（**図5-2**）．透析患者のシャント部からローラポンプを用いて，血液を約 200 mL/min の流量で引き出し，抗凝固剤を加え，チャンバ（エアートラップ），ダイアライザに送る．ダイアライザでは，透析膜を介して血液からの病因物質の除去，過剰の水分の除去が行われるとともに，電解質濃度，pH が補正される．浄化された血液は，チャンバ，気泡検知器を経て，患者のシャント部に戻される．

透析液は透析液供給装置で作られ，透析監視装置から供給される．透析監視装置では，気泡混入，血液の漏出，透析液の温度，濃度，流量などさまざまな項目が監視されており，血液透析が安全に施行されるよう管理されている（第6章参照）．

歴史的にみると，ダイアライザはコイル型から始まり，積層型，中空糸型と変化してきた．現在は，単位体積あたりの膜面積が大きく，血液側および

図 5-2 血液透析装置および回路構成と透析膜による物質除去

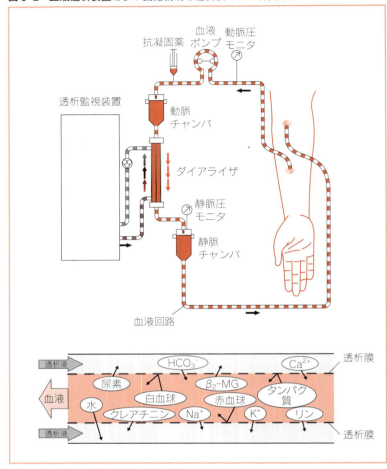

透析液側の物質移動抵抗を小さくできる中空糸型が主流である．中空糸型ダイアライザでは，内径が 200 μm，膜厚が 20〜50 μm の中空の透析膜が 1 万本程度，直径 4 cm，長さ 20 cm 程度の円筒状のケースに入れられている（図5-3）．中空糸型では透析膜の内側に血液を，外側に透析液を流す．

# 3 ダイアライザの性能指標

## 1 ─ クリアランス

ダイアライザの物質除去を表す性能指標として，通常，次式に示すクリア

**図5-3 中空糸型ダイアライザの基本構造**

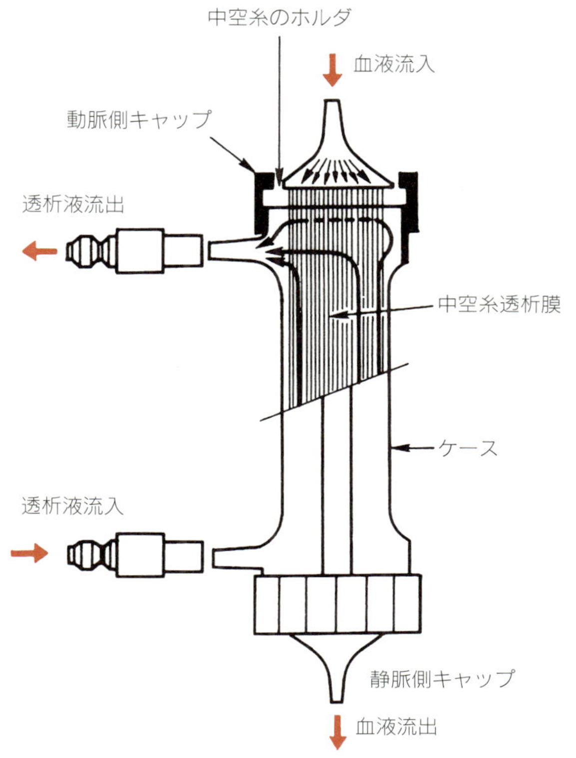

図中のラベル（上から）：
中空糸のホルダ／血液流入／動脈側キャップ／透析液流出／中空糸透析膜／ケース／透析液流入／静脈側キャップ／血液流出

（文献2より引用）

ランス $CL$ ［mL/min］が用いられる.

$$CL = \frac{Q_{BI}\,C_{BI} - Q_{BO}\,C_{BO}}{C_{BI}} \tag{5-13}$$

　ここで，$C$ は溶質濃度，$Q$ は流量［mL/min］を表す．添え字の BI は血液側入口，BO は血液側出口を表す.

　式（5-13）の分子の第1項 $Q_{BI}C_{BI}$ は，単位時間にダイアライザに入った血液に含まれる溶質の量を表している（溶質濃度の単位を［mg/mL］とすると，$Q_{BI}C_{BI}$ の単位は［mL/min×mg/mL］で，［mg/min］となる）．また，式（5-13）の分子の第2項 $Q_{BO}C_{BO}$ は，単位時間にダイアライザから出ていった血液に含まれる溶質の質量になる．したがって，式（5-13）の分子 $Q_{BI}C_{BI} - Q_{BO}C_{BO}$ は，単位時間にダイアライザに入った溶質の質量と出ていった溶質の質量の差，すなわちダイアライザで血液から除去された溶質の質量を表している．クリアランスはそれを血液側入口濃度で割った値になるので，単位時間にダイアライザによって溶質が除去された（きれいになった）血液の体積を表し

ダイアライザの性能指標　61

ていることになる．クリアランスの単位は，$\mathrm{mg/min} \div \mathrm{mg/mL} = \mathrm{mL/min}$ であることから，流量の単位と同じである．

除水がないとき，$Q_{\mathrm{BI}} = Q_{\mathrm{BO}}$ であるから，式（5-13）はもう少し簡略化されて，

$$CL = \frac{C_{\mathrm{BI}} - C_{\mathrm{BO}}}{C_{\mathrm{BI}}} Q_{\mathrm{BI}} \tag{5-14}$$

となる．

血液流量 $200\,\mathrm{mL/min}$ で，除水を行わずに透析したとき，クレアチニンの血液側入口濃度が $12.0\,\mathrm{mg/min}$，出口濃度が $3.0\,\mathrm{mg/min}$ だったとすると，そのときのクリアランスは，

$$CL = \frac{12.0 - 3.0}{12.0} \times 200 = 0.75 \times 200 = 150\,\mathrm{mL/min}$$

となる．この場合，ダイアライザに流入した血液から 75％のクレアチニンがダイアライザによって除去されている．流量で考えると，血液流量 $200\,\mathrm{mL/min}$ の 75％にあたる $150\,\mathrm{mL/min}$ 中のクレアチニンが完全に除去された（濃度が 0 になっている）とみることができ，この流量がクリアランスになっている．

また，溶質が膜に吸着しない場合，以下の関係が成り立つ．

（単位時間に血液から除去された溶質の質量）

$\qquad\qquad\qquad = $（単位時間に透析側に出てきた溶質の質量）

この関係式を物質収支式という．数式にすると，

$$Q_{\mathrm{BI}}C_{\mathrm{BI}} - Q_{\mathrm{BO}}C_{\mathrm{BO}} = Q_{\mathrm{DO}}C_{\mathrm{DO}} - Q_{\mathrm{DI}}C_{\mathrm{DI}}$$
$$= Q_{\mathrm{DO}}C_{\mathrm{DO}} \qquad (C_{\mathrm{DI}} = 0 \text{ のとき}) \tag{5-15}$$

という関係である．これより，クリアランスは血液側入口および出口の溶質濃度だけでなく，透析液中の溶質濃度を用いても計算できることがわかる．

$$CL = \frac{Q_{\mathrm{DO}}C_{\mathrm{DO}}}{C_{\mathrm{BI}}} \tag{5-16}$$

## 2 ── クリアランスに影響を与える因子

物質収支式を少し拡張すると（ここでは，除水は 0 とする），単位時間あたり，

（ダイアライザより除去される溶質量）

$\qquad = $（血液から除去された溶質の質量）

$\qquad = $（透析側に出てきた溶質の質量）

$\qquad = $（血液側から透析側へ膜を介して移動した溶質の質量）

$\qquad = $（クリアランス）×（血液側入口溶質濃度）

となる．この関係を数式で表すと

$$\dot{m} = Q_{BI}C_{BI} - Q_{BO}C_{BO} \tag{5-17}$$

$$= Q_{DO}C_{DO} - Q_{DI}C_{DI} \tag{5-18}$$

$$= K_{O}A\,\frac{(C_{BI} - C_{DO}) - (C_{BO} - C_{DI})}{\ln\,(C_{BI} - C_{DO})/(C_{BO} - C_{DI})} \tag{5-19}$$

$$= CL\,C_{BI} \tag{5-20}$$

である．除水を0とし（$Q_{BI} = Q_{BO} = Q_B$, $Q_{DO} = Q_{DI} = Q_D$），これらの式から濃度に関する変数を消去して整理し直すと，

$$\frac{CL}{Q_B} = \frac{1 - \exp[K_{O}A\,(1/Q_B - 1/Q_D)]}{Q_B/Q_D - \exp[K_{O}A\,(1/Q_B - 1/Q_D)]} \tag{5-21}$$

となる．この式はダイアライザの性能評価式とよばれる[3]．この式を用いると，クリアランスが血液流量，透析液流量，総括物質移動面積係数（$K_{O}A$）によってどのように変化するか，計算により求めることができる．

　なお，式（5-21）は $Q_B = Q_D$ のときには成り立たない．$Q_B = Q_D$ のときには，式（5-19）が

$$\dot{m} = K_{O}A\,(C_{BI} - C_{DO}) = K_{O}A\,(C_{BO} - C_{DI}) \tag{5-19}'$$

となるので，同様に計算すると，$Q_B = Q_D$ のときの性能評価式が得られる．

$$\frac{CL}{Q_B} = \frac{K_{O}A}{Q_B + K_{O}A} \tag{5-22}$$

　式（5-22）から，血液側流量と透析液側流量を同時に大きくしたときのクリアランスを求めてみる（**図 5-4**）．式（5-22）により表される曲線は，$Q_B$,

---

## Tips　ダイアライザの構造と総括物質移動係数

　総括物質移動係数を決める因子のうち，血液側および透析液側の境膜物質移動係数は，血液流量および透析液流量（操作条件）やダイアライザの構造（血液および透析液の流れの状態）の影響を受ける値である．また，膜の溶質透過係数は，透析膜の細孔径，開孔率，膜厚などによって決まる膜の性能そのものである．したがって，総括物質移動係数は，透析膜の特性，膜の性能，血液側および透析液側の流量や流れの状態によって変化する値であり，総括物質移動係数を変化させる因子は，すべてダイアライザの性能であるクリアランスに影響を与える因子にもなっている．したがっ

て，拡散による除去が中心の HD モードにおいて，クリアランスを大きくするためには，総括物質移動係数を大きくするような膜を使い，さらに血液側および透析液側の流量に合わせた適切な構造のフィルタにする必要がある．

　ダイアライザの構造は，歴史的には，コイル型，平板型，中空糸型と変化している．このときの変化は，血液側の境膜物質移動係数が小さくなるようなモジュール構造の変化であり，それに伴って物質除去効率がよくなっている．近年のダイアライザのモジュール設計では，透析液側の流れ（偏流）の改善を目的とした，バッフル構造やウェービング糸を使用するなど，さらに構造の最適化が進められている．

図 5-4　血液流量，透析液流量を同時に大きくしたときのクリアランス

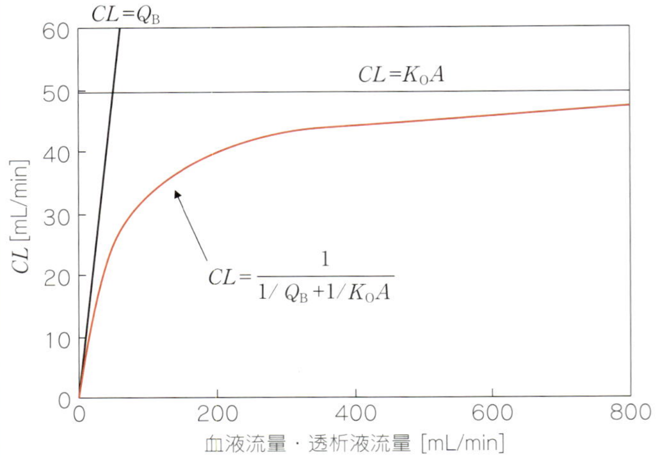

（文献 4 より引用）

$Q_D$ が小さいうちは，$CL=Q_B$ の直線に添ってその下に存在する．これは，クリアランスの上限がおもに $Q_B$，$Q_D$ の値によっておさえられていることを示している．また，$Q_B$，$Q_D$ が大きくなると曲線は $CL=K_OA$ の直線に下側から近づいていく．これは，クリアランスの上限がおもに $K_OA$ によっておさえられていることを示している．$Q_B$，$Q_D$ をさらに大きくしていくと，$CL$ は $K_OA$ に近づく．式（5-22）において，$Q_B$ を無限大にすると，

$$CL = K_OA \tag{5-23}$$

となる．$Q_B$ と $Q_D$ を無限に大きくすれば，クリアランスは $K_OA$ と等しくなる（膜の透過性が全体の透過性であるクリアランスとなる）ことを表している．

　実際に，ブロモフェノールブルーという色素を用いて，クリアランスの血液流量および透析液流量依存性を水系で測定し，ダイアライザの性能評価式を用いて計算したクリアランスの値と比較してみると（**図 5-5**），血液流量や透析液流量が小さいうちはそれらの流量とともにクリアランスが増加するが，やがてほとんど増加しなくなることがわかる．その上限は，$K_OA$ の値より小さくなっている．また，血液側流量を変化させた場合も，透析液側流量を変化させた場合も，性能評価式によって予測されるクリアランスの血液流量および透析液流量依存性は実測したデータとほぼ一致している．実際，このときのデータでは，$K_OA$ の値は測定条件範囲内でほぼ一定となっており，血液側流量を変化させた場合も，透析液流量を変化させた場合も，得られた $K_OA$ の平均値はほぼ同じ値であった．この結果は，ダイアライザの性能評価

**実験データからの $K_OA$ の求め方：**式（5-19）を変形すると，$K_OA$ は以下の式で表される．

$$K_OA = \dot{m}\frac{\ln[(C_{BI}-C_{DO})/(C_{BO}-C_{DI})]}{(C_{BI}-C_{DO})-(C_{BO}-C_{DI})}$$

この式に，各溶質濃度および式（5-17）を用いて計算した $\dot{m}$ の値を代入すると，$K_OA$ の値を求めることができる．

図 5-5 クリアランスの血液側流量 (a) および透析液流量 (b) 依存性

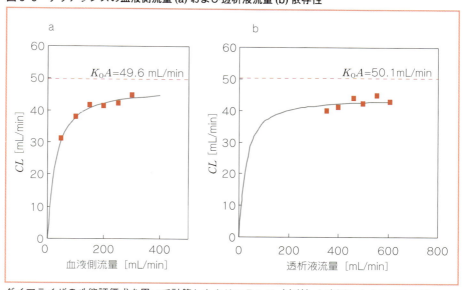

ダイアライザの性能評価式を用いて計算したクリアランス（実線）と実測したクリアランス（■）を同じ図に示した（文献 4 より引用）．

式を用いると，$K_\mathrm{O}A$ の値が分かれば，血液流量や透析液流量を変化させたときのクリアランスの値を予測できることを示している．

さまざまな物質のクリアランスの血液側流量依存性を実測したデータをみると（図5-6），性能評価式で示されたように，クリアランスは決して $Q_\mathrm{B}$ をこえることはなく，$CL = Q_\mathrm{B}$ の線の下に位置している．さらに $Q_\mathrm{B}$ を大きくすると，$Q_\mathrm{B}$ に依存せず，ほぼ一定の値となっている．ここで調べた溶質は尿素（分子量 60），クレアチニン（113），ビタミン $B_{12}$（1,355），ミオグロビン（17,000）であるが，とくに分子量の大きい物質では，クリアランスが一定に

### Tips　ダイアライザの性能評価式の使い方

ダイアライザの性能評価式は，臨床の現場においても有用である．通常，ダイアライザのカタログに載っている性能は，$Q_\mathrm{B} = 200$ mL/min，$Q_\mathrm{D} = 500$ mL/min での測定値である．しかし実際には，血液流量や透析液流量を変化させて血液透析を施行する場合もある．その際に，ダイアライザの性能評価式を用いれば，そのときの透析条件（血液流量，透析液流量などの操作条件）におけるクリアランスの値を知ることができ

る．また，さまざまな透析条件に対して，あらかじめ予想されるクリアランスの値を計算して，透析条件を変更できるかどうか検討することも可能である．

具体的には次の手順で計算する．まず，式（5-21）に $Q_\mathrm{B} = 200$ mL/min，$Q_\mathrm{D} = 500$ mL/min およびそのときのクリアランスのカタログ値を代入して，$K_\mathrm{O}A$ の値を計算する．次に，その $K_\mathrm{O}A$ の値と，実際に使用する $Q_\mathrm{B}$ および $Q_\mathrm{D}$ の設定値を式（5-21）に代入する．すると，その条件のときのクリアランスが計算できる．

図 5-6 さまざまな物質のクリアランスの血液側流量依存性

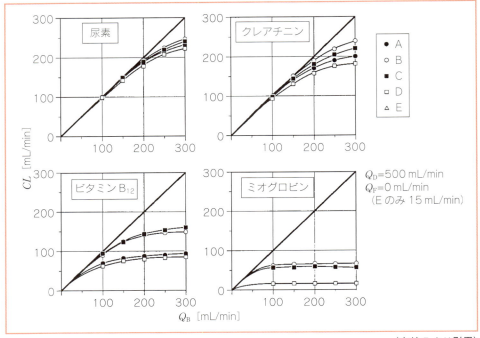

（文献 5 より引用）

なり始める $Q_B$ が小さい．これは，分子量の大きい物質ほど，$K_OA$ の値が小さいためである．

さまざまな物質のクリアランスの透析液依存性を実測したデータをみると（図 5-7），透析液流量を変化させた場合も，クリアランスは決して $Q_D$ をこえることはなく，$CL = Q_D$ の線の下に位置している．さらに $Q_D$ を大きくすると，$Q_B$ の場合と同様にほぼ一定の値となっている．とくに分子量の大きい物質では，一定になる $Q_B$ が小さい．

現在使用している透析膜では，$K_OA$ の値は，小分子量物質で 500〜1,000 mL/min 程度，分子量が 1 万〜3 万程度の低分子量タンパク質で 1〜50 mL/min 程度である．図 5-6 と図 5-7 に示したように，$K_OA$ が大きい場合，クリアランスは血液流量にほぼ一致して増加するという結果を示す．これは，小分子量物質においては，血液流量を大きくすればするほどクリアランスが大きくなるということを示しており，また，クリアランスの上限が血液流量によって決まっていることを表している．一方，$K_OA$ が小さい場合，クリアランスは血液流量を大きくしても増加せず，ほぼ一定の値となっている．これは，クリアランスの上限が $K_OA$ でおさえられていることを示している．大分子量物質では，血液流量を増加させてもクリアランスは大きくならず，膜面

図 5-7　さまざまな物質のクリアランスの透析液流量依存性

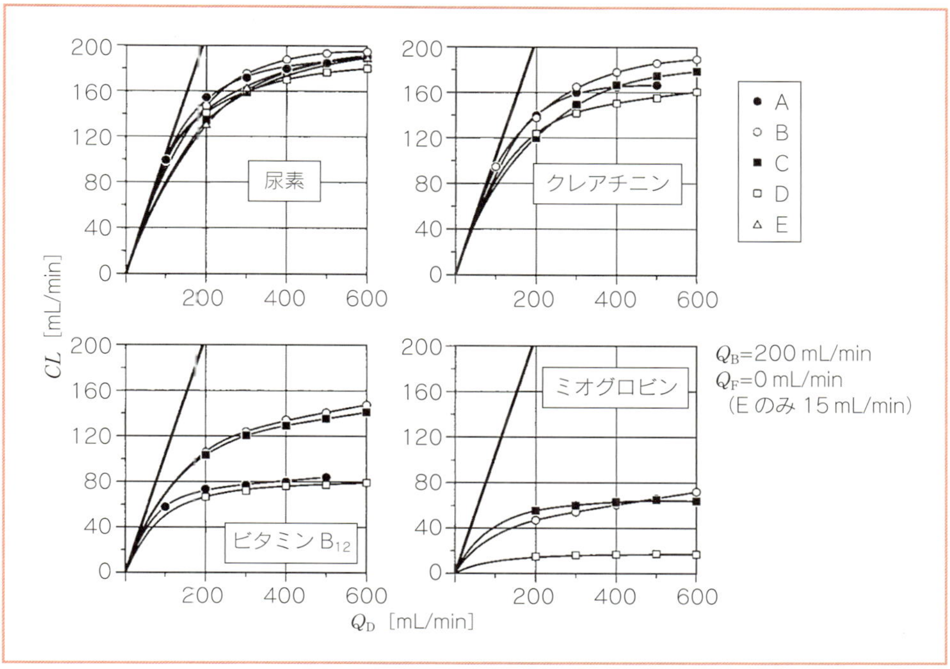

尿素
クレアチニン
ビタミン $B_{12}$
ミオグロビン
A
B
C
D
E
$Q_B$=200 mL/min
$Q_F$=0 mL/min
（E のみ 15 mL/min）
$CL$ [mL/min]
$Q_D$ [mL/min]


（文献 5 より引用）

積を大きくするか，高溶質透過性のダイアライザに変更する（いずれも $K_OA$ そのものを大きくする）ことが必要であるといえる．

以上のように，クリアランスには，血液流量，透析液流量，総括物質移動係数，膜面積が影響を与える．それに加えて，血液と透析液の流れの方向も影響を与える．血液と透析液を同じ方向に流す場合は並流，逆方向に流す場合は向流とよぶ．ダイアライザより除去される溶質量は，式（5-19）に示したように，総括物質移動係数に透析液と血液の対数平均濃度差の積で表される．クリアランスは，この除去された溶質量を入口濃度で割った値になる．並流と向流では，総括物質移動係数は同じになるが，平均濃度差が異なる（**図 5-8**）．並流では，血液入口側において濃度差が大きいが，下流にいくにつれて濃度差が小さくなる．一方，向流では，血液入口側から下流まで，比較的大きい濃度差が維持される．このときの平均濃度差を計算すると，かならず向流の方が大きくなるため，クリアランスは並流より向流の方が大きくなる．そのため，通常，血液透析は向流で操作される．

## 3 ―内部濾過

血液透析を施行しているときのダイアライザ内での圧力分布を考えると，

図 5-8 並流操作と向流操作における膜内濃度分布

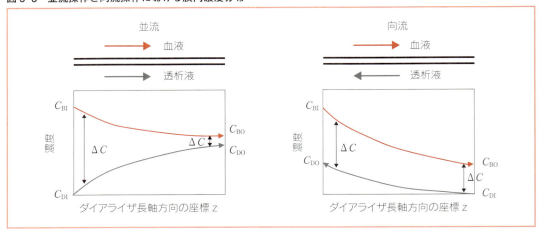

血液が流れる中空糸内側では入口側から出口側に向かって圧力が下がり，透析液が流れる中空糸外側では透析液の入口側から出口側に向かって圧力が下がる．このとき，血液と透析液は反対方向に流す（向流操作とする）ため，血液の入口側は透析液の出口側になる．したがって，ダイアライザにおいて，血液入口側では血液側の圧力が高く，血液出口側では透析液側の圧力が高くなる．濾過は，膜を介して圧力の高い方から低い方へと起こるため，血液入口側では血液側から透析液側に，血液出口側では透析液側から血液側に濾過が起こり，ダイアライザの中央部分で血液流量がもっとも小さくなる（**図 5-9**）．このように，ダイアライザ内部の圧力差により透析液側から血液に戻る濾過

### クリアランスは，血液流量，透析液流量，$K_oA$ のもっとも小さい値より小さくなる

　$K_oA$ は，クリアランスや血液流量，透析液流量と同じ単位［mL/min］をもつため，値の大小を直接比較することが可能であり，「クリアランスは，血液流量，透析液流量，$K_oA$ のもっとも小さい値より小さくなる」ことが知られている．このことは式（5-21）からもわかるが，ここではそれらの値の物理的意味からその理由を考えてみたい．

　クリアランスはダイアライザの溶質除去性能の指標の一つであるが，その物理的意味は，「単位時間にきれいになった血液の体積」である．$K_oA$ の物理的意味は，「単位時間に膜を介して血液側から透析液側へ物質移動させることによりきれいにできる血液の体積の最大値」となる．同様の見方をすれば，血液流量は，「ダイアライザへの血液の流入量からみたときの，ダイアライザがきれいにできる血液体積の最大値」であり，透析液流量は，「ダイアライザの排出能力からみたときの，ダイアライザがきれいにできる血液体積の最大値」となる．このように考えると，「ダイアライザの全体の除去能力（クリアランス）は，ダイアライザへの流入量が規定する除去能力の上限（血液流量），排出量が規定する除去能力の上限（透析液流量），膜を介した物質移動量が規定する除去能力の上限（$K_oA$）より小さくなる」ということができる．それを言い換えれば，「クリアランスは，血液流量，透析液流量，$K_oA$ のもっとも小さい値より小さくなる」となる．

図 5-9 ダイアライザ内の圧力および流量分布

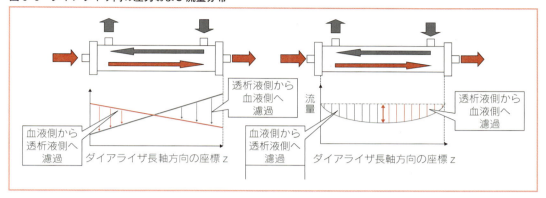

が起こることで，ダイアライザ内部で，除水以上の濾過が血液側から透析液側に向かって起こっている．このような濾過を内部濾過という．

透水性の高い膜を使用するほど，少ない圧力で多くの濾過流量が得られるため，内部濾過も多くなる．実際には，1990 年ごろから透水性の高い膜が使用されるようになり，透析においても比較的多くの内部濾過が起こっていることが知られるようになってきた[6]．これは，一方で透析液を清浄化する必要があるという注意喚起となり，またもう一方では，この内部濾過量を意図的に大きくすることで，溶質の除去性能を大きくできるのではないか，というアイデアにつながった．内部濾過を意図的に大きくした透析を内部濾過促進型透析とよんだ．現在では，極端に内部濾過を促進するようなモジュールは作られていないが，多くのダイアライザで内部濾過が起こっており，血液透析モードにおける透析においても，多くのダイアライザで濾過による溶質除去の促進効果が得られている．

内部濾過において，ダイアライザ内部で起こっている血液側から透析液側への濾過と透析液側から血液側への逆方向の濾過は，後で説明する後希釈 HDF における濾過と置換液注入に相当する（図 5-10）．したがって，内部濾過促進型血液透析の溶質除去性能については，後希釈 HDF と同様の濾過による促進効果が期待できる．

ただし，内部濾過促進型血液透析では，後希釈 HDF の場合と同様に中空糸内で血液の濃縮が起こってしまう．そのため，濾過できる量には上限があるため，極端に内部濾過を大きくすることはむずかしい．

ここで，内部濾過に影響を与える因子を考えてみよう．透析においては，除水量が正確に制御されているので，

(内部濾過量) ＝ (血液側から透析液側への濾過量)

＝ (透析液側から血液側への濾過量) ＋ (除水量)

図 5-10 内部濾過と後希釈 HDF における透析液の流れ

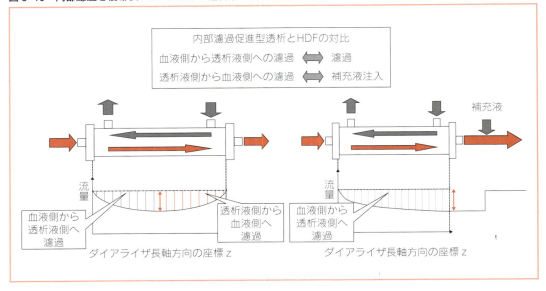

である.

このとき,血液側から透析液側への濾過が起こっている部分に式(5-7)を当てはめると,内部濾過流量 $q$ [mL/min] は,濾過係数 $Lp$ [mL/(hr m$^2$ mmHg)],膜面積 $A$ [m$^2$],血液側から透析液側への濾過が起こっている部分の平均膜間圧力差 $TMP_{(正濾過)}$ [mmHg] より次のように表される.

$$q = Lp\, A\, TMP_{(正濾過)} \tag{5-7}'$$

したがって,内部濾過流量を大きくするためには,ダイアライザとしては,膜面積を大きく,$Lp$ を大きくすればよく,また操作因子としては,血液側から透析液側への濾過が起こっている部分の平均膜間圧力差を大きくすればよいことがわかる.

ダイアライザ内の圧力分布(図 5-9)をみると,血液側から透析液側への濾過が起こっている部分の平均膜間圧力差は,血液側および透析液側の圧力勾配を大きくするほど大きくできることがわかる.したがって,内部濾過流量を大きくするためには,ダイアライザにおける血液および透析液の圧力勾配を大きくするようなダイアライザの設計にすることが有効である.圧力勾配を大きくするためには,中空糸内径を小さくする,中空糸有効長を長くする,ファイバ充填率をあげるといった方法が可能である[7].

このようにダイアライザの設計により,拡散と濾過による除去の比率を変えることが可能である.したがって,同じ透析膜を使用しても,ダイアライザの設計により低分子量溶質と高分子量溶質の除去の比率を変えることもで

**内部濾過に及ぼす膜面積の影響**:膜面積を大きくするには,中空糸本数を増やす,中空糸を長くするなどの方法がある.中空糸本数を増やして膜面積を大きくした場合,中空糸1本あたりに流れる流量が少なくなるため,内部濾過の推進力となる $TMP_{(正濾過)}$ が小さくなる.そのため内部濾過流量を大きくする効果はほとんど得られない.一方,中空糸を長くした場合は,膜面積,$TMP_{(正濾過)}$ の両方が大きくなるため,内部濾過流量を大きくできる.

きる．透析膜の溶質透過性能が限界近くまで向上している現状を考えると，透析膜の性能だけでなく，ダイアライザの設計によってダイアライザの性能を改善できるということは重要な意味をもつ．

# 4 透析量評価の指標

透析により体内からどのくらいの量の溶質が除去されたかを知ることは，治療条件（操作条件）やダイアライザの選択が適切であるかどうかを判断するうえで重要である．ダイアライザの性能はクリアランスで表されるが，その値だけでは，患者から溶質が十分に除去されたかどうか判断できない．同じクリアランスであっても，体の大きい患者と小さい患者では，除去すべき溶質の量が異なるからである．

そこで，患者から十分な透析が行われているかを判断するために，いくつかの指標が用いられている．そのうち，代表的な $Kt/V$，除去率，クリアスペースについて説明する．

## 1 — *Kt/V*

$Kt/V$（ケイ・ティー・オーバー・ブイ）は，患者の体液量あたりにどのくらい溶質が除去されたかを表す指標で，標準化透析量ともよばれる．$Kt/V$ の $K$ はクリアランス，$t$ は透析時間，$V$ は体液量を表す．$Kt/V$ は 1-コンパートメント（シングルプール）モデルから導かれている指標であるため，$Kt/V$ の対象となる溶質としては，細胞膜透過性が高く，体液に一様に分布していると考えられる（体液がシングルプールとみなせる）尿素を用いるのが一般的である．尿素の $Kt/V$（$Kt/V$ for urea）ともよばれる．

シングルプールモデル（**図5-11**）では，体内を完全に混合されている血液の入った容器とみなして，そこでの物質収支を考える．ここで，溶質の生成がなく，ダイアライザによってのみ溶質が除去されていると考えると，物質収支から，

$$V\frac{dC_B}{dt} = -K\,C_B \tag{5-24}$$

という関係が導かれる．これを解くと，

$$\frac{C_B(t)}{C_B(0)} = e^{-\frac{Kt}{V}} \tag{5-25}$$

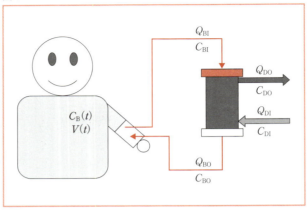

図 5-11　シングルプールモデル

となる．$e$ の指数が $-Kt/V$ となっており，透析中の血中溶質濃度は，$K$ が大きいほど，また $V$ が小さいほど早く減少することがわかる．この式を変形すると，

$$\frac{Kt}{V} = -\ln\left\{\frac{C_B(t)}{C_B(0)}\right\} \tag{5-26}$$

となる．したがって，透析開始時の血液中濃度と透析終了時の血液中濃度を測定すると，$Kt/V$ を求めることができる．このように求められた $Kt/V$ は，シングルプール $Kt/V$（sp$Kt/V$）ともよばれる．

実際の臨床において得られる尿素濃度は，リバウンド前の値であり，また除水による濃縮の影響を受けた値であることから，その分を補正したダウギルダス（Daugirdus）の式が広く用いられている．

$$\frac{Kt}{V} = -\ln\left\{\frac{C_B(t)}{C_B(0)} - 0.008\,t\right\} + \left\{4 - 3.5\frac{C_B(t)}{C_B(0)}\right\}\frac{\Delta V}{BW} \tag{5-27}$$

sp$Kt/V$ としては，新里によりタンパク異化率と $Kt/V$ を同時に計算可能な別の補正式も提案されている[8]．新里の補正式を用いた場合，計算される $Kt/V$ の値はダウギルダスの補正式から計算された値とほぼ同じ値になる．したがって，新里の式はダウギルダスの補正式と同等の補正式と考えられ，また同時にタンパク異化率も計算されることから，日本透析医学会が毎年実施している統計調査では，新里の式より計算された sp$Kt/V$ が採用されている．

日本透析医学会による統計調査では，sp$Kt/V$ が 1.0〜1.2 未満を基準としたとき，sp$Kt/V$ が 1.8 までは死亡リスクが低下するという結果が報告されている[9〜11]．またこのとき，$K$ を大きくして $t$ を小さくするような短時間高効率透析ではなく，$t$ を大きくして（透析時間を延長して）sp$Kt/V$ を大きくする方が，死亡リスクが低下することを示唆する結果も得られている[11]．

**リバウンド:** 透析終了後，溶質の体内分布の不均衡が解消され，血液中の溶質濃度が短時間に上昇する現象をいう．

それらの結果をふまえ，2013年にまとめられたガイドライン[12]では，最低限確保すべき透析量として，$\mathrm{sp}Kt/V = 1.2$以上が推奨されており，目標透析量としては，$\mathrm{sp}Kt/V = 1.4$以上が望ましいとされている．また，透析時間は4時間以上が推奨されている．

### 2—溶質除去率

除去率（reduction rate：$R$）は，透析開始時を基準に，透析終了時に血液中からその溶質が何%除去されたかを示す指標で，治療後の血中濃度$C_B(t_e)$と治療前血中濃度$C_B(0)$から，次の式により求められる．

$$R = 1 - \frac{C_B(t_e)}{C_B(0)} \times 100\,[\%] \tag{5-28}$$

同じ量の溶質が除去された場合，体液量が多い患者では，濃度低下が少なくなるため除去率は小さくなり，一方体液量が少ない患者では，濃度低下が大きくなるため除去率は大きくなる．除去率は，患者の体内の溶質濃度がどれだけ低下したかということを示す指標となっており，たとえば，体の大きい患者では，血中の溶質濃度が低下しにくいが，実際に目標とする濃度まで下がっているか，ということを判断することができる指標といえる．

また，除去率は，$Kt/V$とは異なり，数学的なモデルを適用していないため，どのような溶質に対しても適用できる．実際，除去率は，さまざまな溶質に対して測定されており，とくに大分子量の物質の除去の指標としてよく用いられている．

ただし　除去率はあくまでも血液中の濃度変化から求めている値なので，かならずしも体内全体から除去された溶質の量を代表する値となっていないことに注意したい．また，透析中の産生や除水による血液量の変化などの影響も受ける値である．とくに，赤血球内に存在しない大分子量の物質では，除去率の計算の際にはヘマトクリットによる補正が必要となる[12]．

### 3—クリアスペース

クリアスペース（$CS$）は，透析開始時の濃度で標準化した除去量を表す指標で，次式で定義される[12,13]．

$$CS = \frac{M}{C_B(0)} \tag{5-29}$$

式（5-29）からわかるように，$CS$は除去量$M$［mg］を透析開始時の血中濃度$C_B(0)$［mg/L］で割った値であり，体積（スペース）の単位をもつ．透析により溶質が除去された分に相当する体内のスペースという意味で，クリアスペースという名前がついている．

透析量評価の指標　73

除去量 $M$ は，透析開始時の血中濃度に比例する．したがって，透析開始時の濃度が異なる場合（通常，異なっている），それぞれの透析における除去量を単純に比較しても，意味のある比較にはならない．クリアスペースを用いると，透析開始時の濃度の違いの影響を排除して，毎回の治療で除去された分の体積を比較できるので，たとえば，同じ患者の連続する透析治療において，それぞれの透析でいつもと同じ効率で体内から溶質が除去できているか比較できる．

また，除去率は，血液中の濃度の低下から計算するので，たとえば，血管外スペースからの溶質の移動速度が大きい場合，透析中に血管外スペースから血液に溶質がどんどん供給されるので，血中濃度があまり下がらず，たくさん除去されているにもかかわらず除去率があまり高くならないといったことが起こる．こういった場合でも，除去されたスペースであるクリアスペースは，$M$ が大きい分大きい値となり，実際の状況にあった結果を示す．

また，クリアスペースをみることで，血液外のスペースに分布している溶質がどの程度除去できているかということも判断できる．治療法による違いなどを比較する際にもよい指標となる．

# 5 透析膜の種類と特徴

血液透析治療では，その臨床応用が始まって以来，長い間セルロース系の膜が主流であった．1920 年代にセルロース系素材の膜が工業的にも安定的に生産されるようになり，それらは尿素やクレアチニンといった小分子量物質を十分に除去できるものであったため，血液透析膜としても使用されていた．

1971 年には Bab らにより中分子仮説が発表され[14]，1985 年には，分子量 11,800 の $\beta_2$-ミクログロブリン（$\beta_2$-MG）が透析アミロイド症の原因物質として同定[15] されて以来，中・高分子量の物質を積極的に除去する治療が有用と考えられるようになった．また，再生セルロース膜における膜素材に起因する補体活性化や一過性の白血球の減少の機序が明らかにされ，生体適合性に優れる新しい膜の開発が望まれるようになっていた．

そのような背景のなか，1970 年代後半にはポリアクリロニトリル（polyacrylonitrile：PAN），ポリメチルメタクリレート（polymethylmethacrylate：PMMA）といった合成高分子を素材とする透析膜が開発され，1980 年代に入ると，ポリスルフォン（polysulfone：PS）をはじめとするいくつかの合成高

図 5-12　セルロース系透析膜材料の化学構造

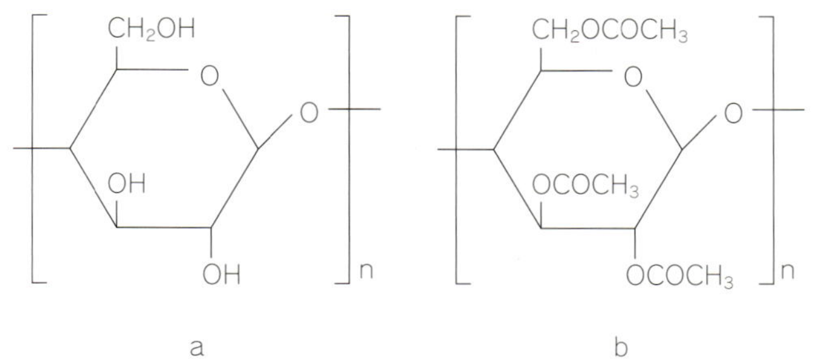

a：再生セルロース，b：セルローストリアセテート.

分子が透析膜素材として開発された[16]．また，セルロース素材の膜では，補体活性化の原因となっている水酸基（−OH 基）を酢酸化（アセチル化）することで水酸基をなくしたセルローストリアセテート（cellulose triacetate）膜が開発された．さらに現在では，$\beta_2$-MG 以外にも，分子量 1 万〜3 万程度のタンパク質やサイトカインも尿毒症物質として指摘されるようになり[17]，それらの物質を除去するために，透析膜の大孔径化がさらに進んでいる．

現在，それぞれの膜素材の高分子に対して，細孔径，細孔径分布，緻密層厚などを変化させることで，溶質透過性能の異なる膜が開発されている．これらの膜がさらに膜面積の異なるダイアライザとして作製されるため，非常に多くの種類のダイアライザが利用可能となっている．

## 1 ─ セルロース系透析膜

透析治療のために最初に開発され使用された膜材料は，再生セルロース（regenerated cellulose：RC）である．セルロースの化学構造式（**図 5-12（a）**）からわかるように，セルロース膜には水酸基（−OH 基）が 3 つある．この水酸基が補体を活性化させ，透析開始したときに末梢血における一過性の白血球減少を引き起こしていることが知られていた．いくつかの改良された再生セルロースも開発されたが，透過性を大きくできなかったこともあり，現在，日本では再生セルロース素材の膜は生産が中止されており，使用されていない．

一方，セルロースの 3 つのすべての水酸基をアセチル基（−COCH₃ 基）に置換したセルローストリアセテート膜（**図 5-12（b）**）は，補体活性の原因となっていた水酸基がなくなったことから，一過性の白血球減少を抑制できた[18]．また，膜の疎水性が高まり，膨潤しにくくなったことから，膜厚を再生セルロース膜より薄くでき，拡散性能や透水性を高くすることができた．現

透析膜の種類と特徴　75

図 5-13　アクリロニトリルとメタリルスルフォン酸ナトリウムの共重合体の化学構造

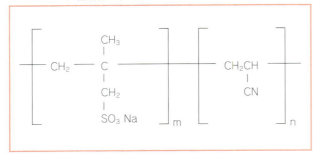

図 5-14　PAN 膜（平膜）の構造（走査型電子顕微鏡（SEM）写真）

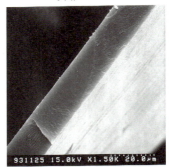

（ガンブロ社提供）

在も広く用いられている．

　再生セルロース膜，セルローストリアセテート膜はいずれも均質膜であった．近年，セルローストリアセテート膜では，血液透析濾過に用いるフィルタ用として，透水性の高い非対称構造の膜が開発された．非対称のセルローストリアセテート膜は，従来の均質膜に比べて，表面が平滑化されたという特徴も有する．非対称のセルローストリアセテート膜は，現在，透析用および血液濾過透析用の膜として臨床で用いられている．

## 2 ─ 合成高分子系透析膜

### ▶ 1）ポリアクリロニトリル膜

　ポリアクリロニトリル（polyacrylonitrile：PAN）膜としては，疎水性のアクリロニトリルと親水性のメタリルスルフォン酸ナトリウムを共重合した膜と，アクリロニトリルに疎水性のアクリル酸メチルと親水性のアクリル酸を共重合させた 2 種類の膜が使用されていた．

　メタリルスルフォン酸ナトリウムを共重合した膜（図 5-13）は，スルフォン基（$-SO_3^-$）を有しており，水溶液中で強い陰性荷電を有する特徴があり，吸着により特徴のある溶質除去特性を示す．一方，強い陰性荷電によりブラジキニンが産生されるため，それを分解する酵素（アンジオテンシン変換酵素）を阻害するアンジオテンシン変換酵素阻害薬（ACE 阻害薬）を服用している患者では，血圧低下やショックが出現することがある[19]ため，併用禁忌となっている．平膜を積層型にしたダイアライザとして販売されており，現在も使用されている．また，中空糸形状のものも新しく開発され，日本では，持続的血液浄化療法用のフィルタとして使用されている．これらの膜はいずれもハイドロゲルであり，均質膜である（図 5-14）．

**ブラジキニン：** 9 つのアミノ酸からなるポリペプチドで，強力な発痛物質．血管拡張作用と血管透過性亢進作用をもつため，血圧を低下させる．体内に大量に蓄積すると，血圧低下によりショックを引き起こす．血液が陰性荷電膜と接触すると，凝固第XII因子の活性化を起点に，キニン・カリクレイン系が刺激され，ブラジキニンが産生される．

**ACE 阻害薬：** アンジオテンシン変換酵素を阻害することで血圧を下げる，高血圧を治療するための薬．

図 5-15 ポリメチルメタクリレートの化学構造

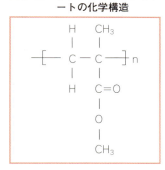

図 5-16 PMMA 膜の断面構造

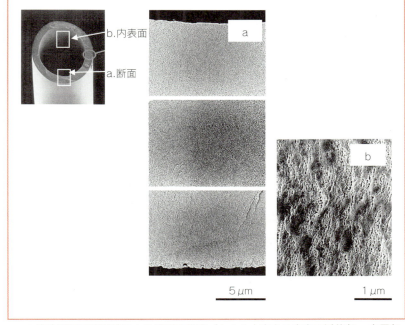

a：走査型電子顕微鏡による膜断面構造（上から中空糸の内表面近傍部，内層部，外表面近傍部の拡大写真）．
b：走査型電子顕微鏡による中空糸内表面構造．　　　　　　　　　　　（文献17より）

一方，アクリロニトリルにアクリル酸メチルとアクリル酸を共重合させた膜は，強い陰性荷電は有していないため，ACE阻害薬との併用も可能であった．緻密層と支持層からなる非対称構造膜で，細孔径を大きくしやすく，分画特性のよい膜を作成できた再生セルロース膜よりも高い透水性が得られるため，濾過膜としても用いられてきたが，現在は生産されていない．

### ▶ 2) ポリメチルメタクリレート膜

ポリメチルメタクリレート（polymethylmethacrylate：PMMA）は，素材としては透明なプラスチックであるアクリル樹脂（図5-15）と同じものであるが，立体構造の異なる2つのPMMAを混合することで多孔性の膜としている．

PMMA膜は均質構造を有しており（図5-16），タンパク質の吸着量が多いという特徴がある．1980年代には，$\beta_2$-MGを吸着除去できることが明らかにされ，拡散，濾過だけでなく，吸着による除去を特徴とした膜として使用されている．

近年は，吸着を利用した除去という概念に基づきながらも大孔径化が進め

**PMMAの立体構造：** アセトキシ基（-COOCH₃基）が炭素鎖の片側のみについたアイソタクティック型（らせん状）と，アセトキシ基が炭素鎖に交互についたシンジオタクティック型（直線状）の2つがある．

図 5-17 エチレンビニルアルコール共重合体の化学構造

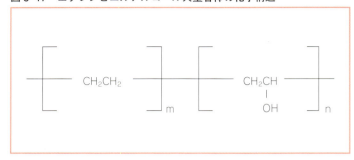

られ，拡散による除去性能も向上した．吸着では，$\beta_2$-MG といった低分子量タンパク質だけではなく，アルブミンより大きく分子量が 10 万をこえるような病因物質も除去対象とする[20] など，膜素材の特長を活かして使用されている．

### ▶ 3) エチレンビニルアルコール共重合体膜

エチレンビニルアルコール共重合体（ethylene vinylalcohol co-polymer：EVAL）は，エチレンと酢酸ビニルをラジカル共重合させた後，酢酸部分（アセチル基）を加水分解して水酸基（−OH 基）に置換した親水性の強い合成高分子材料である（図 5-17）．エチレン部分（通常 30％程度）が機械的強度を保ち，ビニルアルコール部分が水や溶質の透過にかかわる．

膜は均質構造で，低分子から高分子まで幅広く除去する分画特性を有する．血小板や凝固系を活性化しにくいという特徴がある．

### ▶ 4) ポリスルフォン膜，ポリエーテルスルフォン膜，ポリエステル系ポリマーアロイ膜

ポリスルフォン（polysulfone：PSf）素材の膜は，ポリアクリロニトリル膜やポリメチルメタクリレート膜より少し遅れて開発された．ポリスルフォンはエンジニアリングプラスチックともよばれ，耐熱性が高く，強度が強い高分子であるが，疎水性も強い．そこで，ポリビニルピロリドン（polyvinylpyrrolidone：PVP）と一緒に合成することで親水化されている．このとき，ポリビニルピロリドンの添加により，細孔径を精密に制御できることもわかり，細孔径が大きく，かつ細孔径分布がシャープな膜が作られた．さらに緻密層を薄くすることで，透水性や溶質除去性の高い膜が次々と作製されるようになった．これらの膜は，低分子量タンパク質の除去を促進しつつアルブミンの漏出をおさえることができることから，臨床現場で求められていた性能に合致したものであった．このように，ポリスルフォン膜は細孔径の制御がし

図 5-18 ポリスルフォン, ポリエーテルスルフォン, ポリエステル系ポリマーアロイ, ポリビニルピロリドンの化学構造

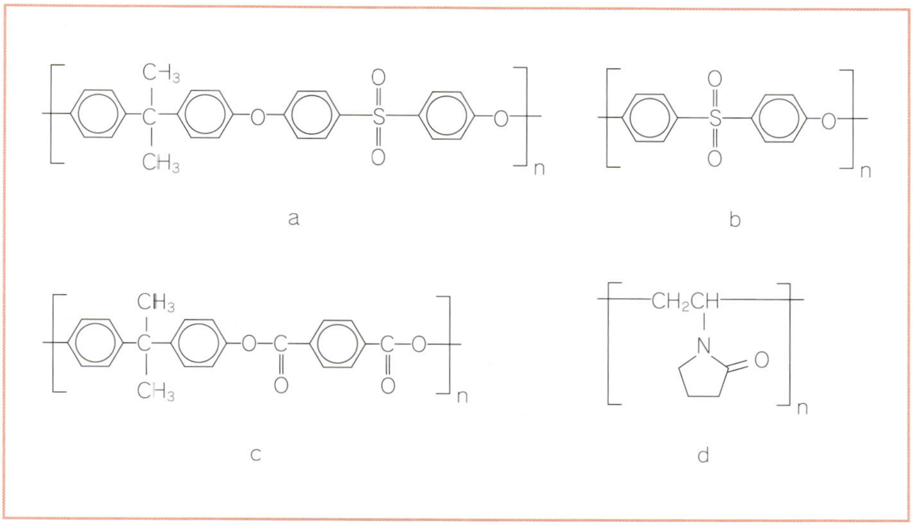

a：ポリスルフォン（PSf）, b：ポリエーテルスルフォン（PES）, c：ポリアリレート（PAR）, d：ポリビニルピロリドン（PVP）.
ポリエステル系ポリマーアロイ（PEPA）は PES と PAR のブレンドポリマー.

やすいため，目的とする透過性能のものを作りやすかったこと，また比較的安価に作製できることもあり，急速に使用量が増えた（現在，トップシェアの膜素材となっている）.

ポリスルフォンと似た高分子骨格を有しているのが，ポリエーテルスルフォン（PES）とポリエステル系ポリマーアロイ（PEPA, ポリエーテルスルフォンとポリアリレートのポリマーアロイ）である（図 5-18）. これらの膜は，いずれも基本的に疎水性であるので，ポリビニルピロリドンを添加して製膜されている. ただし，PES 膜や PEPA 膜は PSf 膜に比べ，高分子自体が親水性であるため，基本的にはポロビニルピロリドンの使用量が少ない（PEPA 膜ではポリビニルピロリドンを使用していない膜もある）.

ポリビニルピロリドンは，膜表面に水和層を形成し，表面の柔軟性や平滑性に影響を与えている. 柔軟層は，血小板などとの相互作用を低下させており，生体適合性に寄与していると考えられている. これらの膜においては，ポリビニルピロリドンの添加量やその架橋の程度，また元の高分子材料などの違いにより，適切な量のポリビニルピロリドンが添加されている. また，生体適合性をさらに向上させるために，ポリスルフォン膜の表面にビタミン E をコーティングし，抗酸化性を付与した膜も使用されている.

これらの合成高分子膜は，膜厚が 30〜50 μm 程度で，非対称構造を有している（図 5-19）. 物質移動に寄与している部分は中空糸内側にある 2〜3 μm

透析膜の種類と特徴 **79**

図 5-19 PS 膜の断面構造

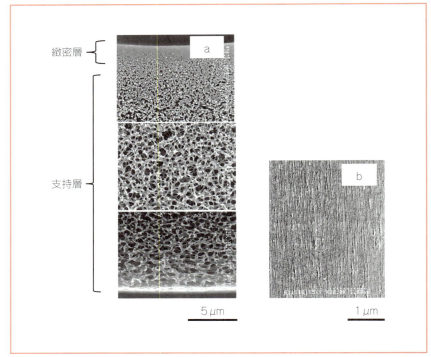

a：走査型電子顕微鏡による膜断面構造（上から中空糸の内表面近傍部，内層部，外表面近傍部の拡大写真）．
b：走査型電子顕微鏡による中空糸内表面構造．　　　　　　　　　　　（文献 17 より）

の厚みの緻密層で，残りの部分は膜の機械的強度を保つための支持層である．PEPA 膜は，外側にも緻密層を有する．非対称構造膜では，緻密層の構造を制御することで，透水性，溶質透過性を高くしやすく，目的とする溶質透過性能を得るためには有利である．

# 6 透析方法

## 1 ─ 透析方法と溶質除去特性

慢性腎不全患者に用いられる血液浄化療法の治療モードには，血液透析（HD），血液濾過（HF），血液透析濾過（HDF）がある．一般に，膜を介した物質移動（溶質除去）においては，拡散と濾過の2つの現象がその性能を決

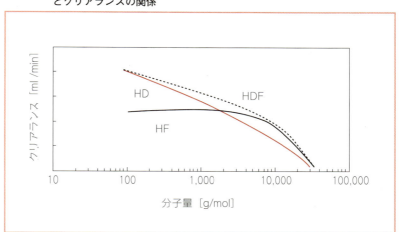

図 5-20　血液透析 (HD)，血液濾過 (HF)，血液透析濾過 (HDF) における分子量とクリアランスの関係

める基本原理となるが，各治療モードにおいてもそれは同様である．溶質除去における拡散の寄与がもっとも多い治療モードが HD，濾過の寄与がもっとも多い治療モードが HF，その中間が HDF である．拡散による物質移動は分子量とともに低下するのに対し，濾過による物質移動はある程度の分子量までは一定で，その後一気に低下する．そのため，HD，HF，HDF の溶質除去特性は，拡散と濾過の寄与分の影響を受けて大きく変化する．

各治療モードにおける一般的なクリアランスの分子量依存性をみると（図5-20），HD では分子量が大きくなるにつれてクリアランスが徐々に低下していくのに対して，HF ではある程度分子量が大きくなるまでクリアランスは一定であり，シャープな分離が可能であることがわかる（ただ，低分子量の溶質のクリアランスは小さい）．HDF では，濾過による寄与が比較的大きいため，分子量によるクリアランスの低下は HD と比べるとそれほど大きくなく，比較的分子量の大きい物質までクリアランスを高く維持できる．

現在，高透水性の膜を使用して内部濾過量が大きいダイアライザがおもに HD モードで使用されているが，これらのダイアライザでは，HD モードでありながらその物質除去特性は，HDF の物質除去特性とかなり近いものとなっている．

### ▶ 1）血液透析

通常透析（HD モード）ではおもに，血液側と透析液側の濃度差を推進力とする拡散によって，膜を介して物質を除去している．除去対象となる物質は血液側の濃度が高いため，血液側から透析液側へ拡散により移動し，除去されている．実際の治療では，拡散による除去に加えて，除水を行うため濾過

**図 5-21　HDモードでの操作における各流量の一例**

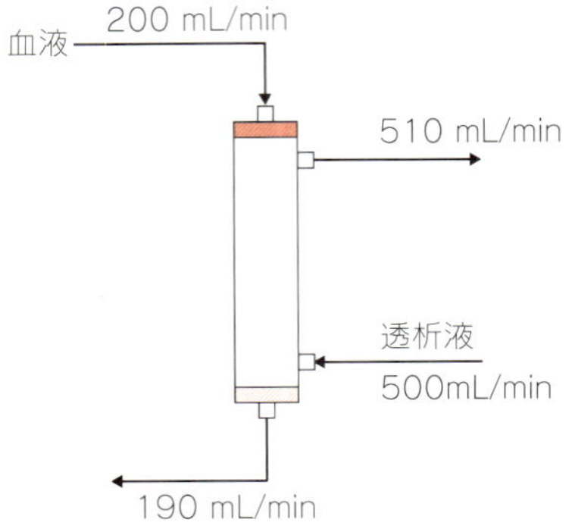

による除去，内部濾過による除去もある．HD モードにおけるダイアライザ前後での各流量は，たとえば，血液が 200 mL/min でダイアライザに入って，190 mL/min でダイアライザから出てくれば，透析液はダイアライザに 500 mL/min で入って 510 mL/min で出ている（**図 5-21**）．この場合，10 mL/min で濾過をしていることになり，少なくとも 10 mL/min の濾過による除去がある．

このように，HD モードとはいえ，実際には拡散による物質移動である透析の原理による除去だけでなく，濾過による除去も起こっている．現在の高透水性の膜では，内部濾過による除去もあり，HD モードでの治療であっても実際には濾過による物質移動の特徴が現れているダイアライザもある．

拡散による物質移動のしやすさを表す拡散係数は，分子量が大きいほど小さくなることから，拡散による物質の除去速度は，基本的に分子量の小さい物質ほど大きく，分子量の大きい物質では小さい．

分子量の大きい物質では，膜抵抗が大きいため，総括物質移動係数は膜抵抗によってほぼ決まる．したがって，これらの物質の除去性能を向上させるためには，膜孔径の制御などにより膜性能そのものの向上が非常に重要になる．ただし，拡散で分子量の大きい物質の除去を向上させようとしても，拡散係数は分子量とともに小さくなっていくので，膜孔径の制御だけで，分子量の大きい物質の除去速度を大きくすることはむずかしい．一方，濾過による物質移動では，分子量の大きい物質の除去速度を大きくすることができるので，濾過を利用して分子量の大きい物質の除去速度を向上させる方法は効果的である．HDF モードによる治療は，まさに濾過による物質移動の促進を狙った治療モードであるが，HD モードにおいても内部濾過を大きくするこ

図 5-22　HF モード（後希釈）での操作における
　　　　各流量の一例

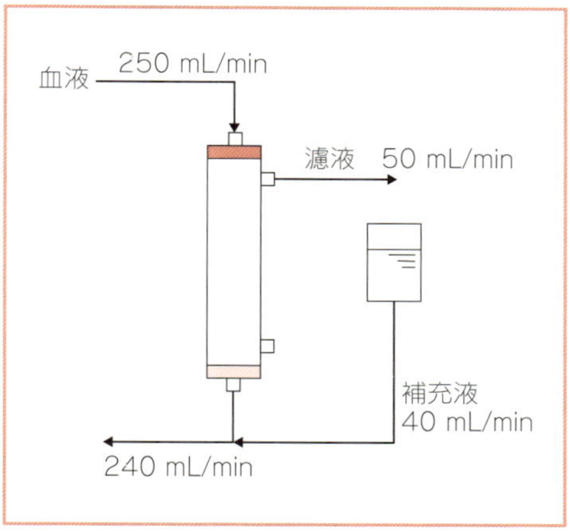

とで，濾過による物質除去の寄与分を大きくすることができる．

## ▶ 2) 血液濾過

　HF モードでは，透析液を流さずに，膜を介して圧力差により水を移動させる．その際，水に溶け込んでいる物質も同様に運ばれるが，膜の細孔より大きい物質は透過できず，細孔より小さい物質は透過する（ふるいの原理）．

　HF モードでは，濾過により血液が濃縮されるので，通常フィルタ通過後の血液に補液を行い，血液を希釈して元の濃度に戻してから患者の体に戻す．この方法を後希釈法とよぶ．後希釈 HF モード（図 5-22）では，たとえば，血液が 250 mL/min で血液濾過フィルタに入り，それを濾過流量 50 mL/min で濾過する．フィルタ出口の血流量は 200 mL/min となるが，その後，補液を 40 mL/min で行い，体内には 240 mL/min で血液を戻す．このとき正味の除水量は，250－240＝50－40＝10 mL/min である．また，このときのクリアランスの値は，濾過流量の 50 mL/min より大きくなることはない．

　HF モードで血液を濾過する場合，濾過流量が大きいほど物質除去量を大きくできるが，実際には，血液流量に対する濾過流量の比が大きくなると，血液側出口において血液が濃縮されてしまう．そのため圧力損失が大きくなり，溶血も起こりやすくなる．また，濾過流量が大きいほど濃度分極層，ゲル層の形成，膜の目詰まりなども大きくなり，治療中に濾過性能が大きく変化する．そのため，実際には濾過流量をあまり大きくできない．濾過流量は，血流量の 1/3 程度が上限となる．

　一方，原理的には血液のフィルタ接触前に補液を行い（前希釈法），濾過を行うことも可能である．この場合，希釈された血液から濾過により物質を除

透析方法　83

去するため，同じ濾過流量のときの除去量は後希釈法よりも小さくなってしまう．したがって，前希釈法では，血液濃縮による濾過流量の制限はなくなるが，後希釈法と同様の除去性能を得ようとすると，非常に大量の補充液が必要となってしまう．そのため，実際には，HFモードにおいては後希釈法が用いられる．HFモードでは，クリアランスは濾過流量よりもかならず小さくなる．そのため，慢性腎不全患者に対しては，そのクリアランスの低さからほとんど用いられることはないが，急性腎不全患者に対しては，持続的血液濾過法（CHF）として頻繁に使用されている．

### ▶ 3）血液透析濾過（HDF）

HDFモードでは，HDモードと同様に透析液を流すが，除水量以上の濾過を行い，HFと同様に補充液により希釈して血液を体内に戻す．補充液に補充液の入ったバッグを用いるオフラインHDF（バッグ式HDF）と，透析液の一部を補充液として使うオンラインHDFがある．

たとえば，バッグ式後希釈HDFモード（**図5-23**）では，透析液は500 mL/minでダイアライザ（ヘモダイアフィルタ）に入り，550 mL/minで出てくる．この場合，大まかには50 mL/min（内訳としては，除水分で10 mL/min，補充液分の濾過として40 mL/min）の濾過による物質移動があると考えることができる．このとき，250 mL/minでダイアライザに入った血液は50 mL/min分が濾過されるため，ダイアライザからは200 mL/minで出てくる．その後，40 mL/minで補液され，最終的に240 mL/minで体内に戻る．

補液の方法には，HFモードと同様に，ダイアライザに入る前に補液を行う前希釈法と，ダイアライザ通過後に行う後希釈法の2通りがある．前希釈法の場合，大量の補充液が必要となるため，透析液の一部を補充液として用いるオンラインHDFモードが使用される．オンラインHDFは，後希釈法，前希釈法ともに用いられるが，専用の補充液を用いるバッグ式のHDFは後希釈法に用いられる．

オンラインHDF（**図5-24**）では，透析液の一部を補充液として使用する．たとえば，後希釈オンラインHDF（**図5-24（a）**）では，補充液の流量を40 mL/minとすると，ダイアライザの透析液入口流量は460 mL/min，透析液の出口流量は510 mL/minとなる．この場合，除水分の10 mL/minと補充液分の40 mL/minと合わせて合計50 mL/minの濾過による物質移動への寄与がある．このとき，250 mL/minでダイアライザに入った血液は，200 mL/minでダイアライザを出て，その後40 mL/minで補液され，最終的に240 mL/minで体内に戻る．前希釈オンラインHDF（**図5-24（b）**）では，後希釈HDFの場合よりも補充液として使用する透析液の割合が多くなる．通常，補充液流

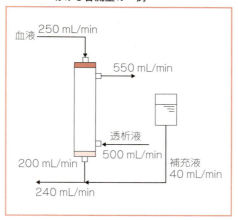

図 5-23 バッグ式後希釈HDFモードでの操作における各流量の一例

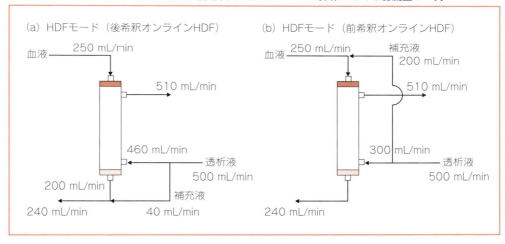

図 5-24 後希釈オンライン HDF および前希釈オンライン HDF の操作における各流量の一例

量は 200 mL/min 程度となるが，このときには透析液入口流量は 300 mL/min となる．そのため，拡散による物質移動効率が後希釈法の場合より下がる．

このように，オンライン HDF では，透析液の一部を補充液として使うため，補充液流量を多くして濾過による物質除去の寄与分を大きくすると，その分，透析液流量が少なくなり，拡散による物質除去速度が小さくなってしまう（これは総括物質移動係数の低下による）．とくに前希釈 HDF モードにおいては，補充液流量も大きいため，補充液流量を大きくしたときに分子量の小さい物質のクリアランスの低下が起こる．分子量の小さい物質のクリアランスの低下をおさえたい場合には，トータルの透析液流量（補充液＋透析液）を増やす，もしくは血液流量を増やすなどの対策をとる．

前希釈法と後希釈法を比較すると，HDF モードの場合も HF モードの場合

と同様に，後希釈法の方が濾過流量あたりの物質除去効率が高い．ただし，後希釈法において血液流量に対する濾過流量の比を大きくすると，血液濃縮が大きくなってしまうため，操作可能な濾過流量に上限があり，それがそのまま濾過による物質除去促進効果の上限となる．前希釈法の場合は，濾過流量あたりの物質除去効率は低いが，濾過流量を理論的にはいくらでも大きくできるため，ある程度以上の濾過流量になると，後希釈法よりも物質除去量が大きくなる．

物質除去効率以外の点を比較すると，前希釈法では，希釈された状態でダイアライザに血液が入るため，血球細胞相互や血球細胞と膜との接触が少ないが，中空糸内の血液流速は大きい．また，血液のpHがあらかじめ補正された状態でダイアライザに接触するなど，血液に与える影響も異なっている．そのため，前希釈法と後希釈法では，物質除去特性が異なるだけでなく，生体に与える影響も異なる可能性がある．これらの点については現在のところまだ解明されていない部分も多く，今後の検討が期待されるところである．

## 2 ─ 深夜透析（オーバーナイト透析）

深夜透析（nocturnal hemodialysis）は，寝ている間（深夜）に，比較的緩徐な溶質除去で，長時間血液透析を行う治療方法である．オーバーナイト透析ともよばれる．1回の治療時間は通常6〜8時間であり，週3回以上の頻度で行われる．在宅の場合もあれば，施設で行う場合もある．

深夜透析では，睡眠をとりながら透析を行うため，長時間の治療を緩徐な条件（除去および除水）で行うことができる．このため，体内の水分，溶質濃度変化がゆっくりであり，体に対する負荷が少ないと考えられている．

一方で，十分な透析時間が確保できるようになると，リンやカルシウムが抜けすぎることがある．血液流量や透析液流量を少し小さくしたり，透析液の組成を変化させたり（リンの添加やカリウムの添加），食事指導などにより，体内のリン，カリウム濃度が下がりすぎないようにする．一般に，食事については制限が緩くなり，できるだけ食べるように指導される．また，尿毒症物質が十分に抜けるようになると，患者の食欲も回復するといわれている．

一方，透析をしていると睡眠をとれない患者もいる．このような患者には，深夜透析は勧めない方がよいと考えられている．

## 3 ─ 在宅透析

在宅透析（home hemodialysis：HHD）は，在宅（家庭）において患者自身が実施する治療をいう．日本では，透析施設の管理のもと，介助者がいる状態で実施する必要がある．

在宅透析は，1960年代より欧米を中心に始まり，欧米においては1970年代から1980年代にかけて増加した．アメリカでは，1972年には，全透析患者のほぼ40％が在宅透析患者であった．その後，持続式携行式腹膜透析（continuous ambulatory peritoneal dialysis：CAPD）の普及や腎移植などへの移行もあり，在宅透析は減少していたが，最近，簡便な装置も開発され，海外ではふたたび増加傾向にある．

日本では，1968年名古屋で始まり，1998年には在宅透析療法として保険適用となったが，日本透析医学会の統計調査によると，2014年末の在宅透析患者は，全透析患者の0.1％程度と少ない．

### ▶ 1) 在宅透析の利点と欠点

在宅透析は，深夜透析や短時間頻回透析（週6〜7回，1回の透析時間2〜3時間），隔日透析，週4回透析など，さまざまな形態で実施されている．在宅透析の導入にあたっては，「2日空きを作らない」とか「週あたりの透析時間を施設透析より長くする」といった指導をしている施設が多い．それを基に，患者が自分の生活スタイルに合わせて都合のよい時間を選んで透析するが，多くの患者で，透析回数，透析時間ともに施設透析より多くなっている．

在宅透析では，比較的長時間透析や頻回透析が行いやすい環境にある．血液透析療法は，もともと24時間休まずに働いている腎臓の機能を間歇的な治療で代行しているものであるが，在宅透析では十分な透析時間を確保しやすく，連続治療に近づくため，そのメリットは大きい．ただし，体外循環の時間が長くなるため，血液が異物と接触する時間が長くなっており，より優れた生体適合性，体外循環しているときのみに使用できるような抗凝固剤といった技術が望まれる．また，透析液の清浄化も重要になる．さらに，頻回になれば穿刺回数も増えるので，バスキュラーアクセスの管理も重要になる．

### ▶ 2) 在宅透析の実際

在宅透析を始めるにあたっては，まず介助者の存在が絶対条件となるため，介助者同伴のもと患者と面談を行う．在宅透析の概要を説明し，住宅事情，本人の希望を聞いたうえで，自己責任で行うことのリスクについて説明して，本人および介助者の意思確認を行う．その後，医師，看護師，臨床工学技士で構成されるチームで適性を判断し，訓練スケジュールの検討を行う．

また，自宅の下見と工事を行う．透析装置の設置前にメーカとともに患者の自宅を訪問し，透析を行う場所，物品・医療廃棄物の保管場所，給排水，電気容量，水漏れ対策などを確認し，透析が可能か判断する．在宅透析は賃貸マンションでも可能であるが，この場合，家主との交渉も必要となる．

その後，訓練を始める．訓練の方法は施設によって異なるが，一般には，通院透析のなかで行うところが多い．訓練は施設が作成したマニュアルに沿って行われる．通常，訓練項目として，開始操作，自己穿刺，透析中のバイタルチェック，記録用紙の記入，終了操作，装置の洗浄消毒，緊急時の対応などを行う．基本的には，透析に関するすべてについて訓練する．

訓練が終了したら，在宅透析についての同意書，装置の使用契約などを交わし，在宅透析開始となる．開始時にはスタッフが立ち合う．

その後も，臨床工学技士や看護師が1～2カ月に1度訪問し，患者のサポート，機器のメンテナンス，水質チェックなどを行う．在宅透析開始当初は，患者からの連絡も多く，その対応に追われることもあるが，その後，多くの患者は安定して透析が施行できるようになる．患者は月に1～2回通院し，その際に医師が患者の状態を確認する．

### ▶3）在宅透析の課題

患者にとっては，自分で透析治療をする必要があるため，自己穿刺などができるようになること，装置の操作を覚えることが必須で，訓練に時間を要する．在宅透析を始めてからも高い自己管理能力が必要となる．

また，透析液，生理食塩液，ダイアライザ，血液回路，穿刺針といった必要物品の配送と廃棄の問題がある．とくに，医療廃棄物となる血液の付着した回路やダイアライザは，管理施設に持ち帰って廃棄することが多く，運搬に苦慮する場合が多い．今後在宅透析が普及するためには，こういった部分のシステム化も必要と考えられる．

また現在，在宅透析を実施するためには，意識喪失などで患者が装置を操作できなくなったときのために，介助者は透析中，常にアラームや患者の声がきこえるところにいる必要があり，介助者の負担が大きい．

現在，在宅透析で使用している装置は施設透析と同じものであり，在宅透析用に操作が簡便になっているものはない．これは，患者にとって在宅透析を始めるうえで高いハードルとなっており，専用の装置開発が望まれる．専用装置では，モニタリングや遠隔監視などを使って，介助者の負担を減らせるような機能もあるとよいであろう．

## 4—持続的血液浄化療法

持続的血液浄化療法（continuous blood purification therapy：CBP）は，低い透析効率で24時間から数日間，治療を継続するもので，急性腎不全などの患者に用いられる治療法である．急性血液浄化療法ともいう．

持続的血液浄化療法は，従来，敗血症，多臓器不全，急性肝不全，急性呼

図 5-25 持続的血液透析，持続的血液濾過，持続的血液透析濾過の回路構成と各流量の一例

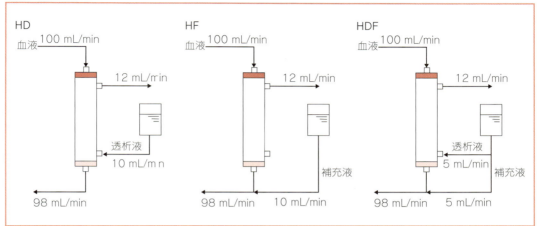

吸不全，急性循環不全，急性膵炎，熱傷，外傷，術後などの疾患または病態を伴う急性腎障害の患者や，これらの病態に伴い循環動態が不安定になった慢性腎不全の患者に用いられてきた．近年，腎障害を伴わない重症敗血症や敗血症性ショックの患者にも適用できる濾過器も販売されるようになった．

治療モードとしては，HD モード，HF モード，HDF モードのすべてのモードが治療に用いられている（図 5-25）．それぞれ，持続的血液透析（CHD），持続的血液濾過（CHF），持続的血液透析濾過（CHDF）とよばれる．一般には，血液流量は 100 mL/min 程度，透析液や補液流量は 10 mL/min（600 mL/h）程度である．滅菌された専用のバッグに入った補充液を，透析液や補充液として用いる．持続的血液浄化療法が施行される患者は，急性腎不全の状態にあり，溢水の状態であることが多く，除水も行う．体内に点滴分の水分を入れるスペースを確保するという意味でも除水は重要である．点滴により入れた（入れる）水の量，体内にある過剰な水分量，尿量などを考慮して，除水量を設定する．

透析液や補充液は，慢性維持透析患者の HDF 治療（バッグ式）に用いられる補充液と同じものが使用されている．バッグの中には，重炭酸ナトリウムとそれ以外の電解質が隔壁で分けられて入っており，使用前に隔壁を破り，混合して使用する．現時点では，持続的血液浄化療法専用の補充液はないため，患者に合わせて電解質濃度を調整して使用している施設もある．

持続的血液浄化療法を行う際には，専用の装置が用いられる．専用装置では，とくにポンプの流量が高い精度で制御できるようになっている\*．装置メーカによって制御の方法は異なるが，いずれの装置も精度が高い．

持続的血液浄化療法用の血液濾過器には，ポリメチルメタクリレート，ポ

\*：たとえば，除水量が 1 mL/min ずれていたとすると，24 時間後には，1×60×24＝1.44 L ずれてしまう．そのため高い精度が必要である．

透析方法　89

リスルフォン，セルローストリアセテート，ポリアクリロニトリル（メタリルスルフォン酸ナトリウムとの共重合体）素材の膜が使用されている．このうち，ポリメチルメタクリレート膜とポリアクリロニトリル膜は，他の膜に比べてタンパク質の吸着能力が高く，サイトカインなどの炎症性メディエータの除去を目的に使用されることが多い．一方，これらの膜は，タンパク質の吸着による膜の細孔閉塞が起こりやすいため TMP が上昇しやすく，フィルタの寿命が短い傾向にある．セルローストリアセテートやポリスルフォンの膜では，タンパク質の吸着が少なく，フィルタ寿命は比較的長い．

　持続的血液浄化療法用の血液濾過器としては，膜面積が 1 m$^2$ 程度のものが多く用いられており，維持透析に使われるダイアライザやヘモダイアフィルタと比べると小さい（ラインナップとしては 0.3 m$^2$ から 2.1 m$^2$ まである）．持続的血液浄化療法では，透析液流量（もしくは濾過流量）が小さいため，膜面積を大きくしてもクリアランスはほとんど変化しない．そのため，血液流速を大きくでき，かつ血液容積が小さくなる膜面積の小さいフィルタがおもに使用されていると考えられる．一方，吸着による除去を行うフィルタでは，膜面積が大きいほど吸着容量があるため，膜面積の大きいフィルタを使用するメリットがある．

**参考文献**

1) 小久保謙一，小林弘祐：アフェレシス療法における膜分離の基礎．*Clinical Engineering*，**18**：1133～1140，2007.

2) 吉田文武，酒井清孝：化学工学と人工臓器．第 2 版，共立出版，1998.

3) 峰島三千男：血液浄化器．性能評価の基礎．日本メディカルセンター，2002.

4) 小久保謙一，塚尾　浩，小林弘祐：血液浄化器の性能指標．総括物質移動面積係数．*Clinical Engineering*，**20**：775～781，2009.

5) 峰島三千男：8 血液浄化効率に影響を与える因子（2）血液流量，透析液流量，血液浄化療法の指針―新しい方向性（斉藤　明，内藤秀宗編）．103～112，日本メディカルセンター，1977.

6) Hosoya, N., Sakai, K.：Backdiffusion rather than backfiltration enhances endotoxin transport through highly permeable dialysis membranes. *ASAIO Trans.*, **36**：M311～313, 1990.

7) Mineshima, M., Ishimori, I., Ishida, K., et al.：Effects of internal filtration on the solute removal efficiency of a dialyzer. *ASAIO J.*, **46**：456～460, 2000.

8) Shinzato, T., Nakai, S., Fujita, Y., et al.：Determination of Kt/V and protein catabolic rate using pre- and postdialysis blood urea nitrogen concentrations. *Nephron*, **67**：280～290, 1994.

9) Shinzato, T., Nakai, S., Akiba, T., et al.：Survival in longterm haemodialysis patients：results from the annual survey of the Japanese Society for Dialysis

Therapy. *Nephrol. Dial. Transplant.*, **12**：884〜888, 1997.

10）日本透析医学会：血液透析患者の 6 年間の生命予後に関与する因子．わが国の慢性透析療法の現況 1999 年 12 月 31 日現在．日本透析医学会，994〜1000，2000.

11）鈴木一之，井関邦敏，中井　滋，守田　治，伊丹儀友，椿原美治：血液透析条件・透析量と生命予後—日本透析医学会の統計調査結果から—．透析会誌，**43**：551〜559，2010.

12）日本透析医学会：維持血液透析ガイドライン：血液透析処方．透析会誌，**46**：587〜632，2013.

13）山下明泰：透析工学の基礎．各種治療指標（除去率，除去量，クリアスペース）の特徴と求め方．臨牀透析，**32**：369〜374，2016.

14）Bab, A.L., et al.：The genesis of the square meter-hour hypothesis. *Trans. Am. Soc. Artif. Intern. Organs.*, **17**：81〜91, 1971.

15）Gejyo, F., et al.：A new form of amyloid protein associated with chronic hemodialysis was identified as b2-microglobulin. *Biochem. Biophys. Res. Commun.*, **129**：701〜706, 1985.

16）越川昭三：ダイアライザ開発の歴史．臨牀透析，**16**：843〜856，2000.

17）Vanholder, R., et al.：Review on uremic toxins：classification, concentration, and interindividual variability. *Kidney Int.*, **63**：1934〜1943, 2003.

18）Greca, G.L., Ronco, C.：Cellulose Triacetate —Evaluation of a Dialysis Membrane—. Witching Editore, Italy, 1994.

19）Tielemans, C., Madhoum, P., Lenaers, M., et al.：Anaphylactoid reaction during hemodialysis on AN69 membranes in patients receiving ACE inhibitors, *Kidney Int.*, **38**：982〜984, 1990.

20）Aoike, I.：Clinical significance of protein adsorbable membranes--long-term clinical effects and analysis using a proteomic technique. *Nephrol. Dial. Transplant*, **22** Suppl（5）：v13〜19, 2007.

# 第6章 透析関連装置・薬剤

## 1 水処理装置

　透析用水の管理基準達成のためには，各工程の適切な構造・管理が重要であり，要求される品質の透析用水が供給されることを適切なバリデーションによって検証する必要がある．さらに，日常の水質管理によってその品質を保証し続けなければならない．そのためには，最終透析液の抜き取り検査のみではなく，各工程でのモニタリングを行い，管理基準を逸脱する場合は原因を究明し改善措置をとる必要がある．各工程における管理基準の設定は，透析液製造工程が異なるため各施設にて行う．また，水質管理データは一定期間記録・保存する必要がある．本節では，透析用水を作製する水処理の各装置について解説する．

### 1 ─ 水道法における基準値

　透析に用いる原水は，水道法（昭和32年法律第177号）による水質基準項目（51項目）[1]（平成27年4月1日施行）を満たす必要がある（**表6-1**）．一方，逆浸透（reverse osmosis：RO）装置で処理された液（透析用水）の管理基準値はISO 13959とISO/DIS 23500に準じ，水質の確認は年1回以上行い測定結果を文書で保管すると明記されている[2]．透析用水管理基準値，生物学的汚染基準（第8章-1参照），化学的（汚染）物質基準[3]を満たす水質維持のためには，臨床工学技士を主体とする清浄化への取り組みが不可欠である．

### 2 ─ 原水から透析用水の作製

　一般的な原水から透析用水を作製する清浄化システムの構成を示す（**図6-1**）．ここで重要なことは，できるだけ清浄な逆浸透水を作ること，その後汚染を増やさないようにすることである．

表6-1 水道法の水質基準項目と基準値（51項目）

| 項目 | 基準値 | 項目 | 基準値 |
|---|---|---|---|
| 1 一般細菌 | 100個/mL以下 | 26 臭素酸 | 0.01 mg/L以下 |
| 2 大腸菌 | 検出されないこと | 27 総トリハロメタン | 0.1 mg/L以下 |
| 3 カドミウムおよびその化合物 | 0.003 mg/L以下 | 28 トリクロロ酢酸 | 0.03 mg/L以下 |
| 4 水銀およびその化合物 | 0.0005 mg/L以下 | 29 ブロモジクロロメタン | 0.03 mg/L以下 |
| 5 セレンおよびその化合物 | 0.01 mg/L以下 | 30 ブロモホルム | 0.09 mg/L以下 |
| 6 鉛およびその化合物 | 0.01 mg/L以下 | 31 ホルムアルデヒド | 0.08 mg/L以下 |
| 7 ヒ素およびその化合物 | 0.01 mg/L以下 | 32 亜鉛およびその化合物 | 1.0 mg/L以下 |
| 8 六価クロム化合物 | 0.05 mg/L | 33 アルミニウムおよびその化合物 | 0.2 mg/L以下 |
| 9 亜硝酸態窒素 | 0.04 mg/L以下 | 34 鉄およびその化合物 | 0.3 mg/L以下 |
| 10 シアン化物イオンおよび塩化シアン | 0.01 mg/L以下 | 35 銅およびその化合物 | 1.0 mg/L以下 |
| 11 硝酸態窒素および亜硝酸態窒素 | 10 mg/L以下 | 36 ナトリウムおよびその化合物 | 200 mg/L以下 |
| 12 フッ素およびその化合物 | 0.8 mg/L以下 | 37 マンガンおよびその化合物 | 0.05 mg/L以下 |
| 13 ホウ素およびその化合物 | 1.0 mg/L以下 | 38 塩化物イオン | 200 mg/L以下 |
| 14 四塩化炭素 | 0.002 mg/L以下 | 39 カルシウム，マグネシウムなど（硬度） | 300 mg/L以下 |
| 15 1,4-ジオキサン | 0.05 mg/L以下 | 40 蒸発残留物 | 500 mg/L以下 |
| 16 シス-1,2-ジクロロエチレンおよびトランス-1,2-ジクロロエチレン | 0.04 mg/L以下 | 41 陰イオン界面活性剤 | 0.2 mg/L以下 |
| | | 42 ジェオスミン | 0.00001 mg/L以下 |
| | | 43 2-メチルイソボルネオール | 0.00001 mg/L以下 |
| 17 ジクロロメタン | 0.02 mg/L以下 | 44 非イオン界面活性剤 | 0.02 mg/L以下 |
| 18 テトラクロロエチレン | 0.01 mg/L以下 | 45 フェノール類 | 0.005 mg/L以下 |
| 19 トリクロロエチレン | 0.01 mg/L以下 | 46 有機物全有機炭素（TOC）の量 | 3 mg/L以下 |
| 20 ベンゼン | 0.01 mg/L以下 | 47 pH値 | 5.8以上8.6以下 |
| 21 塩素酸 | 0.6 mg/L以下 | 48 味 | 異常でないこと |
| 22 クロロ酢酸 | 0.02 mg/L以下 | 49 臭気 | 異常でないこと |
| 23 クロロホルム | 0.06 mg/L以下 | 50 色度 | 5度以下 |
| 24 ジクロロ酢酸 | 0.03 mg/L以下 | 51 濁度 | 2度以下 |
| 25 ジブロモクロロメタン | 0.1 mg/L以下 | | |

図6-1 透析用水清浄化システムの一例

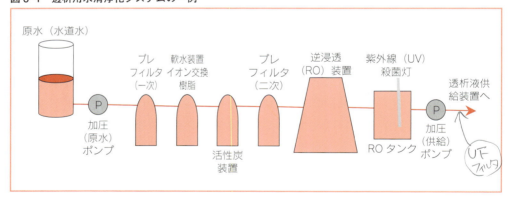

### ▶ 1）プレフィルタ

**（1）用途**

　プレフィルタは，原水（水道水あるいは井戸水）中の鉄さび，砂などの粗いゴミを全濾過により除去するために用いられる．通常，一次フィルタ（50 μm程度の孔直径を有す膜）を軟水装置前と活性炭濾過装置の前，二次フ

ィルタを逆浸透装置の前に設置する．原水がさらに汚れているときは，一次フィルタ前にさらに膜の粗い（100 μm 程度）フィルタを設置し，目詰まりを防ぐ．

### (2) 原理と注意点

プレフィルタは糸巻き状のものが多い．加圧ポンプによりプレフィルタに送られた原水は，全濾過によるプレフィルタの膜の孔直径により粗いゴミ（粒子）が分離される．表示孔直径と実測値が大きく異なるため，表示孔直径よりも一段小さな孔直径を選択するとよい．一次フィルタに比し，二次フィルタで微小サイズのものを使用する．

### (3) 保守点検管理

毎日の定期チェックにより，フィルタ出入口部の圧力差を記録し，一定以上の圧力差が観察された場合，フィルタが目詰まりを起こしていると判断し，フィルタを交換する．

## ▶ 2) 硬水軟化装置（軟水装置：イオン交換樹脂）

### (1) 用途

軟水装置は，原水中の硬度成分（おもに二価以上の陽イオン $Ca^{2+}$，$Mg^{2+}$，$Al^{3+}$など）を $Na^+$ と交換することにより除去する装置である．

### (2) 原理と注意点

イオン交換樹脂（Na 型強酸樹脂）は，原水中にある陽イオンを $Na^+$ と置換する（**図6-2**）．その置換は陽イオンの種類により選択性が異なる．この反応は，あくまでも樹脂末端の $Na^+$ と原水中の陽イオンが入れ替わっているだけであり，陽イオンが吸着除去されているわけではない．そのため，交換樹脂

図6-2　軟水化の原理

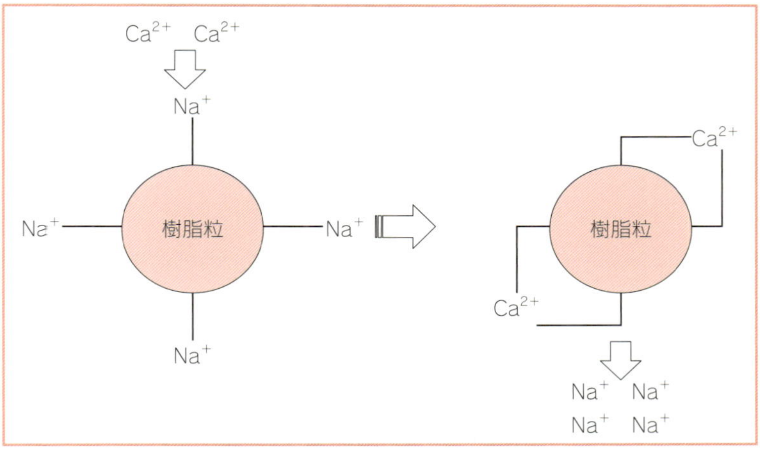

に $Na^+$ が残っている間は交換が継続するが，$Na^+$ が樹脂から消費されるとイオン交換能力が減衰し軟水化できなくなる．$Ca^{2+}$ を十分に除去できていない場合には，長期間経過後に逆浸透膜表面上にカルシウム沈着が生じ，逆浸透膜の劣化の原因となる．

### (3) 保守点検管理

定期的に高濃度塩化ナトリウム（NaCl）を用いて，イオン交換樹脂の末端に存在する二価以上の陽イオンと $Na^+$ との再置換を行い，イオン交換樹脂を再生させる必要がある．通常，この再生工程は装置に内蔵されるタイマにより夜間自動運転される．そのため，タイマの確認と高濃度塩化ナトリウムの補給に必要なタンクの点検，軟水装置出入口での硬度のチェックと記録が必要である．

## ▶ 3) 活性炭濾過装置

### (1) 用途

多孔質活性炭の吸着を利用して，残留塩素，クロラミン，有機物を吸着除去する装置である．

### (2) 原理と注意点

残留塩素などは，活性炭すなわち炭のなかにできるさまざまな大きさの孔に，物理的にトラップ（吸着）される．ただし，イオンは吸着できない．活性炭濾過装置の吸着能力不足が発生した場合，目的物質の除去能がなくなり，臨床的に多大な影響を及ぼす．したがって，本装置は直列2段に設置し運用することを推奨する．活性炭カートリッジフィルタは簡便に交換できる特長をもつ．

### (3) 保守点検管理

吸着能力は，日常的に装置の出入口で残留塩素を測定し確認する．活性炭濾過装置も吸着能力を改善するために，装置に内蔵されたタイマ設定により定期的な逆洗が必要である．また，活性炭濾過装置は消毒作用の強い塩素を除去するため，装置内や以後のラインでの細菌繁殖に注意する必要がある．

## ▶ 4) 逆浸透（RO）装置

### (1) 用途

逆浸透（RO）により水道水中の溶解イオン，有機物，バクテリア，パイロジェンなどを除去することが可能であるが，完全にエンドトキシンを阻止することは不可能である．透析用水を作製するうえで必要不可欠の装置である．

### (2) 原理と注意点

RO法とは，RO膜を介して供給水側溶液に浸透圧以上の圧力を加えること

図 6-3 逆浸透の原理

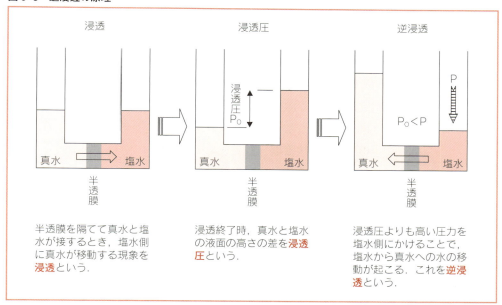

により，水成分がRO膜を濾過してくる現象を利用した膜分離法である（**図 6-3**）．RO濾過膜は処理能力に限界があるので，供給水の水質や性状をよく理解し，設計・管理する必要がある．一般にRO装置では，浸透圧により透過した水と透過しなかった供給水を濃縮水として排水している．この透過水量の回収率を高く設定すると，供給水中の溶存成分が膜表面で濃縮し，細菌やシリカなどの物質が析出し膜透過性能が低下する．

### (3) 保守点検管理

透過水の伝導度やRO装置前後のエンドトキシン測定などの毎日の点検，調整，記録が必要である．また，逆浸透水にエンドトキシンが混入する要因としては，ヘッダー部Oリング接着隙間からのリーク，膜の透過，濃縮水側膜面での微生物汚染の累積増長効果，そしてモジュール逆浸透側の細菌汚染などが考えられるので注意が必要である．また，RO膜の透水性能を維持しかつ寿命を延ばすには，性能低下の原因となる膜表面の汚染物質や析出物を除去し，定期的な膜洗浄が必要である．RO膜の洗浄法には，汚染物質を低圧，大流量の供給水で洗い流し除去するブラッシング法と，薬液（クエン酸など）によるものがある．しかし，構造上の理由からブラッシングでは不十分であり，また薬液でもスライム（ヘドロ）化した無機物・有機物の蓄積物やバイオフィルムの洗浄には限界がある．中長期的にはRO膜の交換が必要である．

## ▶ 5）逆浸透ライン

### （1）用途

RO 装置で作製した RO 水を RO タンクに運ぶためのラインである．

### （2）注意点

使用後から翌日の使用前まで，逆浸透システムが停止していることから，RO ラインに RO 水が停滞したまま充填される．そのため，充填 RO 水で微生物汚染が進行し，エンドトキシンレベルが急激に上昇することがある．

### （3）保守点検管理

ループ配管により液の停滞を防ぐことや，貯留していた RO 水を使用直前に十分に排水する機構を備えること，さらには消毒も必要である．

## ▶ 6）逆浸透タンクでの紫外線殺菌灯

### （1）用途

一般に，RO 装置により処理された水は一次的に逆浸透タンクへ貯蔵される．このタンク内では RO 水の液面は上下に変化するだけであり，タンク内が空になることがないので，RO 水が停滞しやすく，菌繁殖を防止するために紫外線殺菌灯を設ける．

### （2）原理と注意点

紫外線のなかでもっとも殺菌作用の強い 253.7 nm の波長を人工的に作りだし，菌の核酸（DNA）が紫外線をもっともよく吸収する特徴を利用して殺菌する方法である．広範囲な菌種に対して有効で，とくに空気には効果が高い．紫外線は人体に非常に有害なため，直視を避け，皮膚への照射も避けるべきである．

### （3）保守点検管理

ランプには照射寿命時間（7,000〜8,000 時間）があるので，交換日時を記入することで定期的な交換を行う．

## ▶ 7）限外濾過（UF：ultrafiltration）フィルタ

### （1）用途

RO 膜で阻止できなかったエンドトキシンや細菌やウイルスの除去，超純水の微粒子除去に対して，RO 装置後に UF フィルタを設置し，エンドトキシンなどの阻止にきわめて有効なシステムとすることで，RO 水の清浄度を保証することが可能となる．

### （2）原理

UF フィルタは分子量数百〜数百万程度の溶質または粒子を濾過によって分離するために用いる膜である．

### （3）保守点検管理

UFフィルタは，UFフィルタ出入口の圧力差や出口側圧力をモニタリングすることで膜の目詰まりを判定し，必要であれば交換を行う．リークはUFフィルタ出口側のET活性値と生菌数で判別するが，感度以下の場合はメーカ推奨の交換時期を目安とする．また，UFフィルタの汚染を防ぐためにも定期的に消毒する必要がある．

# 2 透析液供給装置

## 1 ─ 透析液供給装置とは

透析液供給装置とは，血液透析治療に用いる透析液を作製する装置であり，個人用と多人数用がある．個人用透析液供給装置は，個人用透析装置の構成要素となっていることが多い．多人数用透析液供給装置は，通常10～50台程度の透析用監視装置へ透析液を供給するCDDS（central dialysis fluid delivery system）として用いられる．

JIS T 0601-2-16：2014 人工腎臓装置の基礎安全及び基本性能に関する個別要求事項によると，多人数用透析液供給装置は「201.3.210.2　多人数用透析液供給装置：透析治療を行うための透析液を作製し，2人以上の患者に供給する装置」と定義されている．

## 2 ─ 透析液供給系統

図6-4に，透析室における透析関連液の供給系統の概念を示す．

透析室では，透析用水，透析液原液，透析液といったさまざまな液体が使用されている．これらを透析関連液とよぶ．一般に，透析機械室などとよばれる部屋で，水処理装置を用いて水道水から透析用水を作製し，多人数用透析液供給装置がその透析用水と透析液A原液，B原液を混合して透析液を作製する．多人数用透析液供給装置で作製した透析液は，透析室にある透析用監視装置へ供給される．個人用透析装置へは水処理装置より透析用水が送られ，その場でA原液，B原液と混合される．

## 3 ─ 透析液供給装置の機能

透析液供給装置の基本的な機能は混合，加温，脱気，供給である．

図 6-4 透析用水，透析液系統図

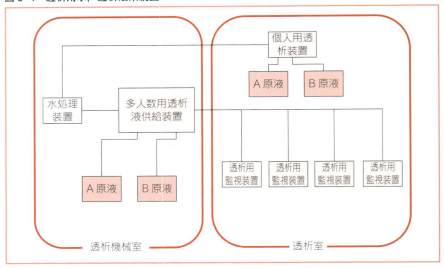

### ▶ 1) 混合

　重炭酸型透析液は，通常 A 原液と B 原液と透析用水とを 1：1.26：32.74 の比率で混合して使用される．その混合精度は 1％程度である．治療に用いられる透析液の流量は通常 500 mL/min 程度であるため，多人数用透析液供給装置に接続される監視装置台数が 50 台であれば，少なくとも 25 L/min の作製能力が必要である．

### ▶ 2) 加温

　ダイアライザへ供給される透析液は体温程度に加温される．また，生体を構成するタンパク質は 42℃以上の温度で変性するため，過昇温防止装置が設けられる．重炭酸型透析液は，高温になるとその成分中の 2 価陽イオンの炭酸塩が析出するため，加温には間接ヒータが用いられる．

### ▶ 3) 脱気

　透析液中に気泡が存在すると，ダイアライザ透析液側においては，透析膜と透析液の接触面積が減少し治療効果が減少することがある．また，透析監視装置においては，温度制御，除水制御に不具合を生じることがある．これを防止するため，透析液の脱気が行われる．温度の上昇，圧力の減少により気体の溶解度は低下するため，加温とともに減圧することにより脱気が行われる．

### ▶ 4) 供給

混合，加温，脱気により正常に調整された透析液をユースポイントへ供給する．多人数用透析液供給装置においては，通常，安定した供給のために，調整された透析液を一時的に貯留してから供給する．

## 4 —透析液供給装置の構成

図6-5に透析液供給装置の構成を示す．

### ▶ 1) 給水部

水処理装置からの給水を受け，後段の動作に適切な圧力，流量にする部分で，減圧弁，圧力センサ，流量センサ，電磁弁，モータバルブなどの部品で構成される．

### ▶ 2) 洗浄部

洗浄，消毒のための薬液を装置内へ注入する部分で，薬液タンク，ポンプ，電磁弁などの部品で構成される．透析治療中の透析液に薬液が混入しないような機構が必要である．

### ▶ 3) 加温部

透析液が適切な温度となるように加温する部分で，ヒータおよび温度センサ，循環ポンプなどの部品で構成される．

---

**Tips　透析液濃度測定法**

透析液供給装置で作製された透析液の濃度は，安全確認のため治療前に測定され，また，透析液供給装置混合機構の調整時にも測定される．このときの測定法には，イオン選択性電極法，炎光光度法による電解質濃度測定，氷点降下法による浸透圧測定などが用いられる．これらの測定法にはそれぞれ利点，欠点があることを認識して使用することが必要である．

イオン選択性電極法は装置の種類も多く，血液ガス分析装置をはじめとして，臨床検査にも多く用いられている．保守，測定も容易で短時間に行うことができる．このような多くの利点をもつため，透析液の電解質濃度の測定に広く用いられている．一方，測定値が共存イオンの影響を受けやすく，その影響は，1%の精度の混合を調整するときには無視できない程度とな

ることがある．臨床の血液検体を測定するために校正された装置では注意が必要で，とくに，緩衝剤を含まない無緩衝血液透析濾過用の透析液では，非希釈測定を行う装置において大きな影響が出ることが懸念される．イオン選択性電極法を用いるときには，透析液測定用に十分に校正することが必要である．

検査医学標準物質機構より供給される透析液測定用常用参照標準物質は，透析液をイオン選択性電極法で測定する装置の正確さを確かめるのに用いることができ，日本血液浄化技術学会はこれを用いて透析液成分濃度測定装置の認証を行っている．この活動によって，わが国でははじめて共通の値としてイオン選択性電極法による透析液濃度測定値の評価をすることができるようになった．

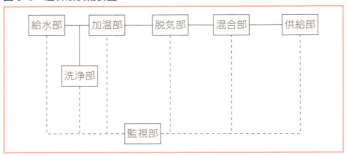

図 6-5　透析液供給装置

### ▶ 4）脱気部

透析液からの気泡の発生を防ぐため，減圧，加温により脱気を行う部分である．CDDSにおいては，多人数用透析液供給装置と透析用監視装置両方で脱気することがある．減圧するためのポンプ，オリフィスなどの部品で構成される．

### ▶ 5）混合部

透析用水，透析液原液を既定の比率で混合する部分である．装置によってさまざまな原理，機構が用いられ，機種ごとに特徴的である．以下にいくつかの混合方式について解説する．

#### （1）定容量混合方式

一定量の透析用水，透析液原液を混合し，透析液を断続的に作製する．透析液原液の容量測定法により，計量槽方式，定量ポンプ方式に大別される．

①計量槽方式

容量が調整されたA原液計量槽，B原液計量槽，透析用水計量槽を用いて，一定量の透析液原液と透析用水とを混合し，透析液とする方式である．図6-6に概念図を示す．各計量槽で透析用水，原液を計量し，各原液弁，透析用水弁を開放し，混合する．混合比率の調整は，各計量槽の容量を変更すること

---

**Tips　CDDS**

多人数用透析液供給装置を用い，多くの透析用監視装置に透析液を供給するCDDSは，わが国で発展した方法である．透析用監視装置には透析液作製機構がないため個人用透析装置に比し安価であること，1つの透析液供給装置の透析液濃度を調整することによって多くの透析用監視装置の透析液濃度が調整されるため，濃度調整の手間が少ないことなどの利点があり，わが国では多く用いられている．一方，1台の透析液供給装置に接続された透析用監視装置ではすべて同じ組成の透析液しか使用できないため，患者個々にあわせた透析液処方が困難であり，また，透析液供給装置1台の故障によって，多くの透析用監視装置が使用できなくなるなどの欠点もある．

図 6-6　計量槽方式

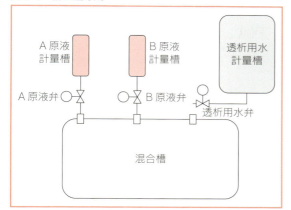

図 6-7　定量ポンプ方式

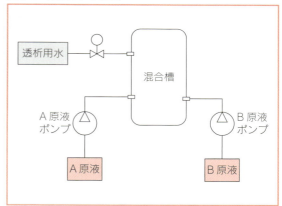

によって行う．

　②定量ポンプ方式

　規定容積の混合槽に定量性の高いポンプを用いて透析液原液を注入し，透析液の体積が一定となるように透析用水で希釈し透析液を作製する．**図 6-7**に概念図を示す．混合槽に，透析用水とともに A 原液および B 原液をポンプで注入し，1 回に混合槽容積分の透析液を作製する．混合比率の調整は，各原液ポンプの注入量を変更することによって行う．

### (2) 連続混合方式

　透析用水，透析液原液を連続的に混合し透析液を作製する方式である．多人数用透析液供給装置においては，透析液を安定して作製するために，作製された透析液を貯留するタンクを用いることもある．

　①流量比例ポンプ方式

　透析用水または混合された透析液の流量に対し，一定の比率で透析液原液ポンプを動作させて透析液を作製する．**図 6-8**に概念図を示す．供給される透析用水の流量を透析用水流量計で測定し，測定値に比例した流量で，A 原液ポンプ，B 原液ポンプを動作させる．原液ポンプには定量性の高いポンプ

---

**透析用剤溶解装置**

　従来，透析液は原液として A 剤 35 倍濃縮としてタンクに充填され，製薬メーカより販売，供給されてきた．透析液供給装置は，その原液を希釈し透析液とする装置である．透析液原液使用量は，4 時間，透析液流量 500 mL/min の治療で，A 液が 3.4 L，B 液が 4.3 L となり，100 人の治療を行うと合計 430 L と

なる．この大量の透析液は，在庫スペース，運搬の重量の問題を引き起こした．粉末型透析液製剤は，溶液ではなく粉末の形で供給される製剤であり，体積，重量ともに液体製剤に比し小さくなった．

　この粉末製剤を溶解し，透析液供給装置に透析液原液として供給するのが透析用剤溶解装置である．この装置は現在医療機器ではない．

透析液供給装置　　103

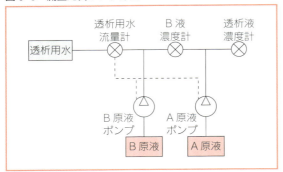

図6-8 流量比例ポンプ方式

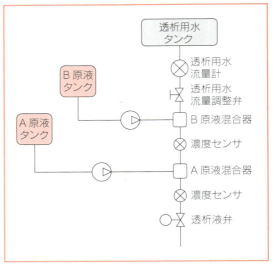

図6-9 重力落下方式

が用いられる．混合比率の調整は，各原液ポンプ動作量の透析用水に対する比例定数を変更することによって行う．透析用水と原液とを混合した後の透析液の流量を基準に，原液ポンプをコントロールする方法もある．

②重力落下方式

透析用水液面と，混合部の液面高さとの差を一定とし，水頭圧とオリフィスによる抵抗で一定の流量で透析用水を流下させ，同時にA原液とB原液とを定量性の高いポンプで注入し，混合する．**図6-9**に概念図を示す．透析用水タンクを混合槽液面より高い位置とし，透析液弁を開放すると，液面高さの差と，透析用水流量調整弁の流路抵抗によって決まる流量で透析用水が流下する．このとき同時にA原液ポンプ，B原液ポンプを動作させ，それぞれ規定の流量で注入する．混合比率の調整は，原液ポンプ流量，透析用水流量調整弁の開度を調整することによって行う．

③フィードバック方式

連続的に流れる透析用水にA原液，B原液を連続的に混合する．それぞれが混合された後の濃度を連続的に測定し，その測定値に応じ，A原液，B原液の流量を制御する．**図6-10**に概念図を示す．まず透析用水とA原液とが混合され，その濃度をA液濃度計で測定し，測定値が目標値となるようA原液ポンプが連続的に制御される．次にB原液が混合され，透析液濃度計の測定値によってB原液ポンプが制御される．他に，原液の注入をベンチュリ管の陰圧によって行う方法もある．混合比率の調整は，濃度計の制御目標値を変更することによって行われる．

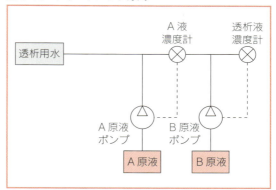

図6-10　フィードバック方式

　他の連続混合方式においても，ある程度の濃度のフィードバック制御が行われることがある．

### ▶6）供給部

　作製された透析液を供給する部分で，貯留タンク，送液ポンプなどの部品で構成される．多人数用透析液供給装置においては，供給先は透析用監視装置であり，個人用透析液供給装置においては，通常除水制御部である．除水制御については，患者監視装置の項で解説する．

### ▶7）監視部

　各部の動作，出力を監視し，必要時警報出力を行う．監視項目としては，濃度，透析液原液不足，透析用水不足，透析液不足，温度過昇，空だきなどがある．

## 5─透析液供給装置の保守・管理

　透析液供給装置の保守・管理として，点検，故障修理，洗浄・消毒が行われる．

### ▶1）点検

　透析液供給装置を使用するときには，日常点検，定期点検が必要である．点検は，製造業者の指定に基づいて，透析機器安全管理委員会の管理の下で行われる必要がある．

　①日常点検

　日常点検には，装置の使用を開始する前に行われる始業点検，使用しているときに行われる使用中点検，使用した後に行われる終業時点検がある．い

表6-2 透析液供給装置の始業時点検項目

| 点検事項 | 評価 |
|---|---|
| 連動している装置（水処理装置，透析液粉末製剤溶解装置など）の作動に異常がないか | 合・否 |
| 水洗，薬液洗浄などの事後および事前工程が設定通り終了しているか（薬液消費量の確認） | 合・否 |
| 警報（エラー）および報知メッセージの確認 | 合・否 |
| 現在時刻設定が正常かを確認 | 合・否 |
| 電源コードおよび信号ケーブル，コネクタなどに外れ・損傷がないか | 合・否 |
| 装置および周辺に液漏れがないか | 合・否 |
| 給液用のホースに汚れや付着物，空気の混入，損傷や折れがないか | 合・否 |
| 排液用のホースに汚れや付着物，損傷や折れ，外れなどがないか | 合・否 |
| 消毒液の残留がないことを確認する | 合・否 |
| 透析液原液の残量が十分かを確認をする | 合・否 |
| 警報設定値は適正な範囲に設定されているか | 合・否 |
| 透析液が適切な濃度と温度であり，また表示濃度と実濃度の確認が行われたか | 合・否 |
| 自己診断工程がある場合は自己診断を実行する | 合・否 |
| 透析液の供給を受けている透析用監視装置が液置換工程であるか | 合・否 |

（医療機器管理指針策定委員会：医療機器安全管理指針．2013より）

ずれも簡単に行える点検である．

　表6-2に，透析液供給装置の始業点検項目例を示す．始業点検では，治療の準備が完了し，安全に治療を行うことができる状態であるかについて点検する．洗浄消毒の完了の確認，透析液濃度の確認は，透析液供給装置，透析用監視装置に特徴的な項目である．

　表6-3に，使用中点検項目例を示す．使用中点検では，透析液供給装置が安全に動作しているかどうかを点検する．

　表6-4に，終業時点検項目例を示す．終業時点検では，治療が正常に終了したか，次回使用の準備が正常に行われているかを点検する．

　②定期点検

　定期点検は日常点検と異なり，ある程度時間と技術を要する点検であり，あらかじめ定められた計画に基づいて，清掃，校正，調整，定期交換部品の交換，動作確認が行われる．表6-5に定期点検報告書例を示す．

## ▶ 2) 故障修理

　透析液供給装置が使用できないと，患者の治療に大きな影響を及ぼすため，

表6-3 透析液供給装置の使用中点検項目

| 点検事項 | 評価 |
|---|---|
| 通常通りの透析工程が行われているか | 合・否 |
| 透析液の濃度，温度が安定しているか | 合・否 |
| 透析液の供給は，正常な送液圧があるか | 合・否 |
| 警報（エラー）および報知メッセージがないか | 合・否 |
| 装置および周辺に液漏れがないか | 合・否 |
| 異音，異臭，異常発熱などがないか | 合・否 |
| 透析液原液の残量が使用量に足りるか | 合・否 |

（医療機器管理指針策定委員会： 医療機器安全管理指針. 2013 より）

表6-4 透析液供給装置の終業時点検項目

| 点検事項 | 評価 |
|---|---|
| 透析液の供給を受けているすべての透析用監視装置で治療が終了したか | 合・否 |
| 事後・事前洗浄パターンおよび，その工程進行を確認する | 合・否 |
| 警報（ニラー）および報知メッセージがないか | 合・否 |
| 使用中に通常と異なる作動があった場合には，原因を確かめ保守点検を行う | 合・否 |
| 薬液（次亜塩素酸ナトリウム，酢酸など）の残量が使用に足りるか | 合・否 |
| 装置および周辺に液漏れがないか | 合・否 |
| 異音，異臭，異常発熱などがないか | 合・否 |

（医療機器管理指針策定委員会：医療機器安全管理指針. 2013 より）

透析液供給装置は故障に対する冗長性を有する設計となっている．透析液供給装置が正常に動作しないときには，可能な場合にはその機能で装置を動作させ，可能なかぎり停止させないようにする．それでも異常が解消されない場合には，その装置が治療に用いられないように適切に表示をし，修理を行う．透析施設内で適切に判断できない場合には，修理業者と適切に連携をとり，対処を検討する．

　故障觧析，修理の方法は装置ごとに大きく異なるため，これを行う者は，各装置のメンテナンスマニュアル，トラブルシューティングマニュアルなどを熟知しておく必要がある．そのために，製造業者の開催する修理研修に参加することが有用である．

透析液供給装置　107

## 表6-5　透析液供給装置の定期点検報告書

| 実施する内容 | 点検（3カ月・6カ月・1年目） | | | | |
|---|---|---|---|---|---|
| 医療機器名 | | | | | |
| 製造販売業者名 | | | | | |
| 型式 | | | | | |
| 型番 | | | | | |
| 製造番号 | | 実施年月日 | 年　　　月　　　日 | | |
| 購入年月日 | 年　　　月　　　日 | 実施者名 | 印 | | |
| 院内の管理番号 | | 総合評価 | 合格・再点検 | | |

| 項目 | 点検内容 | | 評価 |
|---|---|---|---|
| 電気的安全性点検 | 外装漏洩電流検査 | 正常状態（100μA以下） | μA |
| | | 単一故障状態（500μA以下） | μA |
| | 接地漏洩電流検査 | 正常状態（500μA以下） | μA |
| | | 単一故障状態（1000μA以下） | μA |
| | 接地線抵抗（0.1Ω以下） | | Ω |
| 外観・接続チューブ・ケーブル類 | 接続チューブの状態 | | 合・否 |
| | 配管への接続状態 | | 合・否 |
| | ケーブルの破損・接続状態 | | 合・否 |
| | アース線の状態 | | 合・否 |
| | 操作スイッチ，操作画面の状態 | | 合・否 |
| | 機能に影響する傷・変形など | | 合・否 |
| 給水部 | 圧力メータの作動状態 | | 合・否 |
| | 脱気ポンプの作動状態 | | 合・否 |
| | 電磁弁の作動状態 | | 合・否 |
| | エアベントの作動状態 | | 合・否 |
| | 温度センサの点検 | | 合・否 |
| | リリーフバルブの点検 | | 合・否 |
| | チューブの状態（折れなど） | | 合・否 |
| | 給水時間 | | 合・否 |
| ミキシング部 | フロートスイッチの作動状態 | | 合・否 |
| | モーターバルブの作動状態 | | 合・否 |
| | 濃度センサの点検 | | 合・否 |
| | 温度センサの点検 | | 合・否 |
| | 撹拌ポンプの作動状態 | | 合・否 |
| | 撹拌ポンプケーシングの状態 | | 合・否 |
| | チューブの状態（折れなど） | | 合・否 |
| 透析供給部 | フロートスイッチの作動状態 | | 合・否 |
| | 電磁弁の作動状態 | | 合・否 |
| | 送液ポンプの作動状態 | | 合・否 |
| | 送液ポンプの作動状態ケーシングの状態 | | 合・否 |
| | 濃度センサの点検 | | 合・否 |
| | 温度センサの点検 | | 合・否 |
| | チューブの状態（折れなど） | | 合・否 |
| 薬液・酸液供給部 | 供給時間 | | 合・否 |
| | 電磁弁の作動状態 | | 合・否 |
| | 薬液ポンプの作動状態 | | 合・否 |
| | 薬液ポンプのケーシングの状態 | | 合・否 |
| | チューブの状態（折れなど） | | 合・否 |
| | 残留薬液・酸液の点検 | | 合・否 |
| 原液供給部 | 供給時間 | | 合・否 |
| | 電磁弁の作動状態 | | 合・否 |
| | 原液ポンプの作動状態 | | 合・否 |
| | 原液ポンプのケーシングの状態 | | 合・否 |
| | チューブの状態（折れなど） | | 合・否 |
| 監視・指示警報の作動 | 関連装置への連動 | | 合・否 |
| | 温度警報 | | 合・否 |
| | 透析液濃度警報 | | 合・否 |
| | 警報ブザー | | 合・否 |
| | A原液不足警報 | | 合・否 |
| | B原液不足警報 | | 合・否 |
| | M1，M2給水不足警報 | | 合・否 |
| | 透析液不足警報 | | 合・否 |
| 電気試験 | 漏電ブレーカの作動 | | 合・否 |
| | アースの確認 | | 合・否 |
| その他 | 液漏れ | | 合・否 |
| | 異音・異臭（準備・透析・洗浄） | | 合・否 |
| | 端子台の増し締め（設置時確認後12カ月ごと） | | 合・否 |
| 交換部品・備考 | | | |

# 3 透析用監視装置

## 1 ─ 透析用監視装置とは

透析液供給装置によって作製された透析液を用いて透析治療を行う機能を有する装置で，血液ポンプで血液を駆動し，ダイアライザへ透析液を灌流させることによって血液を浄化し，限外濾過を行う透析治療を実行，監視する機能をもつ装置である．かつては，透析液を灌流させる部分と，血液ポンプ，抗凝固薬注入ポンプ，圧力計などを組み合わせて用いたこともあったが，現在は単一の装置となっている．

個人用透析装置は，透析用監視装置と個人用透析液供給装置の機能をあわせもつ装置とみなすことができる．

JIS T 0601-2-16：2014 人工腎臓装置の基礎安全及び基本性能に関する個別要求事項によると，透析用監視装置は「201.3.210.3　透析用監視装置：透析治療を行うときに透析液流量，温度，静脈圧などをモニタする装置」と定義されている．

## 2 ─ 透析用監視装置の機能

透析用藍視装置の基本的な機能は，血液の灌流，透析液の灌流，濾過による治療実行とその監視である．

### ▶ 1）血液灌流

血液浄化を目的に，血液ポンプを用いて血液をバスキュラーアクセスから動脈側回路を通じダイアライザへ導き，静脈側回路からバスキュラーアクセ

---

**Tips　生体情報モニタ**

透析用監視装置は，おもに透析治療の体外回路側を監視する装置であったが，血圧，ヘマトクリット，循環血液量変化，溶質除去など，生体側のパラメータをモニタすることのできる装置が次々と開発されている．

透析治療の目的に溶質除去があり，これはいままでおもに治療前後の対象溶質の濃度変化によって評価されてきた．この溶質除去が透析用監視装置によってリアルタイムにモニタリングされることによって，治療中のトラブルなどによる意図しない治療効果の変動を防ぐことができ，また，時間ではなく治療効果に基づいた治療ができると思われる．透析治療においては除水，体外回路充填量などの影響により，循環血液量が減少し，血圧の変動を招くことが多い．このため，透析用監視装置において，血圧，循環血液量の監視ができることは有意義であると考えられる．

スへ返す．その流量は通常，200 mL/min 程度（成人）である．

### ▶ 2）透析液灌流

透析液供給装置によって作製された透析液をダイアライザへ灌流させ，その流量を監視する．その流量は通常，500 mL/min 程度である．

### ▶ 3）濾過

ダイアライザで濾過を行い，患者余剰水分の除去，濾過型治療における濾過を行う．

### ▶ 4）監視

血液側，透析液側の異常を監視し，報知する．血液側監視項目として，圧力，流量，気泡，漏血が，透析液側監視項目として，圧力，濃度，流量，温度があげられる．

## 3─透析用監視装置の構成

図 6-11 に，透析用監視装置の構成を示す．

### ▶ 1）給水部

透析液供給装置からの給液を受け，後段の動作に適切な圧力，流量にする

図 6-11　透析用監視装置

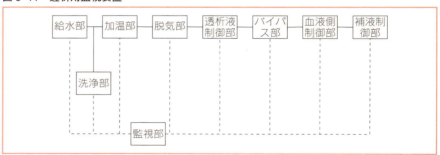

### Tips　オンライン HDF

オンライン HDF とは，濾過型治療の一種で，補充液として高度に清浄化された透析液を使用するものである．この透析液は除水制御部のダイアライザ入り口側から取り出され，体外回路に注入される．このため，除水制御機構が限外濾過流量と補充液流量を等しくするように働き，補充液量と限外濾過量のバランスをとる特別な機構を必要としない．この治療では，通常の置換補充液を用いる治療に比し大量の補充液を使用することができるため，濾過による治療効果がより大きくなることが期待される．

部分で, 減圧弁, 圧力センサ, 流量センサ, 電磁弁などの部品で構成される.

### ▶ 2) 洗浄部

　洗浄, 消毒のための薬液を装置内へ注入する部分で, 薬液タンク, ポンプ, 電磁弁などの部品で構成される. 透析治療中の透析液に薬液が混入しないような機構が必要で, 個人用透析装置では不可欠である. CDDS においては, 洗浄, 消毒液も多人数用透析液供給装置によって作製, 供給される.

### ▶ 3) 加温部

　透析液が適切な温度となるように加温する部分である. CDDS においては, 多人数用透析液供給装置と患者監視装置両方で加温することがある. ヒータ, 温度センサなどの部品で構成される.

### ▶ 4) 脱気部

　透析液からの気泡の発生を防ぐため, 減圧, 加温により脱気を行う部分で, この加温は加温部と共通である. 減圧するためのポンプ, オリフィスなどの部品で構成される. 給水部, 脱気部により, 透析液制御部への流量, 圧力が調整される.

### ▶ 5) 透析液制御部

　ダイアライザへ透析液を灌流させ, また限外濾過を行う部分で, 透析液を駆動するポンプ, 除水制御機構などによって構成される.

**(1) 除水制御機構**

　透析液をダイアライザへ規定の流量で供給しつつ, 限外濾過流量制御を行う部分である. 装置ごとにさまざまな原理, 機構が用いられ, 機種ごとに特徴的である.

①圧力制御方式

　限外濾過流量をダイアライザの限外濾過率 (UFRP) と膜間圧力差 (TMP) によって制御する方式である. TMP 制御のために血液側を加圧する陽圧式と, 透析液側を減圧する陰圧式がある. 現在の高透水性ダイアライザにおいては, この方式による除水制御は TMP の測定, 制御精度の限界により困難である. **図 6-12** に陽圧式の概念図を示す. 血液回路静脈圧, 透析液圧を監視し, その差である TMP が規定値となるよう, 血液回路クレンメで静脈回路を絞ることにより血液回路内圧を制御する.

②流量制御方式 (**図 6-13**)

　ダイアライザへ透析液を供給する流量と, ダイアライザから戻る流量を測

---

**UFRP:** 濾液流量と TMP の比で表されるダイアライザの透水性の指標である. これが大きいほど, 透水性が高い.

**TMP:** 限外濾過の推進力は膜を隔てた圧力差である. この圧力差を TMP (膜間圧力差) という.

透析用監視装置　111

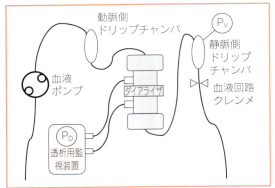

図 6-12　陽圧式 TMP 制御方式

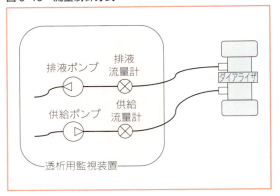

図 6-13　流量制御方式

定することにより，その差として限外濾過流量を制御する方式である．流量計として，電磁流量計，体積流量計が用いられる．

③容量制御方式

ダイアライザに接続される透析液回路のダイアライザ部分以外を密閉した状態で灌流させることによって，限外濾過を0にコントロールし，別に設けたポンプで限外濾過を行う方式である．この密閉された透析液回路を密閉回路とよぶ．

a：チャンバ方式（図 6-14）

　規定容量のチャンバを柔軟なダイアフラムで区切り，一方を透析液供給装置で作製された新鮮透析液側，他方をダイアライザからの透析液排液側とする．新鮮透析液側をダイアライザ透析液入口側に，排液側を出口側に接続し密閉回路を構成する．密閉回路内に設けられた透析液ポンプにより，透析液の灌流を行う．限外濾過は，限外濾過ポンプにより，密閉回路外へ透析液排液を取り出すことによって行う．透析用監視装置はこのチャンバを2つもち，一方がダイアライザへ接続されているとき，他方は透析液排液の排出および新鮮透析液の充填を行い，この2つを交互に切り替えて使用する．

b：ビスカスチャンバ方式（図 6-15）

　チャンバをダイアフラムで3室に区切り，中央の区画にシリコーンオイルを充填しビスカス室とする．残り2区画はチャンバ方式と同様に，一方を透析液供給装置で作製された新鮮透析液側，他方をダイアライザからの透析液排液側とする．密閉回路の構成，透析液灌流はチャンバ方式と同様である．限外濾過は，ビスカス室からシリコーンオイルを抜き出すことによって，密閉回路容積を増加させることによって行う．

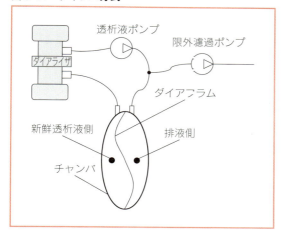
図6-14 チャンバ方式

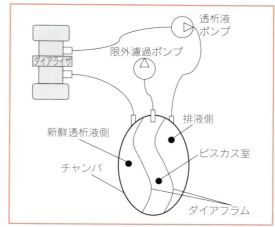
図6-15 ビスカスチャンバ方式

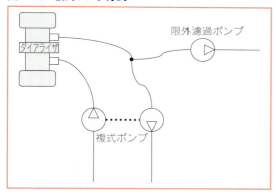
図6-16 複式ポンプ方式

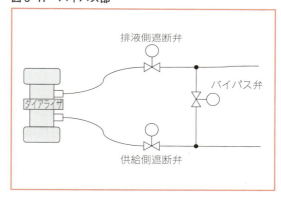
図6-17 バイパス部

④複式ポンプ方式（図6-16）

　同一形状のポンプヘッドを2つもち，これらが1つのモータで駆動されるプランジャポンプを用いて密閉回路を構成する．これは，同期して動作する同一性能の2つのプランジャポンプとみなすことができ，複式ポンプとよばれる．一方のプランジャポンプは新鮮透析液をダイアライザへ供給し，他方はダイアライザから透析液排液を排出する．限外濾過は，別に設けられた限外濾過ポンプを用いて，密閉回路外へ透析液排液を取り出すことによって行う．

▶ 6) バイパス部（図6-17）

　透析装置の準備中，警報状態などのときに，ダイアライザ側透析液回路を透析装置側から分離するための部分で，電磁弁，逆止弁などの部品で構成さ

れる．ダイアライザへ透析液を灌流させるときには，供給側遮断弁，排液側
遮断弁を開放し，バイパス弁を閉鎖する．ダイアライザを分離するときには，
供給側遮断弁，排液側遮断弁を閉鎖し，バイパス弁を開放することによって，
監視装置内では透析液を流したまま，ダイアライザ側を分離することができ
る．

### ▶ 7）血液側制御部

血液を体外循環回路に灌流させる部分で，血液ポンプで血液を灌流し，シ
リンジポンプで体外循環回路へ抗凝固薬を注入して体外循環を維持し，必要
時に血液回路クランパで体外回路とバスキュラーアクセスとを遮断する．

### ▶ 8）補液制御部

濾過型治療において補充液を体外回路に注入する部分で，補液を注入する
ポンプと，補液，濾液のバランスをとる機構から構成される．バランス制御
機構には，容量制御型と重量制御型がある．

### ▶ 9）監視部

安全な治療を実行するための監視を行う部分で，血液側監視項目，透析液
側監視項目，生理的パラメータ監視項目がある．以下に監視項目をあげる．

**（1）透析液側監視項目**

①透析液圧力

圧力トランスデューサによって透析液の圧力が測定され，除水制御機構の
異常が監視される．除水制御機構の異常は TMP によって監視されることも
ある．

②透析液濃度

電導度計によって透析液の濃度が監視され，異常な濃度の透析液がダイア
ライザへ供給されることを防ぐ．

③透析液流量

流量センサ，除水制御機構の動作状態によって透析液の流量が監視され，
透析液流量の異常，除水制御の異常が監視される．

④透析液温度

サーミスタ，白金測温体などによって透析液の温度が監視され，41℃をこ
える透析液がダイアライザへ供給されることを防ぐ．

**（2）血液側監視項目**

①漏血

透析液排液の光学的特性の測定などにより，ダイアライザからの血球成分

の漏出が監視される.

②血液側圧力

圧力トランスデューサによって体外回路内圧力が監視される.

（血液ポンプ前の）動脈回路圧：動脈側バスキュラーアクセスと，血液ポンプとの間の圧力．体外回路への血液の流入の異常が監視される.

ダイアライザ血液入口圧：血液ポンプとダイアライザの間の圧力.

静脈圧：ダイアライザと静脈側回路クランパとの間の圧力.

ダイアライザ血液入口圧，静脈圧により，体外循環回路血液の出血，凝固が監視される．また，透析液圧と組み合わせ TMP が算出され，監視される.

③気泡

超音波式検出器，光電式検出器などを用いて，体外循環回路内への気泡の混入が監視される.

④体外循環血液の凝固

血液の流れが停止したことによって起こる回路内血液の凝固の防止のため，血液ポンプの意図しない停止が監視される.

## 4—透析用監視装置の保守・管理

透析用監視装置の保守・管理として，点検，故障修理，洗浄・消毒が行われる.

### ▶ 1）点検

透析用監視装置を使用するときには，日常点検，定期点検が必要である．点検は，製造業者の指定に基づいて，透析機器安全管理委員会の管理の下で行われる必要がある.

①日常点検

日常点検には，装置の使用を開始する前に行われる始業点検，使用しているときに行われる使用中点検，使用した後に行われる終業時点検がある．いずれも簡単に行える点検である.

表6-6 に，透析用監視装置の始業点検項目例を示す．始業点検では，治療の準備が完了し，安全に治療を行うことができる状態であるかどうかについて点検する．洗浄消毒の完了の確認，透析液濃度の確認は，透析用監視装置，透析液供給装置に特徴的な項目である.

表6-7 に，使用中点検項目例を示す．使用中点検では，透析装置が安全に動作しているかどうか，正常に除水量などのデータが変化しているかを点検する.

表6-8 に，終業時点検項目例を示す．終業時点検では，治療が正常に終了

透析用監視装置　115

表6-6　透析用監視装置の始業時点検項目

| 点検事項 | 評価 |
| --- | --- |
| 装置周辺に液漏れなどの異常がないこと．特に給液口・排液口のホースクランプに緩みがないこと | 合・否 |
| 装置外装に透析液や薬液などの異物が付着していないこと | 合・否 |
| 透析液作製時の自己診断が正常に終了すること | 合・否 |
| 電源コンセントが医用コンセント（3P）に接続してあること | 合・否 |
| 電源コード・ケーブル・コネクタなどが破損していないこと | 合・否 |
| 事前水洗が正常終了し，消毒用薬液などが残留していないこと | 合・否 |
| 透析液の温度や各成分濃度，pH，浸透圧が処方通りであること | 合・否 |
| 装置からの異音，異臭などがないこと | 合・否 |
| 表示灯がすべて点灯すること | 合・否 |
| 冷却ファンのフィルタが汚れていないこと | 合・否 |
| 新鮮透析液に気泡が混入していないこと | 合・否 |
| 液晶ディスプレイが見づらくないこと | 合・否 |

（医療機器管理指針策定委員会：医療機器安全管理指針．2013 より）

表6-7　透析用監視装置の使用中点検項目

| 点検事項 | 評価 |
| --- | --- |
| 体外循環回路中からの液漏れ（血液, 透析液）や, 回路内凝血・溶血がないこと | 合・否 |
| 新鮮透析液中に気泡が混入していないこと | 合・否 |
| 透析装置からの異音がないこと | 合・否 |
| 表示灯が点灯していること | 合・否 |
| バスキュラーアクセスの状態（出血, 回路固定など） | 合・否 |
| 一定時間ごとの自己診断が正常終了していること | 合・否 |
| 治療条件確認事項 | |
| 血液流量 mL/min | |
| 透析液流量 mL/min | |
| 透析液温度℃ | |
| 透析液濃度 mEq/L （mS/cm） | |
| 除水速度 L/hr | |
| 除水積算量 L | |
| 抗凝固薬注入速度 mL/hr | |
| 抗凝固薬残量 mL | |
| 血液回路内圧力（動脈圧, 静脈圧, TMP）mmHg | |
| 透析液回路内圧力（透析液圧）mmHg | |
| 交換速度 L/hr | |
| 交換積算量 L | |

（医療機器管理指針策定委員会：医療機器安全管理指針．2013 より）

表6-8　透析用監視装置の終業時点検項目

| 点検事項 | 評価 |
| --- | --- |
| 使用後に除水誤差などがないこと | 合・否 |
| 透析装置からの液漏れ・異音などがないこと | 合・否 |
| 透析装置外装に血液や薬液などの異物が付着していないこと | 合・否 |
| 消毒液の種類・残量が適正であること | 合・否 |
| 洗浄・消毒工程中に異常動作がないこと | 合・否 |

（医療機器管理指針策定委員会：医療機器安全管理指針．2013 より）

**表6-9　定期点検報告書**

| 実施する内容 | 点検（3カ月・6カ月・1年目） | | | |
|---|---|---|---|---|
| 医療機器名 | | | | |
| 製造販売業者名 | | | | |
| 型式 | | | | |
| 型番 | | | | |
| 製造番号 | | 実施年月日 | 年　　月　　日 | |
| 購入年月日 | 年　　月　　日 | 実施者名 | 印 | |
| 院内の管理番号 | | 総合評価 | 合格・再点検 | |
| 項目 | 点検内容 | | 評価 | |
| 電気的安全性点検 | 外装漏洩電流検査 | 正常状態（100μA以下） | | μA |
| | | 単一故障状態（500μA以下） | | μA |
| | 接地漏洩電流検査 | 正常状態（500μA以下） | | μA |
| | | 単一故障状態（1000μA以下） | | μA |
| | 接地線抵抗（0.1Ω以下） | | | Ω |
| 外観・接続チューブ・ケーブル類 | 接続チューブの状態（折れなど） | | 合・否 | |
| | 排液管への接続状態 | | 合・否 | |
| | ケーブルの破損・接続状態 | | 合・否 | |
| | アース線の状態 | | 合・否 | |
| | 機能に影響する傷・変形など | | 合・否 | |
| | 表示灯の点灯 | | 合・否 | |
| 給液部または透析液受入部 | フィルタの汚れ・漏れ・ツマリ | | 合・否 | |
| | 圧力スイッチの動作状態（多人数用透析装置） | | 合・否 | |
| | 減圧弁の動作状態 | | MPa | |
| | 脱気ポンプの動作状態 | | MPa | |
| | 除気槽の動作状態 | | 合・否 | |
| | リリーフバルブの動作状態 | | MPa | |
| 密閉回路部 | チューブの状態（折れなど） | | 合・否 | |
| | 電磁弁の動作状態，液漏れなど | | 合・否 | |
| | チャンバの動作状態，液漏れなど | | 合・否 | |
| 血液ポンプ部 | 流量表示と実流量との誤差 | | % | |
| | 動作状態（ガタ・異音など） | | 合・否 | |
| シリンジポンプ部 | 流量表示と実流量との誤差 | | % | |
| | 動作状態（ガタ・異音など） | | 合・否 | |
| | 過負荷時の検知圧力 | | MPa | |
| 監視・警報の動作 | 関連装置への連動 | | 合・否 | |
| | 静脈圧警報 | | 合・否 | |
| | 透析液警報 | | 合・否 | |
| | 温度警報 | | 合・否 | |
| | 漏血警報 | | 合・否 | |
| | 気泡警報 | | 合・否 | |
| 電気試験 | 漏電ブレーカの作動 | | 合・否 | |
| | メモリバックアップ用電池の動作 | | 合・否 | |
| | アースした状態確認 | | 合・否 | |
| | 停電バックアップ用電池の動作 | | 合・否 | |
| 自己診断 | 除水ポンプ動作 | | 合・否 | |
| | 密閉回路漏れチェック（動作性・静特性） | | 合・否 | |
| | 電磁弁開閉動作 | | 合・否 | |
| 減圧弁 | 二次圧 | | MPa | |
| 透析液温度 | 設定された温度表示 | | ℃ | |
| 透析液濃度 | 設定された濃度表示 | | mEq/L | |
| バランステスト | | | cm/10min | |
| 除水精度試験 | 模擬回路による除水実測 | | % | |
| 圧力センサ（動脈圧・静脈圧・透析液圧） | ゼロ確認 | | mmHg | |
| | スパン確認 | | mmHg | |
| 交換部品・備考 | | | | |

したか，次回使用の準備が正常に行われているかを点検する．

　②定期点検

　定期点検は日常点検と異なり，ある程度時間と技術を要する点検であり，

あらかじめ定められた計画に基づいて，清掃，校正，調整，定期交換部品の交換，動作確認が行われる．**表6-9**に定期点検報告書例を示す．

### ▶ 2) 故障修理

透析用監視装置に異常があると思われるときには，その装置を治療に用いてはならない．その装置が治療に用いられないように適切に表示をし，動作確認を行って実際に故障しているのか判断し，故障していた場合は故障箇所を特定し，修理を行う．透析施設内で適切に判断できない場合には，修理業者と適切に連携をとり，対処を検討する．

故障解析，修理の方法は装置ごとに大きく異なるため，これを行う者は，各装置のメンテナンスマニュアル，トラブルシューティングマニュアルなどを熟知しておく必要がある．そのために，製造業者の開催する修理研修に参加することが有用である．

### ▶ 3) 洗浄・消毒

透析装置を洗浄・消毒する目的は，透析液に含まれるカルシウム，マグネシウムの炭酸塩の除去，透析液排液由来の有機物の除去，ウイルス，細菌，バイオフィルムといった生物学的汚染の除去である．

炭酸塩の除去には酢酸，クエン酸などの酸が用いられ，有機物の除去には次亜塩素酸ナトリウムなどの塩基や，過酢酸などが用いられる．生物学的汚染の除去には高温や，次亜塩素酸，過酢酸などの酸化剤などが用いられる．

透析用監視装置の洗浄・消毒は，透析液供給装置から送られてくる洗浄，消毒薬を使用して行われる．

# 4 個人用透析装置

## 1─個人用透析装置とは

透析用監視装置と個人用透析液供給装置を組み合わせた装置で，透析用監視装置と同等の，血液ポンプで血液を駆動し，ダイアライザへ透析液を灌流させることによって血液を浄化し，限外濾過を行う透析治療を実行し，監視する機能をもち，さらに透析液を作製する機能をもつ装置である．

JIS T-0601-16　人工腎臓装置の基礎安全及び基本性能に関する個別要求

事項によると，透析用監視装置は，「201.3.210.1　個人用透析装置：1人の患者の透析治療を行うのに必要な機能を備えた装置」と定義されている．

### 2 — 個人用透析装置の機能

個人用透析装置の基本的な機能は，透析用監視装置における血液の灌流，透析液の灌流，濾過による治療実行とその監視に加え，透析液供給装置の機能である混合，加温，脱気である．それらの機能については，該当の箇所に記した．

### 3 — 個人用透析装置の構成

図 6-18 に，個人用透析装置の構成を示す．

それぞれの構成要素については，透析用監視装置，透析液供給装置の該当箇所と基本的に同じである．

### 4 — 透析液作製機構

個人用透析装置の透析用監視装置ともっとも異なる点である透析液を作製する混合の機構と，透析液制御部の除水制御機構は密接に関係している．表 6-10 に，混合機構と除水制御機構の組み合わせを示す．

### 5 — 洗浄部

個人用透析装置においては，洗浄部で洗浄，消毒のための薬液を装置内へ注入する．透析治療中の透析液に薬液が混入しないような機構になっている．

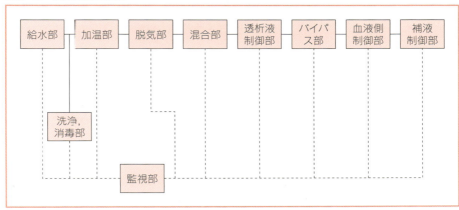

図 6-18　個人用透析装置

表 6-10　混合機構と除水制御機構の組み合わせ

| 除水制御機構 | 混合機構 |
|---|---|
| 流量制御方式 | フィードバック方式 |
| チャンバ方式 | 定量ポンプ方式 |
| ビスカスチャンバ方式 | 定量ポンプ方式 |
| 複式ポンプ方式 | 流量比例ポンプ方式 |

### 6 ─ 個人用透析装置の保守・管理

　個人用透析装置の保守・管理は，透析用監視装置の保守・管理と大きくは変わらず，点検，故障修理，洗浄・消毒が行われる．

　個人用透析装置の点検で特徴的なことは，透析原液の残量を日常点検でみること，透析液作製機構の点検を定期点検で行うことである．洗浄・消毒で特徴的なことは，個人用透析装置は，濃厚液を希釈し，洗浄，消毒薬を作製する機能をもつことである．

# 5　透析液の種類と特徴

### 1 ─ 透析液の歴史

　黎明期に用いられた透析液は，0.6％食塩液であった[4]．これは，動物実験で透析により溶質が除去できることを示した研究であった．Hass Gによって，ヒトに対しはじめて血液透析が行われ[5]，1945年にKolffらは急性腎不全患者に対し透析治療を行い救命に成功したが，このとき用いられた透析液も電解質としてはNaとClを含むもので，浸透圧の調整のためにブドウ糖が使用された．

　その後，現在のものに近い成分の透析液が開発された．現在と同様に基本的には細胞外液と似た組成のものであったが，当時のダイアライザは透水性が低く，濾過による除水が困難であったため，Naの除去のために透析液のNaイオン濃度は低く設定され，浸透圧による除水のためにブドウ糖濃度は高く設定されていた．アルカリ化剤としては重炭酸が用いられていた．アルカリ化剤として重炭酸を使用すると，pHの上昇によりCaやMgの炭酸塩の沈殿ができるため，二酸化炭素ガスを透析液中に吹き込むことでこれを防止した．

1964年になり，Mionらによって，酢酸をアルカリ化剤として使用した透析液が開発された[6]．この透析液は，炭酸塩の沈殿が生成されることはなく，1剤の濃縮液を作製することが可能であった．わが国においては，1965年にはじめて透析液製剤が発売された．これは，アルカリ化剤として重炭酸を使用し，低ナトリウムで高い浸透圧を有する透析液であった．

その後，アルカリ化剤が酢酸に変わり，1剤の透析液原液製剤が普及した．この酢酸透析液は，ダイアライザの透水性の増大により透析液を高い浸透圧にする必要がなくなり，ブドウ糖の添加が必要なくなったこと，酢酸を含むことから，透析液中の細菌の繁殖に対しても有利となった．しかし，酢酸には末梢血管拡張作用や心筋抑制作用があり，酢酸の血中濃度が高くなると，血圧低下などの症状を引き起こす酢酸不耐症を引き起こすことがあった．これにより，ふたたび重炭酸をアルカリ化剤として使用した透析液が開発された．また，糖尿病を有する患者の低血糖を防止するために，ブドウ糖濃度も生理的な濃度である100 mg/dL程度とされた．

## 2 ─ 透析液の組成と特徴

血液中の過剰な物質を除去し，不足している物質を補充することが血液透析の目的である．透析液は透析膜を介して血液と接触するため，細胞外液である血漿と似た組成となっている．透析液中に含まれるイオンの濃度は，習慣的に［mEq/L］単位で示されることが多い．

### ▶ 1）ナトリウム

血漿中の濃度とほぼ同じ140 mEq/Lのものがほとんどである．透析患者においては，Naイオンは水とともに貯留しているため，濃度差で除去するよりも除水によって水分とともに除去することが合理的である．

### ▶ 2）カリウム

血漿中の濃度よりも低い2 mEq/Lのものがほとんどである．透析患者は血漿中のKイオン濃度が高値を示すことが多い．高カリウム血症により致死的な不整脈を引き起こすことがあり，透析によって積極的に除去するために低値とされている．

### ▶ 3）カルシウム

2.5〜3.0 mEq/Lに設定されている．2.5 mEq/Lの濃度ではカルシウムイオンは透析治療中に除去される傾向で，3.0 mEq/Lでは逆に補充される傾向となる．慢性腎臓病に伴う骨・ミネラル代謝異常管理において，低または高カ

ルシウム血症が遷延する場合には濃度の変更を行うこととされている[7].

### ▶ 4）重炭酸イオン

25〜35 mEq/L に設定されている．透析患者は代謝性アシドーシスを呈し，その補正のため透析液から血液中に補充される．

## 3 — 副作用・合併症

透析療法の副作用・合併症として，血圧低下・ショック，不均衡症候群などがあるが，その原因は，透析液のみならず，体外循環によるもの，除水によるものもある．以下に，とくに透析液が関連するものを示す．

### ▶ 1）低血糖

現在用いられている透析液のブドウ糖濃度は 0，100，150 mg/dL である．ブドウ糖濃度の低い透析液では低血糖が起こることがある．

### ▶ 2）酢酸不耐症

肝機能障害などの酢酸の代謝が低下している症例では，酢酸の血管拡張作用，心因抑制作用が生じることがある．酢酸を含まない透析液も市販されている．

### ▶ 3）ジギタリス中毒

ジギタリス糖体製剤が投与されている患者では，血清カリウム値の過度な低下によりジギタリス中毒を発症するおそれがある．必要な場合には，塩化カリウムを添加して透析液のカリウム濃度を調整する．

### ▶ 4）浸透圧性脱髄症候群

高度な低 Na 血症を呈する患者に通常の透析治療を行うと，急速に低 Na 血症が補正され，おもに橋などで脱髄性病変が起こる浸透圧性脱髄症候群をきたすことがある．低 Na 透析液を使用し，低 Na 血症の補正を緩徐に行うことで発症を防止する必要がある．

# 6 抗凝固剤の種類と特徴

## 1 —血液凝固機序[8]

　血液の凝固系は，血液凝固因子[8,9]（**表6-11**）がかかわる内因系凝固と外因系凝固に大きく分けられる（**図6-19**）．内因系凝固は血管内皮の傷害に起因し，血液がガラスや血液回路などの異物と接したとき，XII因子を活性化（XIIa；activate）して始まる．体外循環時の凝固は，血小板付着部が開始点となって起こる．一方，外因系凝固は外傷時，組織が損傷して組織因子が放出されることでVII因子が活性化して始まる．血液凝固は，凝固系カスケード反応（次々に起こる反応）で開始点から凝固まで反応が進む．どちらの凝固もX因子の活性化以後は共通の経路であり，最終的にはプロトロンビン（II因子）をトロンビン（IIa因子）に活性化させ，フィブリノゲン（または，フィブリノーゲン）（I因子）をフィブリンに活性化し，モノマー（単体）からポリマー（複合体）になることで血液凝固は終了する．

## 2 —種類と特徴，使用方法

　血液透析に使用される抗凝固剤の特徴（**表6-12**）と使用方法について以下に示す．

表6-11　血液凝固因子

| 因子 | 一般名 | 分子量 | 血漿中濃度 |
|---|---|---|---|
| I | フィブリノゲン | 340,000 | 2～4 mg/mL |
| II | プロトロンビン | 72,500 | 150～200 μg/mL |
| III | 組織因子 | 44,000 | 0 |
| IV | カルシウムイオン | | |
| V | プロアクセレリン | 330,000 | 7～10 μg/mL |
| VI | 欠番 | | |
| VII | プロコンバーチン | 50,000 | 0.5 μg/mL |
| VIII | 抗血友病因子 | 300,000 | 0.1 μg/mL |
| IX | クリスマス因子 | 57,000 | 3～5 μg/mL |
| X | スチュワート因子 | 59,000 | 6～8 μg/mL |
| XI | 血漿トロンボプラスチン前駆体（PTA） | 160,000 | 4～7 μg/mL |
| XII | ハーゲマン因子 | 80,000 | 40 μg/mL |
| XIII | フィブリン安定化因子 | 320,000 | 10 μg/mL |

図6-19 血液凝固反応

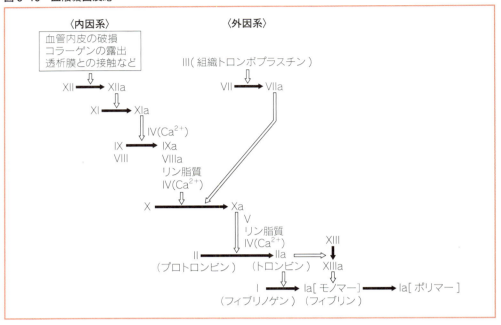

表6-12 血液透析に用いられる抗凝固剤

| 抗凝固剤 | 分子量 | AT | 抗凝固作用 | 半減期 | 中和剤 | モニタリング | 適用患者 |
|---|---|---|---|---|---|---|---|
| 未分画ヘパリン | 3,000~25,000 | 結合 | Xa, IIa | 40~90分 | プロタミン | APTT, ACT | |
| 低分子ヘパリン | 3,000~8,000 | 結合 | Xa | 180~240分 | 無 | 全血 Xa 凝固時間（リアルタイム不可） | 出血病変,出血傾向 |
| メシル酸ナファモスタット | 539.58 | 不要 | 凝固系各酵素 | 4~8分 | 無 | ACT | 出血病変,出血傾向 |
| アルガトロバン | 526.65 | 不要 | IIa | 30~40分 | 無 | APTT | AT 欠乏症,HIT |

### ▶1）未分画ヘパリン

#### (1) 種類

　未分画ヘパリンは，分子量 3,000~25,000 の硫酸多糖類であり，分子中に多数含まれる硫酸基が負に帯電しているため，表面荷電が高い．未分画ヘパリンは，おもに肝臓で生成され，アンチトロンビン（antithrombin：AT，従来呼称：ATIII）と結合し，構造を変化させて阻害作用を活性化する．AT は，第 Xa 因子，トロンビン（IIa），その他のセリンプロテアーゼの活性部位と結合することで凝固を阻害する．AT-未分画ヘパリンに対し，トロンビンの方が第 Xa 因子よりも高い親和性を有する．未分画ヘパリンは抗凝固作用によ

り，活性化部分トロンボプラスチン時間（activated partial thromboplastin time：APTT）を延長する．このため，APTT や活性化凝固時間（activated coagulation time：ACT）を測定することで，ヘパリンの効果をリアルタイムに測定できる．未分画ヘパリンの血中半減期は約 40〜90 分であり，プロタミンにより中和される．未分画ヘパリンを大量に使用して AT が枯渇すると，もはや凝固状態は現れず，過凝固状態となる．副作用として，出血傾向，高脂血症，ヘパリン起因性血小板減少症（heparin-induced thrombocytopenia：HIT）がある．HIT Ⅱ型はヘパリン使用者の 1〜3 ％にみられ，ヘパリン依存性に自己抗体が出現することで免疫学的機序を介して血小板減少が引き起こされ，ときにトロンビンの過剰生成に起因する致死的な血栓閉塞症を併発することがある．

**(2) 使用方法**[10]

各患者の適切な未分画ヘパリン使用量は，各々のヘパリン感受性試験の結果に基づいて透析前に算出される．全身ヘパリン化法は，透析開始前に 1,000〜3,000 単位を投与し，透析開始後は，500〜1,500 単位/hr で持続的に，あるいは間歇的に投与する．一方，局所ヘパリン化法は，体外循環開始時点で 1,500〜2,500 単位/hr で未分画ヘパリンを持続的に注入し，血液が体内に戻る直前でプロタミンにより未分画ヘパリンを中和し，体内の血液凝固時間を延長させない方法である．また，限界ヘパリン化法は，未分画ヘパリンの使用量をできるだけ少なくする方法である．

## ▶ 2) 低分子ヘパリン（LMWH）

低分子ヘパリン（low molecular weight heparin：LMWH）は，未分画ヘパリンを加水分解して，分子量 2,500〜8,000 の活性基を取り出したものである．未分画ヘパリンと同じく，AT と結合して作用する．第 X 因子を強く抑制する（抗凝固作用）が，トロンビンはほとんど抑制しない．すなわち，LMWH は抗 Xa/トロンビン活性比が未分画ヘパリンよりも高く，血小板に対する影響が少なく出血の副作用が少なく，未分画ヘパリンでみられる副作用が少ない．血中半減期は 180〜240 分のため，初回投与のみで体外循環中の抗凝固効果を維持させることも可能である．また，中和剤としてプロタミンがあげられるが，その効果は 6 割程度と不十分であり，分子サイズが小さくなるほど中和効果は低くなる．抗 X 因子のモニタリングは ACT や APTT では困難なため，全血 Xa 凝固時間が望ましいが，測定結果がでるまで時間がかかるため，適切な使用量はモニタしにくい．

**使用方法**[11]

成人の透析患者には，LMWH を 15〜20 IU/kg を回路内に単回投与し，体

抗凝固剤の種類と特徴　125

外循環開始後は7.5〜10 IU/kgを持続投与する．出血性病変または出血傾向を有する透析患者の場合，LMWHを10〜15 IU/kgを回路内に単回投与し，体外循環開始後は7.5 IU/kgを持続投与する．単回投与[12]は，7〜13 IU/kgに血液浄化療法に必要な体外循環予定時間を掛けた量を体外循環開始時に投与し，その後は一切投与を行わずに体外循環を終了する．

### ▶ 3) メシル酸ナファモスタット（NM）

メシル酸ナファモスタット（nafamostat mesylate：NM）は，分子量539.58のタンパク分解酵素阻害薬である．NMは急性膵炎の薬であったが，血液凝固が一連の酵素反応であることから，凝固系各酵素の作用を抑制し，結果的に凝固の進行を抑制するため抗凝固剤としても使用される．最大の特徴は，血中半減期が4〜8分と短いために，抗凝固作用を体外循環の回路内にほぼ限局させることができることである．モニタリングにはACTを用いる．未分画ヘパリンやLMWHのもつ問題点がなく，眼底出血，脳出血，消化管出血など出血性病変，または出血傾向のある患者に使用が認められている．高価であり，陽性荷電のため，陰性荷電膜（AN69など）には吸着してしまうため併用できない．

**使用方法**[13]

体外循環開始前にNM20 mgを溶解した生理食塩液で血液回路内の洗浄，充填を行い，体外循環開始後は，NMを5％ブドウ糖注射液で溶解し，20〜50 mg/hrを持続投与する．

### ▶ 4) アルガトロバン

アルガトロバン（argatroban）は，分子量526.65の抗トロンビン剤である．アルガトロバンは，ATを介さずに，選択的にトロンビンと結合して抗トロンビン作用を発揮し，抗凝固作用を得る．そのため，AT欠乏患者やAT低下を伴う患者，HITに対し使用可能である．また，APTTの測定によりモニタリングが可能である．血中半減期は30〜40分のため，出血の可能性がある患者には注意が必要であり，出血している患者には禁忌である．

**使用方法**[14]

体外循環開始時に10 mgを回路内に投与し，体外循環開始時は25 mg/時より投与を開始し，体外循環中は5〜40 mg/時を目安とする．凝固時間の延長，回路内凝血，透析効率および透析終了時の止血状況を指標に投与量を増減し，患者ごとの投与量を決定する．

**参考文献**

1) 厚生労働省：水質基準項目と基準値（51 項目）.
http://www.mhlw.go.jp/stf/seisakunitsuite/bunya/topics/bukyoku/kenkou/
suido/kijun/kijunchi.html

2) 透析液清浄化ガイドライン Ver 2.01. 日本臨床工学会透析液等安全委員会. 2014.

3) 峰島三千男，川西秀樹，阿瀬智暢，川崎忠行，友　雅司，中元秀友：2016 年版透析液水質基準. 透析会誌，**49**(11)：697〜725，2016.

4) Abel, J.J., Rounttree, L.G., Turner, B.B.：On the removal of diffusible substances from the circulating blood by means of dialysis. *Trans. Assoc. Am. Physicians*, **2**：51〜54, 1913.

5) Cameron, J.S.：A history of the treatment of renal failure by dialysis. Oxford University Press, Oxford, 2002.

6) Mion, C.M., Hegstrom, R.M., Boen, S.T., et al.：Substitution of sodium acetate for sodium bicarbonate in the bath fluid for hemodialysis. *Trans. ASAIO*, **10**：110 〜113, 1964.

7) 社団法人日本透析医学会編：慢性腎臓病に伴う骨・ミネラル代謝異常の診療ガイドライン. 透析会誌，**45**(4)：301〜356，2012.

8) 一般社団法人日本血液製剤協会用語集. 凝固反応.
http://www.ketsukyo.or.jp/glossary/ka05.html

9) 一般社団法人日本血栓止血学会用語集.
http://www.jsth.org/glossary

10) ヘパリン Na 透析用添付文書. ニプロ株式会社.

11) ダルテパリン Na 静注添付文書. ニプロ株式会社.

12) 立原敬一，石田　等，大塚　徹，諏訪邦夫：血液浄化法に用いられる抗凝固薬の種類. 帝京短期大学紀要，**16**：141〜144，2010.

13) 注射用ナファモスタットメシル酸塩添付文書. 日医工株式会社.

14) スロンノン HI 注：第一三共株式会社.

# 第7章 患者管理

## 1 バスキュラーアクセスとその管理

### 1 ─ バスキュラーアクセス（VA）とは

　血液透析を施行するためには，血液を1分間に150〜250 mL 程度の速さで体内から透析装置へ送り，ふたたび体内へと循環させる必要がある．このとき使用する血液経路のことをバスキュラーアクセス（vascular access：VA）という．維持血液透析患者において，VA はまさに生命線である．

### 2 ─ VA の種類と特徴

　VA は，緊急時か長期的に使用するか，さらに自己血管か人工的なものかにより分類される（**表7-1**）．緊急時の自己血管 VA には，大腿静脈や上腕動脈などを穿刺する直接穿刺法があり，緊急時の人工的 VA には，非カフ型カテーテルがある．一方，長期使用の自己血管 VA には，内シャント（arterio-venous fistula：AVF）や動脈表在化があり，長期使用の人工的 VA には人工血管内シャント（arterio-venous vascular access graft：AVG）やカフ型カテーテル，外シャントがある．しかし，外シャントは感染や血栓症のリスクが高いことから，現在ではほとんど使用されることはなくなっている．

#### ▶ 1）自己血管内シャント（AVF）

　AVF は，1966年に Brescia-Cimino の内シャントが考案されて以降，標準的な VA として現在は第一選択にあげられている．その理由は，開存性，抗

表7-1　バスキュラーアクセス（VA）の分類

| | 緊急時に使用する VA | 長期的に使用する VA |
|---|---|---|
| 自己血管を使用する VA | 直接穿刺法 | AVF，動脈表在化 |
| 人工的なものを使用する VA | 非カフ型カテーテル | AVG，カフ型カテーテル，外シャント |

AVF：arterio-venous fistula，AVG：arterio-venous vascular access graft.

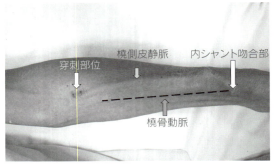

図7-1 前腕内シャント

橈骨動脈は表面からみえない位置にある．

感染性，各種合併症の発生率（血管壁障害，血栓形成，管腔狭小化など）が他のVAよりも優れているためとされる．一方，AVF作製による心拍出量増加のために心機能障害を引き起こす可能性もあり，事前に心臓超音波検査などで心機能を精査しておく必要がある．作製部位は一般的に前腕末梢（タバチエール，手関節部）から検討され，脈管の径が細く，シャントの発達が望めない場合には，作製部位をより太い脈管のある中枢側へと変更する必要がある．AVF手術とはその名のとおり動脈と静脈を吻合する方法だが，その吻合法には，端側吻合（静脈端-動脈側），側々吻合，端々吻合がある．通常は，前腕末梢で橈骨動脈と橈側皮静脈を吻合するradiocephalic AVF (RCAVF) が第一選択となることが多い（図7-1）．

### ▶ 2) 人工血管内シャント（AVG）

AVFは優れたVAではあるが，その作製には脈管径の適当な太さや穿刺する静脈が皮下の浅い位置に存在することが必要となる．しかし，ときには条件にそぐわないこともあり，そのような場合にAVGを検討することになる．AVGの利点は，皮下に人工血管を置くことで，シャント発達が困難な患者においても穿刺が容易となることである．

人工血管にはexpanded-polytetrafluoroethylene (ePTFE) グラフト，poly-urethane (PU) グラフト，polyolefin-elastomer-polyester (PEP) グラフトが存在し，それぞれ特徴がある．ePTFEグラフトは抗感染性，長期開存性，操作性において優れているが，手術後から血漿成分漏出による浮腫を認めることや，生着しないまま穿刺した場合に止血困難となるため，穿刺が可能となるまでに2〜3週間程度の期間を要する．一方，PUグラフトは浮腫をきたしにくく比較的早期穿刺が可能でいて，早・中期の開存性がePTFEグラフトとほぼ同等とされている．しかし，屈曲しやすいため，関節をこえるような配置では血流が遮断され閉塞するおそれがある．PEPグラフトは術後の浮腫が

少ないことから早期穿刺に優れ，屈曲にも強いとされている．しかし，材質が硬く厚みもあることから伸縮性が少なく，細い脈管との吻合がむずかしいことがある．近年，ePTFE グラフトにおいて内腔にヘパリンコーティングがされたことにより，さらに開存率が上昇したものが市販されており，なかでも内層と外層の間にシリコーン層をもったものは止血性の向上と血漿成分の漏出が改善し，手術後24時間以内の穿刺も可能となっている．

AVG 手術とは，通常の AVF 手術では使用することの困難な位置関係にある動脈と静脈の間を人工血管でつなぐ手術である．そのつなぎ方にはループ状やストレート状があり，脈管の状況に応じて留置の仕方を検討する．

### ▶ 3）動脈表在化

動脈表在化とは，筋膜下にある動脈を皮下にまで挙上して筋膜上で固定する方法であり，AVF や AVG を作製した場合に心不全を呈する可能性のある，心機能が低下した患者において作製される VA である．また，皮静脈の穿刺可能な部位が1カ所しかない場合や，血管が荒廃して AVF の作製が困難な場合などでも，動脈表在化が選択される．表在化に使用される動脈は，上腕動脈または大腿動脈のいずれかであるが，通常は比較的手術が容易で合併症の少ない上腕動脈が選択される．

一方，動脈表在化の欠点として，手術直後は血管周囲組織との癒着が不十分なため，早期に穿刺すると抜針後の止血ができず血腫を形成することがある．このため，術後は2週間以上経過してから穿刺を開始する必要がある．その他に，感染，動脈瘤，狭窄，閉塞を合併する可能性があることから，その管理には注意を要する．

### ▶ 4）カフ型，非カフ型カテーテル

血液透析用のカテーテルには，緊急時や短期間使用される非カフ型カテーテルと，長期留置型のカフ型カテーテルがある．

非カフ型カテーテルは，内頸静脈もしくは大腿静脈に超音波ガイド下で穿刺し，ガイドワイヤーを介して血管内に挿入，留置する．緊急時に留置されることが多く，その手技時間も比較的短く行うことができる．

一方，カフ型カテーテルは，穿刺部位は同様ながら施行時には X 線透視装置を用いることが多く，手術室に準じた清潔度を確保する必要がある．通常，静脈内に留置したカテーテルは皮下トンネルを通して出口部から外へ出すかたちになり，静脈内のカテーテル先端位置確認のために X 線透視装置を使用する．手技時の合併症としては，出血・血腫，血・気胸，カテーテル先端位置異常などがある．

### ▶ 5）直接穿刺法

　直接穿刺法は，上腕動脈や大腿動・静脈を超音波ガイド下で直接に穿刺してこれを脱血側に使用，返血側は四肢の皮静脈もしくは既存のVA（脱血には使用困難）を用いる方法である．通常，緊急の血液透析を行う際にはカテーテルを留置して施行するが，数回で透析が不要となると考えられる場合などには直接穿刺法が用いられることもある．穿刺に使用される血管は，抜針後の止血を考慮して大腿静脈を使用することが多い．欠点としては，返血側の静脈を確保する必要があること，大腿静脈の場合に深い位置だと穿刺針が届かないこと，または体動時の抜針事故となりやすいことなどがあげられる．

## 3 ― VAの管理方法とトラブル

　血液浄化業務に従事している臨床工学技士のうち，VA穿刺を行っている割合は91.7％と非常に高く，VA管理は臨床工学技士においても重要と考えられる．臨床工学技士が医師の指示のもとで行えるVAの穿刺業務は，「臨床工学技士のためのバスキュラーアクセス日常管理指針」[2]に**表7-2**のように記載されている．

### ▶ 1）VA管理

　VA管理においてもっとも大切なことは，視診，触診，聴診である．視診では，浮腫や炎症による腫脹の有無，発疹の有無，血腫の有無，動静脈瘤の有無と怒張の程度の確認などがあげられる．触診では，内シャントにおけるスリル触知が十分か，駆血前後での血管狭窄の有無，発赤がある場合の熱感の有無，血管が硬い場所の有無などがあげられる．聴診では，内シャントでの

---

**表7-2　臨床工学技士によるバスキュラーアクセス穿刺の条件**

1. 医師の指示のもとに行われる．
    1.1　一連の治療開始業務に含まれる．
2. 血液浄化療法を目的にした体外循環を施行するために穿刺を行う．
3. 血液浄化用に作製，造設された血管の他，図7-2に示す四肢の表在静脈に対し穿刺を行う．
    3.1　VA肢以外の四肢表在静脈に穿刺する場合を以下のように定める．
    ・やむを得ずVA肢以外の四肢表在静脈に穿刺する場合は医師の具体的な指示を得ること．
    ・日常的にVA肢以外の四肢表在静脈を使用することが必要な場合は継続指示も可とする．
4. 必要な場合エコーガイド下穿刺の実施が考慮される．

（臨床工学技士のためのバスキュラーアクセス日常管理指針より）

**図7-2　四肢表在静脈の例**

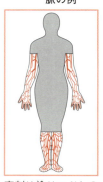

穿刺は塗りつぶしのない部位に限定することが望ましい．

シャント音の確認（強弱，連続性・拍動性，低調音・高調音，聴取可能範囲）がある．なお，人工血管においても，とくに静脈吻合側ではシャント音を聴取することができるため，確認が必要である．

　視診，触診，聴診を組み合わせて毎回チェックすることが，VAトラブルを早期に発見する手助けとなる．

#### ▶ 2) VAトラブルと管理の注意点

#### (1) 狭窄

　狭窄の存在は，その部位により脱血不良や静脈圧上昇などを起こし，ときに透析の施行を困難にする．VAである血管の狭窄は，日常頻繁に遭遇するトラブルであり，その管理には十分な注意が必要である．狭窄の原因には，内膜肥厚，静脈弁，血栓，シャントや人工血管の吻合部の状態などが考えられる．このうち内膜肥厚とは，動脈血が静脈内に流入することにより静脈の内膜へ高い圧力がかかり，その結果，肥厚をきたすことである．これらは好発部位があり，①動静脈吻合部近傍の静脈側，②肘関節屈曲部周辺の静脈およびその分岐部，③人工血管と静脈の吻合部および近傍の静脈，④上腕橈側皮静脈が鎖骨下静脈に合流するアーチ部，⑤頻回穿刺部位などである．

　まず視診・触診で明らかな狭窄部位が観察できるか確認し，次に聴診で狭窄音とよばれる高調音が聴取されるかを確認する．とくに触診では，狭窄部位が直接確認できることもあり，硬く触れることが多く，駆血によりさらに触知しやすくなる．このような患者の場合，超音波や血管造影で狭窄部位の位置確認や全体像の把握を行い，その状況に応じて経皮的血管形成術（percutaneous transluminal angioplasty：PTA）やシャント再建術などを検討する．

#### (2) 閉塞

　閉塞もまた，比較的よく遭遇するVAトラブルである．その原因には，血栓性閉塞と非血栓性閉塞があり，いずれも狭窄の存在が関与していることが多い．閉塞に患者自身が気づくことも多いため，発症時間などの問診を注意深く行い，視診では発赤など感染の徴候がないかを観察し，触診でスリルが触れるかを確認し，疼痛がないかを聴取する．聴診ではシャント音の消失の有無を確認し，閉塞と判断した際には，とくに血栓性閉塞の場合にシャントのマッサージを行うことでふたたび血流が回復することがあるため，ただちに専門の医師へ連絡すべきである．これで改善しない場合は，シャント再建術あるいは人工血管の場合には血栓除去術などを行う．

#### (3) 感染

　VAの感染はすべて敗血症へとつながるリスクを抱えているため，その管理は非常に重要である．VA感染のリスクは，透析用カテーテル，AVG，AVF

バスキュラーアクセスとその管理　133

の順に高く，感染部位は透析用カテーテル刺入部やAVG，AVFの穿刺部周辺にみられ，また，外傷や掻き傷などからの波及もある．

　日頃より，穿刺部や刺入部の発赤，疼痛，腫脹，排膿などの有無を観察することが重要である．局所感染の場合には全身の発熱は認めないこともあるため，VAを注意深く観察することが重要である．感染が確認された場合には，抗生剤の全身投与に始まり，人工物であるカテーテルや人工血管は抜去を要することが多い．AVFの場合は，抗生剤での改善がない場合に，切開排膿やシャント閉鎖を行うこともある．

### (4) 動静脈瘤

　VAに生じる動静脈瘤はひとたび破裂すれば動脈性に多量の出血を認め，止血も困難なため，重篤な結果に至る可能性もある．しばしば穿刺部位の拡張や狭窄がみられるが，動静脈瘤は繰り返し穿刺された部位や狭窄の近傍に発生することが多く，前者は仮性瘤となり血管壁をもたず，後者は真性瘤となり血管壁が保たれている．通常，瘤のサイズ自体では緊急手術の適応とならず，急激な増大を認める場合や感染を伴う場合に切迫破裂の危険性があると判断する（図7-3）．

　瘤の増大の有無，瘤の皮膚表面の薄さ・光沢の観察，瘤の色（発赤や青みがかった色）を確認する．これらは切迫破裂を疑う所見であるため，かならず専門の医師に連絡をするよう心がけておくことが重要である．また，穿刺の際には同一部位を繰り返し刺すことを極力避ける工夫が必要である．切迫破裂時には瘤切除を行うとともにシャント閉鎖や再建術などを行うが，動脈瘤の場合は感染がなければ人工血管置換術を行うこともある．

### (5) 静脈高血圧

　静脈高血圧とは，AVFやAVGの中枢側の静脈に狭窄や閉塞を認める場合や，軽度の狭窄に過剰血流が加わる場合に，シャント血流がうっ滞し，シャ

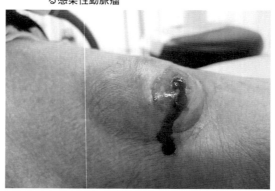

図7-3　上腕動脈表在化に生じた，切迫破裂の状態にある感染性動脈瘤

ント肢の静脈圧が亢進し続ける状態をいう．その結果，その起点から末梢側の上肢に腫脹を認めるようになる．このとき，第1・2指のみが腫脹した場合をソアサム症候群とよぶ．腫脹以外には，疼痛や透析効率の低下を認めることがあり，さらに重篤化すると末梢での皮膚潰瘍や壊死の原因にもなる．

シャント肢のみの浮腫や腫脹であるので，比較的容易にみつけることができる．治療は狭窄部位に対するPTAだが，閉塞や過剰血流がある場合は，シャント再建術や閉鎖術を行うこともある．

### (6) スチール症候群

AVFやAVGは，動脈血を静脈に流入させることで透析を可能にしている．しかし，その結果，末梢にまで向かう動脈血の流量が低下することになる．スチール症候群とは，この末梢へと流れる動脈血流量の極度な低下により生じる虚血症状をいう．シャント肢のしびれ，疼痛，冷感を認め，重症になると手指末梢の壊死をきたす．

シャント肢の手指のしびれや冷感の有無・程度を非シャント肢と比較し，指尖部の皮膚色の変化や潰瘍などの有無を確認する．とくに高齢者や糖尿病患者，全身性エリテマトーデス（systemic lupus erythematosus：SLE）患者などでは末梢循環障害を有しており，閉塞性動脈硬化症合併患者とともに発症頻度が高いため，注意して観察する必要がある．治療は，重症度に応じて経過観察するか，外科的バンディングの施行やシャント閉鎖術を行うこともある．

**外科的バンディング：** シャント血流過剰の場合に，流入動脈または流出静脈の血流を減らす手術．

### (7) 過剰血流

過剰血流とは，AVFやAVGから静脈内へ流入する血液量が増加することにより，循環動態の許容範囲をこえる状態になることをいう．その症状は，すでに記載の静脈高血圧やスチール症候群の他に，心不全や不整脈の原因となる場合もある．

静脈高血圧やスチール症候群のように，腫脹やしびれ・疼痛など，観察することで発見できる場合もあるが，心不全や不整脈はVAの観察のみでは判然としないため，動悸や息切れ，狭心痛症状などの自覚症状を認める場合は，過剰血流も原因の一つとして疑う必要がある．過剰血流の原因には，不適切なドライ体重や高血圧などがあるため，まずはドライ体重の調整や血圧コントロールを行い，改善しない場合に外科的バンディングをすることもあるが，心機能が著しく低下している患者にはシャント閉鎖術を行うこともある．

バスキュラーアクセスとその管理　135

# 2 糖尿病透析患者

わが国の透析患者では，糖尿病腎症が導入時原疾患および維持透析の原疾患としてともに1位を占めている．また，すべての原因の導入時平均年齢，全透析患者の平均年齢も年ごとに上昇し，2015年末では，前者が69.2歳，後者が67.9歳である[3]．しかし，実際の導入患者のピークは70代にあり，透析療法全体として，糖尿病と高齢化が大きな問題となっている．

## 1 ─ 糖尿病透析患者の現状

透析療法に導入される腎臓病の原疾患として糖尿病腎症が1998年に1位となり，以降その割合を伸ばしていたが，ここ数年は横ばいとなっている（2015年には43.7%）(**図7-4**)[3]．導入時平均年齢も徐々に高齢化した．2015年の調査では，糖尿病腎症患者の導入平均年齢は67.3歳，慢性糸球体腎炎では68.8歳，腎硬化症では75.3歳である[3]．

しかしながら，原疾患に糖尿病腎症と記載されたなかにも，厳密な原疾患は高血圧性腎硬化症をはじめとする他腎疾患が混在すると考えられているので，原疾患が厳に糖尿病腎症の場合と，糖尿病を併存している他の腎疾患の場合が考えられる．そのために，ここでは「糖尿病透析患者」とはその両者

図7-4　原疾患記載新規導入患者と糖尿病腎症による導入患者の推移（人数）

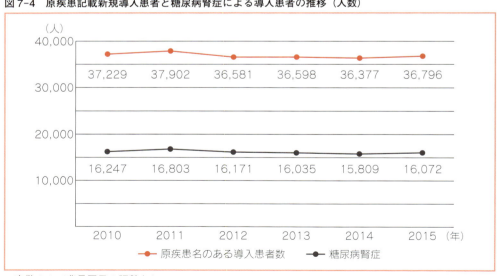

実数のみで背景因子の調整なし．

を指す.

糖尿病透析患者の生命予後は，糖尿病非合併患者と比べて悪い．ヨーロッパからの報告では，糖尿病腎症，糖尿病併存患者の死亡リスク（ハザード比）は，糖尿病非合併患者と比べると，それぞれ 1.9 倍，1.7 倍と示されている[4]．また，糖尿病透析患者は，透析導入時にはすでに，以下に示すような細小血管障害と大血管障害をはじめとする身体的合併症を合併していることも少なくない．

## 2 ─糖尿病腎症の透析導入時の問題点

一般的な末期腎不全患者では，血清クレアチニン高値を伴う消化器症状（嘔気，食思不振など）や溢水所見，全身倦怠感などが認められた際に透析療法を開始する．しかし，糖尿病腎症では，血清クレアチニン値がそこまで高値ではない腎不全の時期から薬物療法に抵抗性の溢水所見を呈することがあり，その溢水を改善するために透析導入になることも多々ある．

透析導入時にはすでに虚血性心疾患による左心機能低下を合併していることも多く，心機能が不良の場合は通常の内シャントを作製できず，上腕動脈を表在化して使用することもある．

糖尿病腎症の進行とともに，通常，網膜症も進行する．透析導入前にしっかりと網膜症が管理されていれば視力の予後も期待できるが，硝子体出血を繰り返すと失明のリスクとなる．導入時に硝子体出血がある場合は，透析中の抗凝固薬は通常使用するヘパリンではなく，メシル酸ナファモスタットなどの短時間作用型を使用する．

## 3 ─糖尿病の細小血管障害と大血管障害

糖尿病は合併症が多いことが知られているが，とくに血管障害はその根幹をなす．細動脈や毛細血管が主たる障害部位である細小血管障害と，それより大きな血管の障害である大血管障害に分類される（図7-5）．細小血管障害は血糖高値の影響が強いと考えられ，いわゆる3大合併症（腎症，網膜症，神経症）が相当する．糖尿病腎症は維持透析導入の原疾患の1位であり，糖尿病網膜症は途中失明の原因の1位である．また，糖尿病神経症は下肢，とくに足底のしびれから始まることが多いが，感覚障害のため痛みの知覚も低下し，後に述べる大血管障害である末梢動脈疾患（peripheral arterial disease：PAD）とも相まって，小さな怪我から壊疽となり下肢切断に至ることも少なくない．自律神経障害の合併により，起立性低血圧，インポテンツもよくみられる．

大血管障害は脳梗塞，冠動脈疾患，閉塞性動脈硬化症などの末梢動脈疾患

図 7-5　糖尿病のおもな合併症

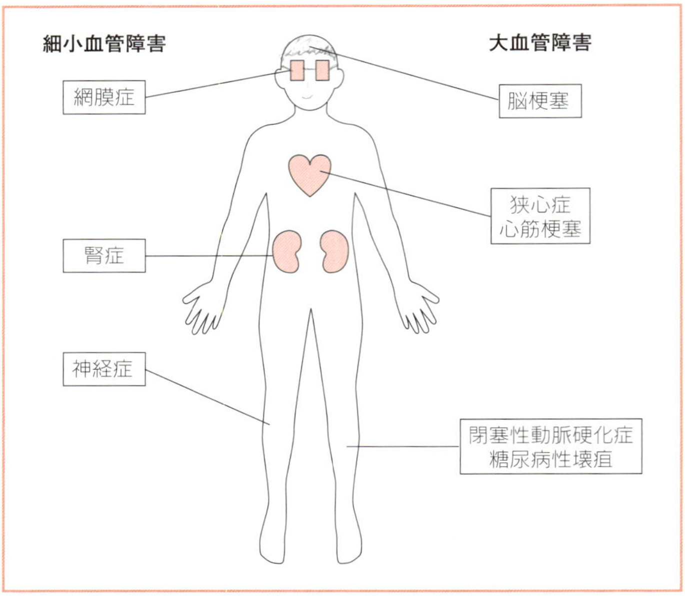

細小血管障害　　　　　　　　　　　　　　大血管障害

網膜症　　　　　　　　　　　　　　　　　脳梗塞

　　　　　　　　　　　　　　　　　　　狭心症
　　　　　　　　　　　　　　　　　　　心筋梗塞

腎症

神経症

　　　　　　　　　　　　　　　　　　閉塞性動脈硬化症
　　　　　　　　　　　　　　　　　　糖尿病性壊疽

（PAD）が主たるものであり，血糖異常もさることながら，高血圧や脂質異常症の影響が強いと考えられる．逆にいえば，それらの管理が腎不全保存期から重要だといえる．

## 4 ─ 糖尿病透析患者の合併症

　腎不全期まで進展した糖尿病患者では，前述の細小血管障害，大血管障害を合併している場合が多い．網膜症は導入後しばらく悪化する場合もあり，眼科との連携が必要である．自律神経障害により，透析前は高血圧であっても透析中や透析後に急激な低血圧が惹起されることもある．また，心筋虚血が存在しても胸痛として自覚できないまま心筋梗塞へ進展することもある．

　さらに，糖尿病の存在は，肺炎や敗血症を主体とした感染症の大きなリスクである．非腎不全の糖尿病患者では，膵臓癌や大腸癌などの悪性腫瘍罹患のリスクが非糖尿病と比べて高いことが知られているが[5]，糖尿病透析患者での悪性腫瘍のリスクが高いかどうかは一定の見解はない．

　また，糖尿病透析患者では，インスリン欠乏・抵抗性の存在，アルドステロン欠乏，代謝性アシドーシスにより高カリウム血症をきたしやすい．糖尿病透析患者では，他の腎疾患由来の透析患者と比べて副甲状腺ホルモンが比較的低値となりやすく，低回転骨のリスクがある[6]．

**低回転骨**：骨吸収と骨形成のスピード（骨代謝回転）が遅くなっている状態で，無形成骨ともいわれる．

表7-3 透析患者への糖尿病治療薬

| | 薬効分類 | 透析患者 |
|---|---|---|
| 内服薬 | スルフォニル尿素薬 | 全部禁忌 |
| | インスリン分泌促進薬 | 一部禁忌 |
| | ビグアナイド薬 | 全部禁忌 |
| | チアゾリン薬 | 禁忌 |
| | α-グルコシダーゼ阻害薬 | 一部慎重投与 |
| | DPP-4 阻害薬 | 一部禁忌, 一部慎重投与 |
| | SGLT2 阻害薬 | 全部禁忌 |
| 注射薬 | インスリン各種 | 使用可能 |
| | GLP-1 受容体作動薬 | 一部禁忌 |

## 5 —糖尿病透析患者の血糖値管理

　糖尿病患者に限らず, 末期腎不全ではインスリン抵抗性が増加する. 一方, 腎臓でのインスリン代謝が遅延する. さらに, 腎臓での糖新生は低下する. そのため, 血糖が安定しないことがある.

　糖尿病透析患者での血糖管理目標には, グリコアルブミン (GA) と透析前血糖値を用いる. ヘモグロビン A1c (HbA1c) は, 透析患者では腎性貧血により赤血球の代謝速度が速くなっているため, 非透析患者と比べて同じような血糖プロフィールでも低めに出る. GA は 20 %以内, 随時血糖は 180〜200 mg/cL 未満を管理目標値とする[7]. しかし, 脳心血管疾患が既往にあり, 低血糖を起こす傾向がある場合は GA 24 %以内, つまり高リスク患者には多少の高血糖は許容して低血糖を避ける[7]. ただし, GA 値の解釈においては注意がある. アルブミンの代謝速度が上がっている病態 (ネフローゼ症候群, 腹膜透析患者 (透析液へのリーク), 甲状腺機能亢進症など) では, GA 値は低めとなる.

　治療に用いる薬物には, 透析療法下の腎不全では使用できないものがあるので注意が必要である (**表7-3**). 内服薬では, スルフォニル尿素薬は欧米では一部使用可能なものもあるが, わが国ではすべて禁忌である. 遷延性の低血糖のおそれがあるためである. ビグアナイド薬, チアゾリン薬, SGLT2 阻害薬はすべて禁忌である. インスリン分泌促進薬, α-グルコシダーゼ阻害薬, DPP-4 阻害薬は一部禁忌があり, 確認が必要である. 注射薬では, インスリンは, 超速攻型, 速攻型, 中間型, 持効型, 混合型のすべてが使用可能である. 一般的には, 腎不全の進行とともにインスリン必要量が減少することが多い. 1 型糖尿病の場合はインスリン治療が必須である. グルカゴン様ペプチド-1 (GLP-1) は消化管ホルモンの一つであり, インスリン分泌を刺激する. 現在, 4 種類の製剤があるが, 一部禁忌があるので確認が必要である.

　食事療法としては, 性別, 年齢, 身体活動レベル別に個々の患者で設定が

必要だが，ほとんどの場合は 25〜35 kcal/kg/day におさまる.

# 3 慢性腎臓病に伴う骨・ミネラル代謝異常

## 1 ─ 骨・ミネラル代謝異常とは

透析患者では，一般人口と比べ 5〜6 倍も大腿骨骨折を起こしやすいことがわかっている[8]．これは，慢性腎臓病が原因で骨折を起こしやすい状態になっているからであり，このような腎疾患に伴い発症する骨病変を総称して腎性骨異栄養症（renal osteodystrophy：ROD）とよんでいた．ただし，最近では骨病変だけではなく，血管やその他の軟部組織の石灰化なども考慮して，慢性腎臓病に伴う骨・ミネラル代謝異常（chronic kidney disease-mineral and bone disorder：CKD-MBD）ととらえられるようになってきている．実際，透析患者では心血管合併症で死亡する患者が多く，その原因として血管の石灰化があげられている．

### ▶ 1) 骨の生理的変化

CKD-MBD における病的な骨の状態を理解するためには，正常の骨が生体内でどのように変化しているかを理解しないといけない．体を支えている硬い骨は一生不変のもののように感じられるかもしれないが，内部には細い血管が張り巡らされており，他の組織同様，新陳代謝を繰り返し，絶えず新しい骨と置き換わっている（リモデリング）．全身の骨が置き換わる周期は成人で約 3 年といわれている．古い骨を溶かす破骨細胞が骨を吸収し（骨吸収），新しい骨をつくる骨芽細胞が骨を形成している（骨形成）．骨を「溶かす量」と「つくる量」のバランスが取れていることで，骨は健康な状態が維持されている（図 7-6）．このおかげで身体の成長に合わせて骨も成長することができ，けがで骨折しても元通りになるのである．また，生体内のカルシウム（Ca）のほとんど（99％）は骨に存在しているので，血液中の Ca が不足しているときに利用できるよう，貯蔵庫としての働きもある．

### ▶ 2) 腎臓でのカルシウム，リンの調節機構

ナトリウムやカリウムなど，さまざまな電解質は，食事などから吸収される量と尿などから排出される量を調節することで，その濃度が一定の範囲内

図 7-6　骨のリモデリング（骨吸収と骨形成）

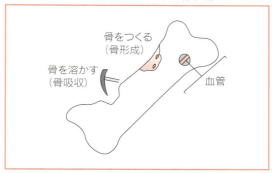

骨を「溶かす量」と「つくる量」のバランスが取れていることで，骨は健康な状態が維持されている．

に保たれている．この調節機構が破綻すると人体に悪影響を及ぼし，死に至る場合もある．カルシウム（Ca）やリン（P）もそのなかに含まれている．CaやPの調節には副甲状腺ホルモン（parathyroid hormone：PTH），ビタミンD，線維芽細胞増殖因子（fibroblast growth factor：FGF）23 がかかわっている．それらが，Caの貯蔵庫である骨，食物からの吸収をつかさどる腸管，尿

## Tips　Caバランスの維持

血清Ca濃度が下がると，頸部にある副甲状腺に存在するCa濃度を感知する受容体が刺激され，PTHが分泌される．PTHは骨からのCaを遊離させ，血清Ca濃度を上げる方向に働く．そのうえ，PTHは腎臓に作用し尿中へのCaの喪失を減らし，ビタミンDの活性化を促進する．ビタミンDは消化管からのCa吸収を促す．このような働きで血清Ca濃度は上昇する．ただ，上昇した血清Ca濃度やビタミンDはPTHを抑制し，血清Ca濃度が上昇しすぎないようになっている（ネガティブフィードバック）（**図 7-7**）．

図 7-7　カルシウムバランスの恒常性維持における各種ホルモンの働き

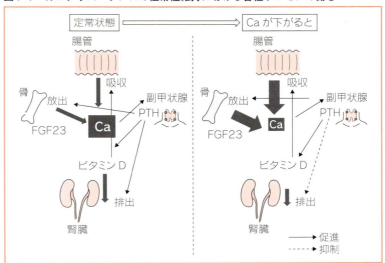

からの排泄に関与する腎臓に働きかけて，CaとPの濃度の恒常性を保っている（Tips 参照）．

### ▶ 3）二次性副甲状腺機能亢進症

腎機能障害が進展するとともに，本来，尿から排泄されるべきPが体内に蓄積しやすくなる．それを防ぐために，FGF23やPTHは増加し，できるかぎり尿への排泄を促す．しかし，さらに腎障害が進むと尿への排泄はさらに障害され，腎臓で活性化されるビタミンDも減少するため低Ca血症にもなる．その結果，PTHはさらに過剰産生される．このような病態が二次性副甲状腺機能亢進症（secondary hyperparathyroidism：SHPT）とよばれている．この現象により，骨からのCaの動員が進み，骨代謝は骨吸収が骨形成より優位となり，高回転骨となり線維性骨炎を引き起こす．これが，慢性腎臓病でよくみられる骨代謝異常である．

**Pバランスの維持**

血清P濃度が上昇すると，PTHおよび骨細胞より産生されるFGF23は尿中へのPの排泄量を増加させる．さらに，FGF23はビタミンDの活性化を抑制することで，腸管からのPの吸収を減らす．これらにより血清P濃度は低下する．その後，低下した血清P濃度の影響でFGF23は減少，PTHが上昇して骨からのPの動員や，ビタミンDが活性化され腸管からのPの吸収が増加し，血清P濃度が下がりすぎないようになっている（ネガティブフィードバック）（**図 7-8**）．

**図 7-8　Pバランスの恒常性維持における各種ホルモンの働き**

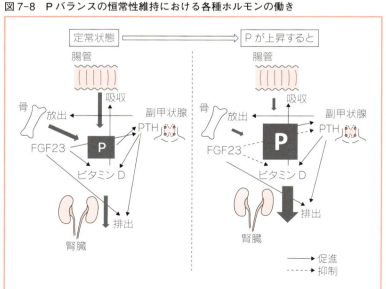

**表 7-4　ROD の分類と各タイプの特徴**

| 線維性骨炎 | 骨代謝回転が亢進しているが，骨吸収の方が優勢なので骨量が減少している．長期透析症例においてもっとも多くみられる．PTH が過剰分泌している．異所性石灰化も合併しやすい． |
|---|---|
| 骨軟化症 | 類骨（石灰化していない骨器質）の石灰化が障害されている．多くはリン吸着剤に含まれていたアルミニウムが原因であったため，現在透析患者ではアルミニウム含有リン吸着剤は使用禁忌となっている． |
| 無形成骨 | 骨の代謝回転が著明に低下した状態．PTH は低値． |
| 混在型 | 線維性骨炎と類骨の石灰化障害が混在した状態． |
| 軽度変化型 | 変化が軽く健常人に近い状態． |

### ▶ 4) 腎性骨異栄養症の分類

　ROD は，骨生検による形態計測により，線維性骨炎，骨軟化症，無形成骨，線維性骨炎と骨軟化症の合併した混在型，軽度変化型の 5 つのタイプに分類される．ただ，現在は骨生検を行う施設は少なく，患者の負担も大きいため，実際には血中 PTH 濃度などの血液検査や画像検査などを組み合わせて，どのタイプに分類されるか類推されることが多い（**表 7-4**）．

### ▶ 5) CKD-MBD の管理

　2012 年に発表された日本透析医学会の慢性腎臓病に伴う骨・ミネラル代謝異常（CKD-MBD）の診療ガイドライン[9] が，わが国の臨床の現場では広く利用されている．このガイドラインでも示されているとおり，生命予後に関する影響は P＞Ca＞PTH の順で強いことが判明したため，まずは血清 P 濃度の管理が優先される．血清 P 濃度の管理に関しては別項に譲るが，そもそも地球上の生物では血清 P 濃度が高いほど寿命が短いことが示されている．また，血清 P 濃度を下げる働きをもつ FGF23 を遺伝的に欠損させたラットが短命であることも示されており（**図 7-9**）[10]，生命にとっては血清 P 濃度を保つことは大事なことと考えられる．管理目標値としては次のとおりであるが，1 回の検査結果だけではなく検査値の動向から判断することも重要である．

・血清 P 濃度の目標値：3.5〜6.0 mg/dL

・血清補正 Ca 濃度\*の目標値：8.4〜10.0 mg/dL

・intact PTH：60〜240 pg/mL（あるいは whole PTH：35〜150 pg/mL）内で管理することが望ましいが，まずは血清 P・Ca 濃度の管理が優先される．

　その他，アルカリホスファターゼ（ALP）の測定を行いながら骨代謝の状態を把握することや，骨粗鬆症の合併も多いことから骨密度の測定も推奨されている[11]．また，血管石灰化の評価のために腹部単純 CT や冠動脈 CT も重

\*低アルブミン血症（4.0 g/dL 未満）がある場合には，以下の式を用いて計算される補正 Ca 濃度を目安として用いる．
補正 Ca 濃度＝実測 Ca 濃度＋（4－Alb 濃度）［Payne の補正式］

慢性腎臓病に伴う骨・ミネラル代謝異常　143

図 7-9　各種動物の P 濃度（縦軸）と寿命（横軸）

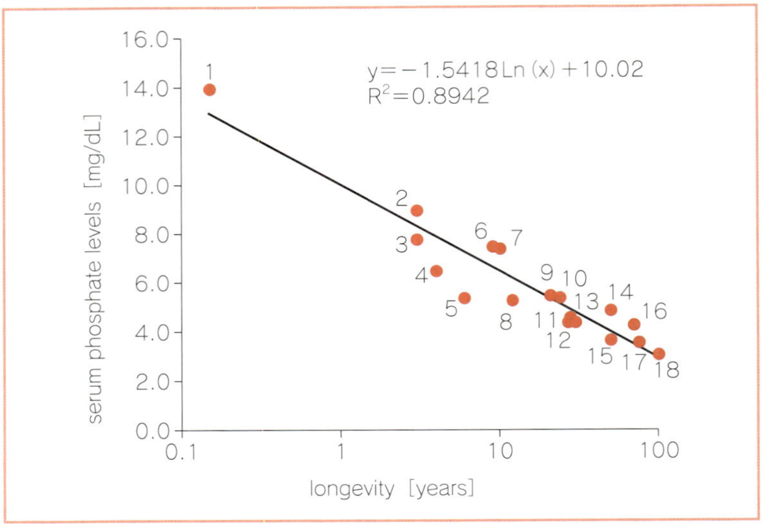
y＝−1.5418Ln (x)＋10.02
R²＝0.8942
serum phosphate levels［mg/dL］
longevity［years］
16.0
14.0
12.0
10.0
8.0
6.0
4.0
2.0
0.0
0.1
1
10
100
1
2
3
4
5
6
7
8
9
10
11
12
13
14
15
16
17
18

1：Klotho という遺伝子をもたない突然変異のマウス，2：野ネズミ，3：ラット，4：ハムスター，5：アレチネズミ，6：ヌートリア，7：ウサギ，8：モルモット，9：ヒツジ，10：リス，11：ヤマアラシ，12：ハダカデバネズミ，13：オオコウモリ，14：クマ，15：サイ，16：ゾウ，17：人間，18：人間（100 歳以上の長寿の人）

（文献 10 より）

要であるが，より簡便で被曝量が少ない方法として，胸部や腹部などの単純 X 線写真も利用できる．また，心臓超音波検査で弁石灰化の有無の検索を行うことも，心血管病のリスク判定のために重要である．

## 2 ―食事管理

CKD-MBD 管理のためには，とにもかくにも P 制限が重要である．透析 1 回で 900〜1,000 mg の P が除去され，1 週間で 2,700〜3,000 mg の P が除去される．ただし，透析患者の必要タンパク質摂取量が 1.0〜1.2 g/kg/day であり，P 摂取量に換算すると体重 60 kg であれば 900〜1,080 mg である．つまり，1 週間で 6,300〜7,560 mg であり，吸収率を 60％と仮定しても透析処理量をこえてしまう．そのため P 制限が重要なのである．

## 3 ―投薬処方

P 吸着薬に関しての詳細は別項に譲るが，アルミニウム中毒を防ぐためアルミニウム含有 P 吸着薬の使用は避けること，血管の石灰化を避けるためにもできれば Ca を含まない方が望ましいが，投与する際には量を制限することが重要である．

二次性副甲状腺機能亢進症を抑制するために，ビタミン D もしくはビタミ

ンD誘導体の補充が行われている．しかし，副甲状腺のビタミンD受容体の減少などにより十分な効果が得られないこともある．以前は，このような治療を行っても治療抵抗性の場合には副甲状腺摘除術（parathyroidectomy：PTx）などの副甲状腺インターベンションが行われていた．しかし，2008年にCa受容体作動薬（calcimimetics）であるシナカルセト塩酸塩が出現して以来，手術件数は急速に減少している．Ca受容体作動薬は，Ca感受性受容体にあたかも超高Ca血症になったと誤認させて，PTHの分泌を抑制させる薬である．ただ，低Ca血症を防ぐ生体の防御機構を作動させないようにするため，使用後は過度の低Ca血症が生じていないかモニタリングが必要である．最近，静注製剤であるエテルカルセチドが発売され，シナカルセト塩酸塩で起こる消化器症状が少ないことが期待されている．その他，高Ca血症や低Ca血症が遷延する場合には，透析液Ca濃度の変更を考慮することも重要である．

　また，透析患者は高齢者が多い背景から，骨粗鬆症の合併が多くみられている．ただ，非透析患者の骨粗鬆症に対して投与されているビスホスホネート製剤や，抗RANKL（receptor activator of nuclear factor-$\kappa$B ligand）抗体などの骨吸収抑制作用のある薬剤は理には適っているものの，透析患者では骨代謝回転の過剰抑制により無形成骨を生じるなどの副作用があり，慎重な使用が必要である．

　さらに，透析患者の約半数は低回転骨病変を呈するともいわれており[12]，その原因として低PTHやPTH抵抗性も考えられている．そのため，副甲状腺ホルモン薬であるテリパラチドも投与され始めているが，有効性に関しては現段階では一定した見解は得られていない．

# 4 高P血症

## 1─高P血症とは

　維持血液透析患者は基本的に無尿であり，尿からのP排泄ができないため，高P血症をきたす．高P血症は，二次性副甲状腺機能亢進症，全身の血管石灰化，異所性石灰化と関連があり，生命予後不良因子の一つとされている．そのため，血清P濃度を基準範囲以内に保つことはきわめて重要である．

　血清P濃度の目標値は3.5～6.0 mg/dL（血液透析中2日の透析前採血）で

高P血症　145

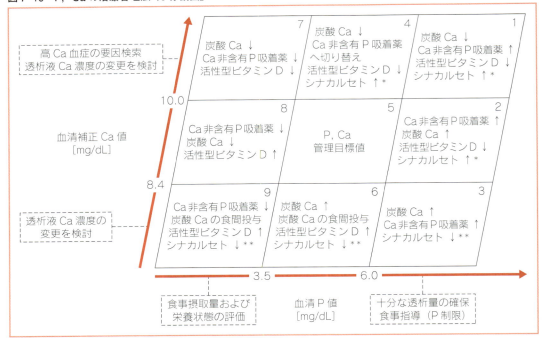

図7-10　P, Ca の治療管理法『9分割図』

↑は開始または増量，↓は減量または中止を示す．
*血清 PTH 濃度が高値，**もしくは低値の場合に検討する．
（文献9より引用）

あり，治療としては血液透析による P 除去，食事による P 制限，薬剤による P 吸着の3つがある．血清 P 濃度は血清 Ca 濃度と密接な関係があり，2つを同時に測定し，副甲状腺ホルモン（i-PTH）濃度も含めて治療方針を決定する[9]（図7-10）（「CKD-MBD の管理」，p.143 を参照）．

## 2─食事療法

P はタンパク質の成分として多くの食品に含まれており，リン摂取量はタンパク質摂取量と相関している（図7-11）[13]．タンパク質1gにつきリン摂取量はおよそ15 mg とされるが，食品によりタンパク質の種類，P 含有割合も異なる．

食事からの P 供給源には，肉類，魚類，卵類などの動物性食品（タンパク）由来の有機リン，豆類，米類などの植物性食品（タンパク）由来の有機リン，食品添加物としての無機リンの3種類がある．動物性食品は，植物性食品と比べてアミノ酸スコアが高いため栄養学的に優れているが，生物学的利用率が高いため P のコントロールという面では不利である．さらに，食品個々のリン/タンパク質比は食品群によって異なる（表7-5）[14]．たとえば，乳製品は

図7-11 リン摂取量とタンパク質摂取量の関係

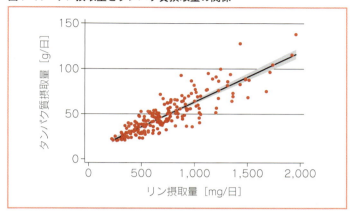

リン摂取量はタンパク質摂取量と正の相関を示す．
r＝0.76，p＜0.001

（文献13より引用）

表7-5 食品中のリン／タンパク質比

| リン／タンパク質比 [mg/g] ||||| 
|---|---|---|---|---|
| ＜5 | 5〜10 | 10〜15 | 15〜25 | 25＜ |
| 卵白<br>鶏ひき肉 | 鶏もも肉<br>鶏むね肉<br>鶏ささみ<br>牛もも肉<br>牛肩ロース<br>豚ロース<br>豚もも肉<br>中華めん<br>ハンバーグ | まぐろ（赤身）<br>かつお<br>鮭<br>納豆<br>油揚げ<br>全卵<br>ウィンナー<br>米飯<br>豆乳 | そば<br>木綿豆腐<br>魚肉ソーセージ<br>ロースハム<br>ヨーグルト（加糖） | ヨーグルト（無糖）<br>牛乳<br>プロセスチーズ |

（文部科学省科学技術・学術審議会資源調査分科会報告「日本食品標準成分表2010」より算出）
（文献14より引用）

　リン／タンパク質比が高いため，維持透析患者は牛乳，チーズなどの習慣的摂取は避けることが望ましい．食品添加物由来の無機リンは，加工食品，ファストフード，インスタント食品，冷凍食品，スナック菓子，コンビニ弁当，清涼飲料などに多く含まれる[15]．これらの飲食品は，上記3つのなかでもっとも生物学的利用率が高いため，Pのコントロールの面からみると，透析患者では避ける，あるいは制限すべき食品といえる．
　なお，日本腎臓学会による維持透析患者の食事療法基準は，表7-6のようになっている[14]．

## 3 ─ 薬物療法

　維持血液透析，食事療法のみでのPコントロールは困難であり，投薬を必

表7-6　CKD ステージによる食事療法基準

| ステージ 5D | エネルギー [kcal/kgBW/日] | タンパク質 [g/kgBW/日] | 食塩 [g/日] | 水分 | カリウム [mg/日] | リン [mg/日] |
|---|---|---|---|---|---|---|
| 血液透析 （週3回） | 30〜35[注1,2] | 0.9〜1.2[注1] | <6[注3] | できるだけ 少なく | ≦2,000 | ≦タンパク質 [g] ×15 |
| 腹膜透析 | 30〜35[注1,2,4] | 0.9〜1.2[注1] | PD 除水量 [L] ×7.5 ＋尿量 [L]×5 | PD 除水量 ＋尿量 | 制限 なし[注5] | ≦タンパク質 [g] ×15 |

注1）体重は基本的に標準体重（BMI＝22）を用いる.
注2）性別，年齢，合併症，身体活動度により異なる.
注3）尿量，身体活動度，体格，栄養状態，透析間体重増加を考慮して適宜調整する.
注4）腹膜吸収ブドウ糖からのエネルギー分を差し引く.
注5）高カリウム血症を認める場合には血液透析同様に制限する.

（文献14より引用）

表7-7　わが国で使用可能なP吸着薬（2018年1月時点）

| 分類 | | 一般名 | 商品名 | 特徴 | 副作用 |
|---|---|---|---|---|---|
| カルシウム（Ca）含有製剤 | | 沈降炭酸カルシウム | カルタン | 低 Ca 血症の改善，安価 | 腎・尿路結石など |
| 非 Ca 含有製剤 | 金属型 | スクロオキシ水酸化鉄 | ピートル | 鉄欠乏性貧血の改善 | 下痢など |
| | | クエン酸第二鉄水和物 | リオナ | 鉄欠乏性貧血の改善 | 下痢など |
| | | 炭酸ランタン水和物 | ホスレノール | 血清 Ca 濃度を上げない | 悪心，嘔吐，胃部 不快感など |
| | ポリマー型 | セベラマー塩酸塩 | レナジェル， フォスブロック | 血清LDLコレステロールを 低下させた報告あり | 便秘，腹部膨満な ど |
| | | ビキサロマー | キックリン | P 吸着後の膨潤が少ない | 便秘など |

要とする場合が多い．P吸着薬は，Caを含むもの（炭酸Ca）と含まないもの（他の金属型あるいはポリマー型）に大別される（**表7-7**）.

Caを含むP吸着薬は，低Ca血症の是正が可能であるが，高Ca血症になり血管の石灰化を助長する可能性があり，注意を要する．炭酸Caも含めて金属型は，消化管内で陰イオンである$HPO_4^-$と結合し新たな不溶性の金属塩を形成する，あるいはイオン交換の形でPを吸着し，Pの消化管吸収を阻害する薬剤である．鉄を含有したP吸着薬（クエン酸第二鉄水和物，スクロオキシ水酸化鉄）は，高P血症のみでなく維持透析患者に多い鉄欠乏性貧血も改善させるメリットがあるが，副作用として下痢の報告が多い.

一方，ポリマー型は，高分子レジンの表面上でイオン交換をすることでPを吸着する．高分子レジンは吸水により膨張するため，腹部膨満感などの消化器症状の副作用があり，内服コンプライアンスの問題が生じる.

# 5 腎性貧血

## 1 — 赤血球産生

おもに骨髄において，造血幹細胞は自己複製，増殖分化し，赤血球，白血球，血小板の前駆細胞となる．それぞれの細胞系列が決定された後，赤血球系前駆細胞から赤血球産生が始まる．赤血球産生に強い影響を与えるのがエリスロポエチン（EPO）である[16]．EPOは，腎臓の尿細管間質に存在する線維芽細胞様細胞から産生されるホルモンであり，局所の酸素分圧低下に反応し産生・放出される．腎尿細管間質において，酸素分圧は供給と需要（消費）のバランスで決定される．酸素供給を規定するのは，腎血流量やヘモグロビン（Hb）濃度であり，酸素消費は尿細管上皮細胞のNa再吸収能で規定される[17]．尿細管上皮細胞のNa再吸収により，酸素消費量が増加することで尿細管間質の酸素分圧が低下し，EPO産生が促進される（**図7-12**）．赤血球の寿命は100〜120日であり，体内の0.8〜1％の赤血球が毎日崩壊すると同時に，同じ量の赤血球が産生されている．

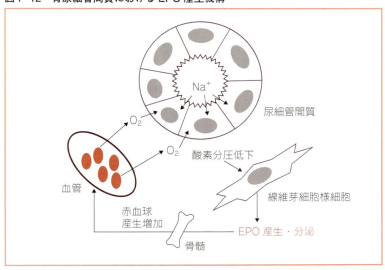

図7-12 腎尿細管間質におけるEPO産生機構

尿細管でのNa再吸収により酸素消費量が増えると，尿細管間質の酸素分圧は低下する．酸素分圧低下に反応し，線維芽細胞様細胞からEPOの産生・分泌が促進される．EPOは血流を介して骨髄へ到達し，赤血球産生が促進される．

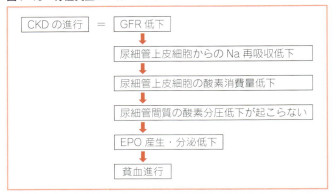

図7-13 腎性貧血のメカニズム

CKD：chronic kidney disease；慢性腎臓病，GFR：glomerular filtration rate；糸球体濾過量.

## 2 — 腎性貧血とは

　日本透析医学会の腎性貧血治療ガイドラインにおいて，「腎性貧血とは，腎臓においてヘモグロビンの低下に見合った十分量のエリスロポエチンが産生されないことによってひき起こされる貧血であり，貧血の主因が腎障害（CKD）以外に求められないもの」と定義されている[18]．腎機能低下が起こると，尿細管上皮細胞における尿細管腔からのNa再吸収が低下し，局所での酸素消費量が低下する．そのために局所での酸素分圧低下が十分に起こらないため，EPO産生が促進されないと考えられている（図7-13）．腎不全患者の貧血の原因として，EPO産生低下以外に，尿毒素による赤血球造血の抑制，赤血球寿命の短縮，鉄代謝の障害，透析回路における残血，栄養障害などが関連していると考えられているが，詳細は明らかになっていない．

## 3 — 食事管理

　腎性貧血に対する食事療法として明確に示しているものはない．鉄分を多く含む食品には，タンパク質，PやKなども多く含まれていることがあり，腎不全患者にとっては注意を要する．造血に必要なミネラルやビタミンなどをバランスよく摂取することは重要であるが，摂取量の基準値は設定されていない．

## 4 — 腎性貧血の治療

### ▶1）赤血球造血刺激因子製剤（ESA）

　腎性貧血の治療に，遺伝子組換えヒトエリスロポエチン（rHuEPO），ダルベポエチンアルファ（DA），持続型エリスロポエチン受容体刺激剤（CERA）などの赤血球造血刺激因子製剤（ESA：erythropoiesis stimulating agent）が

表7-8 成人血液透析患者に対する治療開始基準と目標Hb値

| 開始基準 | Hb10 g/dL 未満 |
| --- | --- |
| 目標Hb値 | Hb10 g/dL 以上 12 g/dL 未満 |

表7-9 ESA製剤の種類と特徴

| | rHuEPO | DA | CERA |
| --- | --- | --- | --- |
| 商品名 | エポジン<br>エスポー | ネスプ | ミルセラ |
| 半減期（静脈内投与） | 3.3〜5.2時間 | 32〜47時間 | 168〜217時間 |
| 初期投与量 | 1,500単位を週3回 | 20 μgを週1回 | 50 μgを2週に1回 |
| 最高投与量 | 9,000単位/週 | 180 μg | 250 μg |
| 特徴 | 半減期が短く，透析ごとの投与が基本となる．細かい調整がしやすい． | 半減期が長く，1〜2週ごとの投与が可能．医療スタッフの業務軽減．感染リスクの減少． | 半減期がさらに長く，2〜4週ごとの投与が可能．保存期CKD患者の通院頻度を減らすことが可能． |

使用される．血液透析患者の維持すべき目標Hb値は，週初めの採血で10 g/dL以上12 g/dL未満が推奨されている[18]．Hb 13 g/dL以上を維持した場合に心血管イベントが増加することが知られており，意図的にHb 13 g/dL以上を維持することは推奨されない[19]．腎性貧血に対するESA開始基準はHb 10 g/dL未満が推奨されている（**表7-8**）．成人のESAの投与量は，rHuEPOの場合，1回1,500単位を週3回投与から開始する．貧血の改善程度に応じて1回3,000単位，週9,000単位まで増量することができる．DAについては，rHuEPOより半減期は長く，週1回20 μgを静脈内投与する．rHuEPOからの切り替えの場合，rHuEPOの投与量から換算し，週1回15〜60 μgで投与を開始する．2週に1回投与に変更し，2週に1回30〜120 μgを投与することも可能である．貧血の程度や年齢により増減するが，最高投与量は180 μgである．CERAについては，DAより半減期は長く，1回50 μgを2週に1回静脈内投与する．rHuEPOから切り替えの場合，1回100または150 μgを4週に1回静脈内投与する．貧血改善効果が得られた後，1回25〜250 μgを4週に1回静脈内投与する．最高投与量は250 μgである．DAやCERAの開発により，保存期腎不全患者の通院頻度の減少や，透析室スタッフの業務負担軽減，感染リスクの減少などの恩恵が得られている（**表7-9**）．

### ▶ 2) 鉄剤投与

正常成人男性の体内鉄総量は3〜4 gであり，約66％がHb鉄として存在

**表7-10 鉄剤の投与開始および中止基準**

| 開始基準 | ESA 投与下で Hb 10 g/dL 未満<br>血清フェリチン 100 ng/mL 未満かつ TSAT 20％未満 |
|---|---|
| 中止基準 | 静注鉄剤は週 1 回，13 回投与を区切りとする<br>血清フェリチン 300 ng/mL 以上 |

**表7-11 ESA 低反応性の原因**

**出血・失血**
　消化管出血，月経などの出血
　ダイアライザ残血

**造血障害**
　感染症，炎症
　自己免疫疾患
　アルミニウム中毒，鉛中毒，高度の副甲状腺機能亢進症（線維性骨炎）
　透析不足
　RAS 阻害薬
　悪性腫瘍

**造血に必要な要素の不足**
　鉄欠乏（銅欠乏，ビタミンC欠乏），葉酸・ビタミン$B_{12}$欠乏

**造血器腫瘍，血液疾患**
　多発性骨髄腫，溶血，異常ヘモグロビン症

**脾機能亢進症**

**抗 EPO 抗体**

**その他の因子**
　亜鉛・カルニチン欠乏，ビタミンE欠乏

RAS：renin angiotensin system；レニン・アンギオテンシン系.

（文献 18 より引用）

し，約 30％が肝，脾に貯蔵鉄として存在する．Hb 合成には鉄が必要であり，材料となる鉄が不足する場合には鉄欠乏性貧血が加わる．体内の鉄評価には，貯蔵鉄の指標である血清フェリチン値とトランスフェリン飽和度（transferrin saturation：TSAT）を用いる．TSAT は（鉄）/（総鉄結合能）×100［％］で表される．ESA 使用下で目標 Hb 値が維持できない場合，血清フェリチン値 100 ng/mL 未満かつ TSAT 20％未満の場合に鉄剤投与を行う．過剰な鉄剤投与は有害であるため，血液透析患者には，週 1 回 40 mg を 13 回を区切りとして経静脈的に投与する．血清フェリチン値 300 ng/mL 以上にならないように注意する（**表7-10**）.

## 5 — ESA 低反応性

　ESA を一定量使用しても目標 Hb 値を達成できない状態を ESA 低反応性という．ESA 低反応性を示す患者の予後は不良であるが[20]，その原因は明らか

ではない．ESA 低反応性の原因と考えられる因子に，鉄欠乏，消化管出血，感染症，悪性腫瘍などがあげられる（表 7-11）．ESA 投与後に貧血の改善が不十分な際には，むやみに ESA 増量や鉄剤投与を行うのではなく，低反応性の原因検索を行うべきである．

# 6 高血圧

## 1 — 高血圧とは何か

血圧とは，血管壁単位面積あたりに加えられた力であり[21]，一般には，診察室血圧 140/90 mmHg 以上，家庭血圧 135/85 mmHg 以上，または 24 時間自由行動下血圧 130/80 mmHg 以上の場合に高血圧と診断される[22]．

血圧を決定する因子は血液量と血管抵抗であり，血圧＝心拍出量×血管抵抗として表せる．これは，電圧が電流と電気抵抗により決定されるというオームの法則の関係と同質である（図 7-14）．このうち心拍出量は，心拍数・心収縮力に加えて，血液量（＝体液量）が関係する．一方，血管抵抗は自律神経・内分泌刺激に加えて，血管壁の硬さが関係する[23]．すなわち，血圧は心拍出量と血管抵抗の増減と関連して変動している．

## 2 — 透析患者の高血圧の特徴

透析患者の高血圧は，心血管合併症の危険因子であり，適正な血圧維持は予後改善のため重要[24, 25]である．日本透析医学会のガイドラインでは，「透析中血圧低下や過度な起立性低血圧がないかぎり，週初めの透析前血圧として

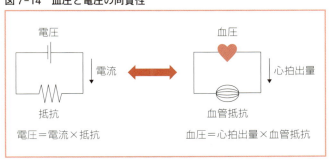

図 7-14 血圧と電圧の同質性

血圧は心拍出量と血管抵抗の変化に伴い変動する．

図7-15　高血圧治療のアルゴリズム

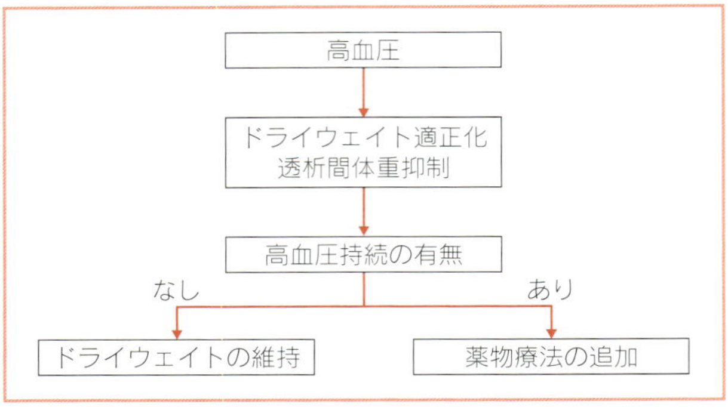

```
┌─────────────────────────┐
│          高血圧          │
└─────────────────────────┘
            │
┌─────────────────────────┐
│   ドライウェイト適正化    │
│     透析間体重抑制        │
└─────────────────────────┘
            │
┌─────────────────────────┐
│     高血圧持続の有無      │
└─────────────────────────┘
   なし              あり
┌──────────────┐  ┌──────────────┐
│ドライウェイトの維持│  │  薬物療法の追加  │
└──────────────┘  └──────────────┘
```

透析患者の高血圧の60％は体液量是正で改善する.

140/90 mmHg 未満を目標とする」ように提言されている[24]. 透析患者の高血圧治療でもっとも重要なことは, 体液量の適正化である. これによって高血圧の60％は改善可能であるとされており[24], 薬物療法より優先して行われる（図7-15)[24].

透析患者の血圧は, 透析前, 透析中, 透析後と体液量の変化に伴い変動するため, 高血圧治療は容易ではない. 図7-14の関係をもとに考えると, 体液過剰状態では高血圧をきたしやすく, 透析時除水量が過大である場合・心不全（心収縮力低下）がある場合には血圧低下をきたしやすいことがわかる. また, 通常では, 急に起立した場合に自律神経の働きで瞬時に血管抵抗が上昇し血圧低下を避ける機構が存在するが, 透析患者では尿毒症や糖尿病合併症などによる自律神経障害のためこの機構が働かず, 起立性低血圧の原因になることがある. このように, 透析患者の高血圧治療は患者背景を考慮して工夫して行う必要がある.

## 3 ─ ドライウェイト（DW）とは

ドライウェイト（DW）は, 元々これ以上除水をするとかならず血圧低下を生じる体重とされていたが, 現在では体液量が適正であり, 透析中の過度の血圧低下を生じることなく, かつ長期的にも心血管系への負担が少ない体重[26]とされている. DWの指標は表7-12に示すように, 体液過剰の他覚所見がなく, 透析中血圧が安定していることとされている[24]. また, 補助診断として, 心房性ナトリウム利尿ペプチド, 心臓超音波検査, 非観血的ヘマトクリット測定, 生体バイオインピーダンス法による体液分析も用いられる. DWの決定は, これらの所見を総合的に判断し, 行われている.

表7-12 ドライウェイト（DW）の指標

- 透析中の著明な血圧低下がない.
- 透析終了時血圧は開始時血圧より高くなっていない.
- 末梢に浮腫がない.
- 胸部X線写真で胸水や肺うっ血がなく，心胸郭比が50％以下（女性では53％以下）である.

（文献23より抜粋）

## 4 ― 透析患者の高血圧治療

### 1) 食事療法

前述のように，適正なDWを設定したうえで，透析間体重増加の抑制が必要である．最大透析間隔日（通常2日空き）の透析間体重増加は6％をこえると予後不良[26]とされ，1回の透析でDWに到達できない可能性が高まる．体重増加とは，塩分と水分の蓄積であり，そのなかでも塩分蓄積が中心的な役割を担っている（図7-16）．日本透析医学会のガイドラインでは，血液透析患者の食事摂取基準は「食塩6g未満，水分はできるだけ少なく」と記載されている[28]．まず塩分制限を十分指導し，次に低ナトリウム血症を呈する患者に水分制限を指導すべきである．

### 2) 薬物療法

体液量是正後も持続する高血圧に対しては，降圧薬の使用を検討する．透析患者で主要となる降圧薬には，カルシウム拮抗薬，アンギオテンシン受容体拮抗薬（ARB），アンギオテンシンⅡ変換酵素阻害薬（ACE阻害薬），β遮断薬がある．また，中枢性交感神経抑制薬やα遮断薬も第二選択として有効

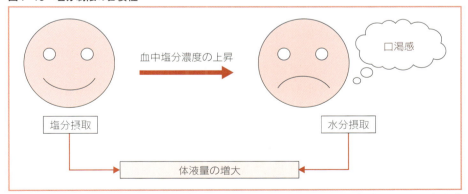

図7-16 塩分制限の必要性

塩分摂取により血中塩分濃度が上昇すると，視床下部の浸透圧受容器が刺激されて，口渇を感じるようになり，飲水欲求が高まる．これは，血中塩分濃度を一定にしようとする働きであるが，透析患者の場合は，この機構により塩分摂取後水分摂取量も増加するため，体液量が増加する．透析患者の透析間体重増加抑制には，まず塩分制限が必要である．

**表7-13　透析患者でよく用いられる降圧薬**

| 分類 | 消失部位 | 特徴／積極的適応 |
| --- | --- | --- |
| カルシウム拮抗薬 | 肝代謝 | 血管拡張作用が強く，降圧効果が強い* |
| アンギオテンシン受容体拮抗薬 | 肝代謝 | 心保護作用 |
| アンギオテンシンⅡ変換酵素阻害薬 | 腎排泄 | 心保護作用，ポリアクリロニトリル膜を使用した透析膜は使用不可** |
| β遮断薬 | 肝代謝／腎排泄 | 慢性心不全，労作性狭心症にも有用 |

\*：通常降圧薬として使用されるジヒドロピリジン系カルシウム拮抗薬.
\*\*：アナフィラキシーショックの誘発あり.

である[24]．降圧薬には腎排泄性薬物と肝代謝性薬物が存在するが，前者は透析患者に使用する際には減量が必要となる（**表7-13**）[29]．ほかにも，薬物の半減期や透析性も検討し，透析中低血圧や効果が減弱する原因とならないように工夫する必要がある．

　降圧薬には各々に特徴[24, 30]があり，積極的適応が考えられる（**表7-13**）．このうち，ARB，ACE阻害薬は心血管系保護作用が明らかであり，心血管病合併症の多い透析患者では第一選択となる降圧薬である[24]．しかし，ACE阻害薬はある種のポリアクリロニトリル膜と反応してアナフィラキシー様ショックをきたす[31]ため，併用を避ける必要がある．

### 参考文献

1）日本透析医学会バスキュラーアクセスガイドライン改訂・ワーキンググループ委員会：慢性血液透析用バスキュラーアクセスの作製および修復に関するガイドライン．透析会誌，**44**：855〜937，2011.

2）日本臨床工学技士会バスキュラーアクセス管理委員会：臨床工学技士のためのバスキュラーアクセス日常管理指針（バスキュラーアクセス管理委員会編）．公益社団法人日本臨床工学技士会，2015.

3）日本透析医学会統計調査委員会：図説　わが国の慢性透析療法の現況（2015年12月31日現在）．

4）Schroijen, M.A., Dekkers, O.M., Grootendorst, D.C., Noordzij, M., Romijn, J.A., Krediet, R.T., Boeschoten, E.W., Dekker, F.W.：NECOSAD Study Group. Survival in dialysis patients is not different between patients with diabetes as primary renal disease and patients with diabetes as a co-morbid condition. *BMC Nephrol.*, **12**：69, 2011. doi：10.1186/1471-2369-12-69.

5）Rao, K., Seshasai, S., Kaptoge, S., et al.：Emerging Risk Factors Collaboration. Diabetes mellitus, fasting glucose, and risk of cause-specific death. *N. Engl. J. Med.*, **364**(9)：829〜841, 2011. doi：10.1056/NEJMoa1008862.

6）Malluche, H.H., Monier-Faugere, M.C.：Risk of adynamic bone disease in dialyzed patients. *Kidney Int.*, **38**：S62～67, 1992.

7）血液透析患者の糖尿病治療ガイド 2012. 透析会誌, **46**（3）：311～357, 2013.

8）Wakasugi, M., Kazama, J.J., Taniguchi, M., et al.：Increased risk of hip fracture among Japanese hemodialysis patients. *J. Bone Miner. Metab.*, **31**：315～321, 2013.

9）日本透析医学会：慢性腎臓病に伴う骨・ミネラル代謝異常の診療ガイドライン. 透析会誌, **45**：301～356, 2012.

10）Kuro-o, M.：A potential link between phosphate and aging―lessons from Klotho-deficient mice. *Mech. Ageing Dev.*, **131**：270～275, 2010.

11）Ketteler, M., Block, G.A., Evenepoel, P., et al.：Executive summary of the 2017 KDIGO Chronic Kidney Disease-Mineral and Bone Disorder（CKD-MBD）Guideline Update：what's changed and why it matters. *Kidney Int.*, **92**：26～36, 2017.

12）Salusky, I.B., Goodman, W.G.：Adynamic renal osteodystrophy：is there a problem? *J. Am. Soc. Nephrol.*, **12**：1978～1985, 2001.

13）Noori, N., et al.：Association of dietary phosphorus intake and phosphorus to protein ratio with mortality in hemodialysis patients. *Clin. J. Am. Soc. Nephrol.*, **5**：683～692, 2010.

14）日本腎臓学会：慢性腎臓病に対する食事療法基準 2014 年版. 日腎会誌, **56**：553～599, 2014.

15）透析療法合同専門委員会：血液浄化療法ハンドブック. 協同医書出版社, 2017.

16）福井次矢, 黒川　清（監修）：血液学的異常, ハリソン内科学. 第4版, 382～390, メディカル・サイエンス・インターナショナル, 2015.

17）Donnelly, S.：Why is erythropoietin made in the kidney? The kidney functions as a critmeter. *Am. J. Kidney Dis.*, **38**（2）：415～425, 2001.

18）2015 年度版 日本透析医学会 慢性腎臓病患者における腎性貧血治療のガイドライン. 透析会誌, **49**（2）：89～158, 2016.

19）Pfeffer, M.A., Burdmann, E.A., Chen, C.Y., et al.：A trial of darbepoetin alfa in type 2 diabetes and chronic kidney disease. *N. Engl. J. Med.*, **361**：2019～2032, 2009.

20）Solomon, S.D., Uno, H., Lewis, E.F., et al.：Erythropoietic response and outcomes in kidney disease and type 2 diabetes. *N. Engl. J. Med.*, **363**：1146～1155, 2010.

21）御手洗玄洋, 他（監訳）：循環, ガイトン生理学. 第11版, 170～300, エルゼビアジャパン, 2011.

22）日本高血圧学会高血圧治療ガイドライン作成員会：血圧測定と臨床評価. 高血圧治療ガイドライン 2014. 15～30, ライフサイエンス出版, 2014.

23）福井次矢, 他（監訳）：高血圧性血管疾患. ハリソン内科学. 第5版, メディカル・サイエンス・インターナショナル, 1658～1673, 2017.

24）平方秀樹, 他（監訳）：血液透析患者における心血管合併症の評価と治療に関するガイドライン, 透析会誌, **44**：337～425, 2011.

高血圧　157

25）K/DOQI Workgroup：K/DOQI clinical practice guide-lines for cardiovascular disease in dialysis patients. *Am. J. Kidney. Dis.*, **45**：1～153, 2005.

26）水口　潤, 他：一般社団法人日本透析医学会維持血液透析ガイドライン. 血液透析処方. 透析会誌, **46**：587～632, 2013.

27）御手洗玄洋, 他（監訳）：体液と腎臓. ガイトン生理学. 第 11 版, 303～434, エルゼビアジャパン, 2011.

28）中尾俊之, 他：慢性透析患者の食事療法基準. 透析会誌, **47**：287～291, 2014.

29）平田純生, 他：総論, 透析患者への投薬ガイドブック. 改訂 3 版, 3～181, じほう, 2017.

30）日本高血圧学会高血圧治療ガイドライン作成員会：降圧薬治療, 高血圧治療ガイドライン 2014. 45～57, ライフサイエンス出版, 2014.

31）鈴木正司：血液浄化療法の原理, 透析療法マニュアル. 改訂 7 版, 19～92, 日本メディカルセンター, 2010.

**Clinical Engineering**

# 第8章 安全管理

# 1 透析機器の安全管理

安全管理とは，許容できるレベルまでリスクを低減した状態（ISO/ICE ガイド 51）に管理し，起きる可能性のある支障を未然に防止する措置を指す．透析機器の安全性は，高度管理医療機器（特定保守管理医療機器）として機器製造業者によってバリデーション（検査で確認し妥当であると証明されていること）されている．透析液は，透析機器内を通り，ダイアライザを介して体内に流入する．透析液の秤量や濃度，液量，液圧，液温は連続的に計測され，高精度に維持されるよう設計され，自動管理が可能となっている．透析液水質基準にしたがい，清浄度の高い透析液を製造し提供することが医療施設側の主たる責任となり，各施設の臨床工学技士はこの安全管理を担うことが期待されている．透析液ならびに透析機器の管理は適切な管理マニュアルに基づいて行われ，医療機器安全管理責任者のもとで自施設の透析装置のバリデーション，すなわち日常管理と保守管理を確実に行い，本来の性能が発揮されるように努めなければならない[1]．さらに，適切な基準を設け，測定結果が基準を満たしていることを示す履歴が確認可能（トレーサビリティ）なように，体系的に記録する．

## 1 ─ 透析用水・透析液の水質管理

### ▶ 1）バイオフィルム

水質管理で制御する対象は，細菌などの微生物すなわち"生きもの"であり，どんなものの表面にも接着し，糖脂質やタンパク質・核酸や錯塩に覆われ，そのなかで集団を形成する．水の流れる配管から菌が分離された場合，その配管内にはバイオフィルムが存在する（図8-1）．さらに，菌は栄養や材料・環境などの条件が揃えば数十分で複製増殖する．物理洗浄や化学洗浄した配管を流れる透析液の培養試験が陰性となると，製造者は透析機器も透析液も無菌と思ってきた．しかし残念ながら，実際に私たちが扱う条件で機器の汚染は完全には解消されない．その理由がバイオフィルムにある．バイオフィルムは熱や薬剤に対して抵抗性を示し，試験管の中で人工的に培養した浮遊

---

**バイオフィルム**：菌1つの重さが 1 pg として 20 分に 1 回増殖するとしたら，理論的には 44 時間（132 回分裂）で地球の重さ $10^{27}$ g（1 harpo g）をこえる．しかし，材料不足や環境条件が合わず，増えては死に，死んだものを材料にまた増えるというスクラップ アンド ビルドという動的環境が形成される．液体と接する固体のうえで，バイオフィルムは水環境から微生物を隔離して一定の状態を作り，あたかも多細胞生物のような振る舞いをする[2]．

---

透析機器の安全管理 **159**

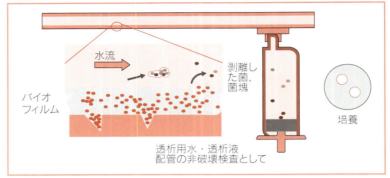

図8-1 透析用水・透析液が流れる配管のバイオフィルムと細菌学的検査

管壁にはバイオフィルムが存在し，剥離した菌や菌塊が水流に乗って運ばれる．採取した検体にはバイオフィルムから出立した菌が複数含まれ，検査（培養）条件に合った菌がコロニーを形成する確率論的な試験であるが，配管を壊さずに配管壁の汚染を観察できる利点がある．

細菌から得た知識は通用しない（後述2-6消毒の項参照）．そこで，透析液の水質管理には，製造系内に新たに汚染を入れない，広げない，増やさないという3原則を守り，極力汚染を軽減することが重要になる．

### ▶ 2) 水質管理基準

生物学的汚染基準は，毒性や病原性で安全を脅かす状況に陥らないように設けられている（**表8-1**参照）．透析用水や透析液は製造後すぐに消費され，測定結果がわかったときにはすでに患者に使用されている．測定値は最終製品の品質保証にはならない．かわりに，日常的な製造工程やメンテナンス作業が，透析液製造系内を汚染させない妥当な方法であったことを保証（バリデーション）することができる．管理を怠れば生物学的汚染を引き起こす可能性があることを念頭におく．生物学的汚染の測定は，消毒から一番遠い時間に開放系の作業をした部位の下流など，もっとも悪い値が想定されるタイミングと状況で行う．汚染度がアクションレベルをこえた場合や，徐々に悪化する場合，系を開放して行った作業を見直す．まず，汚染を拡大させないために設備とヒトの衛生管理をする（後述2-2〜2-4，Tips参照）．これと並行して，過去の汚染の記録や作業記録を調査することで汚染源を絞ることができる．汚染の起源（ヒト由来か環境由来か）の推定に有力な情報となる菌種の同定も，外部発注検査の質量分析法（MALDI-TOF MS）により可能となった．菌種の変化は新たな汚染の発生を疑う．

### ▶ 3) 生物学的汚染基準はどのように決められたか

血液透析が臨床応用された1970年代当初，透析中に患者が熱を出すという

問題が生じた．原因を究明したところ，血液寒天培地や標準寒天培地を用いた透析液の培養で $10^3$ CFU/0.1 mL 以上の菌が分離され，患者の血清から発熱物質であるエンドトキシンに対する抗体が検出された．当時のダイアライザの分子分画では，重合していないエンドトキシンですら透過しないはずであるが，確実に体内に入っている（do indeed cross dialysis membrane）と考えられた．そこで，最初の透析液水質基準（米国医療機器振興協会 AAMI：

## Tips

### 透析機器内のバイオフィルムの証明（図8-2）[3]

新しく購入した透析監視装置が施設に納入された後，洗浄開始時から経時的にエンドトキシン捕捉フィルタ（ETRF）通過前の生菌を観察した．装置の上流側に限外濾過（UF）膜を設置し，取扱作業の汚染防止操作と日常洗浄を標準作業手順書（SOP）に沿って行った．汚染度は洗浄開始時がもっとも高く（$10^3$ CFU/0.1 mL），その後時々菌は検出されたが，陰性（10 CFU/100 mL未満）化した（図8-2(a)）．菌種の多様性は洗浄開始時がもっとも高く，その後徐々に収束した（図8-2(b)）．1年以上同種の菌が分離され，パルスフィールド電気泳動法による遺伝子型も同じであった（図8-2(c)）．年単位で同じ菌の同一株が分離されるということは，装置配管内で菌が安定して増殖し溶液中に菌が放出されていることを意味する．洗浄消毒を繰り返しても除去されずに配管壁にバイオフィルムとして付着して素地となり，新たに汚染すると簡単に系内の菌が増加する．

図8-2　ベッドサイド透析監視装置内のバイオフィルムの証明

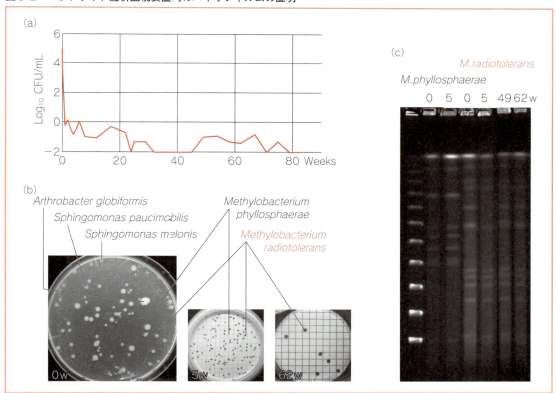

表 8-1 生物学的汚染基準の到達点

|  | 生菌数 | エンドトキシン活性 |
| --- | --- | --- |
| 透析用水 | 100 CFU/mL 未満<br>＝10 CFU 未満/0.1 mL | 0.050 EU/mL 未満<br>＝50 mEU/mL 未満 |
| 標準透析液<br>(standard dialysis fluid) | 10 CFU 未満/0.1 mL | 50 mEU/mL 未満 |
| 超純粋透析液<br>(ultra-pure dialysis fluid) | 10 CFU 未満/100 mL | 1 mEU/mL 未満（測定感度未満） |

- 透析液由来オンライン調整透析液　無菌かつ無発熱物質（無エンドトキシン）
  （オンライン補充液，online prepared substitution fluid）
- アクションレベル（汚染が基準値より高度になる傾向を防ぐために，措置を講じる必要がある汚染度）は施設の汚染状況に合わせて設定されるが，本基準では超純粋透析液の ET を除いて上限値の 50％と定める．
- 採取日：消毒の影響による水質の過大評価を避けるために，薬液消毒・熱水消毒などの工程から最大間隔をあけ，最も汚染リスクが高いと思われるタイミングに行う．

（2016 年版透析液水質基準[1] より作成）

## 機器間配管のバイオフィルムの存在（図 8-3）

機器間配管の破壊試験[4] が，透析液製造系内のバイオフィルムの存在を示した最初の報告であった．バイオフィルムが継ぎ手の段差や分岐部，盲端，屈曲部などで実際に観察されている（図 8-3）．透析機器内にも同様の継ぎ手や盲端・屈曲部が観察され，非破壊検査（図 8-2）でも明らかになるようなバイオフィルムが存在する．しかし，（2018 年の時点では）医療界全体でこの知識を共有できていない．

図 8-3 細菌汚染の原因となる配管構造

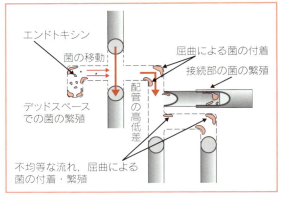

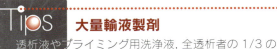

## 大量輸液製剤

透析液やプライミング用洗浄液，全透析者の 1/3 の方が受けているオンライン HDF（血液透析濾過）の補充液は，大量輸液製剤と考えられる．その無菌性保証に関して PIC/S GMP（医薬品査察の国際的協定による品質管理基準）に則ると[5]，濾過フィルタと製造工程（原末投入時の空調，環境管理，作業者の介入）と送液ラインの洗浄消毒が重要管理項目となる．ここで，ETRF は，フィルタの完全性が担保された微生物汚染リスクの低いものである．上流側の汚染は無視でき，フィルタ以降の管理の妥当性を確認するために下流側の代表箇所を適切な頻度で測定する，という日本透析医学会の水質管理基準通りで GMP に準拠している．しかし，ラインすべて設置したままでの洗浄・消毒（CIP：cleaning in place）しか行われないうえに，ETRF 後も用手作業が入る点で高リスク設計といわざるをえない．この構造改変には多大な労力とコストを機器製造業者に課すこととなり，時間をかけて依頼・要求する必要がある．

また，機器の長期間の連用で ETRF の下流からエンドトキシンが検出される[6] こともある．これは，ETRF 通過前の未滅菌部分の汚染度（バイオバーデン）が影響している可能性が高い（図 8-6 参照）．無菌操作法による無菌性保証の標準はバイオバーデン管理であるが，製品のロットを考慮して最終製品の判定を出荷前に行うという考え方もあり，施設ごとにモニタリング方法を決めるべきである．全体の 0.5％にすぎないが，毎日微生物汚染度を測定する施設もある．

RD5)では，当時透析を提供しているどの施設でも到達可能な基準として，Log値の取捨と測定方法から生菌数の上限が標準寒天培地で2,000 CFU/mL未満（200 CFU未満/0.1 mL）に設定された．その後，毎日定期的に透析機器が洗浄・消毒されるようになると，生菌数の低減と並行して患者血清中の炎症性物質が減少し，腎性貧血に対する造血ホルモンの必要量の低下が認められた．そこで"標準"透析液の生菌数の上限がR2A培地で暫定的に1桁下の"100 CFU/mL"に設定された．これは，「菌がいてもよい」ということではなく，0.1 mLの塗抹で測定限度（10〜20 CFU未満/平板培地）までなら許容するという測定法と評価法込みの基準値である．その後，ハイパフォーマンス膜の登場で，エンドトキシン捕捉フィルタ（ETRF）で濾過した超純粋透析液が求められ，メンブレンフィルタ法による培養での測定限界値（10 CFU未満/100 mL）を許容する方法がとられた[7]．

しかし，配管で給水されるシステムを完全に無菌にすることは不可能（米薬局方23改定　USP23）である．無菌であればこの培養は陰性となるが，コ

### 細菌培養

細菌培養は，固形培地上にコロニーを形成させ視覚化する方法がとられる．

直径9 cmの平板寒天培地上に検体を0.1〜0.3 mL均一に塗抹する，あるいは100〜1,000 mLまで通常直径50 mm・ポアサイズ0.45 μmの膜（メンブレンフィルタ：MF）で濾過し寒天培地もしくは液体培地を含ませた濾紙に密着させる．一定の生育環境（培地の種類（栄養），温度，時間）に合った菌が生育し，水中に棲む菌に適したR2A培地や標準寒天培地で，比較的低温（17〜28℃），長期間（5日〜3週間）培養する．生菌数試験法として行われるが，培地当たりコロニー形成が十〜数百個と測定幅が1桁の半定量試験で，分母のmLは検体量を示したものである．この数の確からしさを示すために，製薬や食品分野では同一検体を2枚ずつ測定する．生菌数の推移を示す場合に便宜上mL当たりでコロニー数を示し比較するが，本来自然数で小数点以下はありえない．

### エンドトキシン

水棲菌（グラム陰性桿菌）の細胞壁の一部のリポ多糖体（リポポリサッカライド：LPS）．菌体成分のうちごく微量（体重当たり0.5 ng）で生体に発熱やショックなどの有害な反応を起こさせる．溶液中の濃度はその中の死菌数と相関し[8]，生菌数試験とはまったく異なる尺度の微生物汚染の指標となる．発熱を基準としてエンドトキシン規格値が製品ごとに決められており，生理食塩液やリンゲル液では0.5 EU/mLである．規格外の透析液は体重（kg）1時間当たり5 EU/mLとなり，4時間のオンラインHDFで80 L置換すると体重40 kgなら0.01 EU/mLで測定範囲0.1 EU/mLを大きく下回る．製薬や医療機器の品質管理でウサギによる発熱試験の代替として測定され，人工透析では簡易測定法の普及で水質を評価するという概念が広まり，透析液の水質改善に大きく貢献した．しかし，注射器を用いた計量を許容し，検量線も添加回収試験も同時施行せず，重複測定しない値で溶液の清濁を評価することは過去の遺物である[9]．この点で，後発のPET試薬の出荷判定[10]に後れを取っている．生菌数試験と合わせ，今後学会規模で整備が必要な点である．

ロニーが形成されなくても無菌の保証にならないことに注意が必要である．

## 2 ― 水質を管理する方法

### 1) 汚染の起源

管理対象となる微生物はどこからきたか．最大の汚染源はヒトである．具体的には，機器の組み立てから納入後のメンテナンス時に，作業者の手で透析液が流れる配管の内側や部品に触れて水棲菌や環境菌を媒介・伝播したものと考えられる．手や皮膚の常在菌を，培養せずに直接遺伝子型で菌を同定すると大部分はグラム陰性の水棲菌であり[11]，透析液中で増える菌も 2/3 は

### 100 CFU/mL

水質管理でこの値は馴染み深く，19 世紀末のロベルト・コッホの観察的事実による提唱（コレラや腸チフスの集団感染は砂濾過で 100 個/1 mL 以下に制御された水道水を介して発生しない）に由来する．培地や培養条件（温度，時間）は違うが，水道法第 4 条の「病原生物に汚染され，または病原生物に汚染されたことを疑わせるような生物若しくは物質を含むものでないこと」をみる一般細菌の基準値にも用いられる．標準寒天培地（たとえば TGEA）を用い，35℃・24 時間培養で中温帯の発育の早い水棲の従属栄養菌を観察している．大部分は直接病原性と関係しないが，菌数が増加した場合には糞便による汚染や消毒用の塩素の入れ忘れを疑う．

### 無菌と培養不能

（図 8-4）[3]

培養は目にみえない菌を視覚化するための試験であるが，コロニーを形成しないということと，菌が完全に殺滅・除去されている（無菌）ということは同じでない．熱水洗浄を例にとると，Ao（80℃処理換算秒）900〜3,000 程度で一時的に培養陰性となっても，7 日後には再度分離され（図 8-4(a)），これは同じ菌種の遺伝子型が同一の菌株であった（図 8-4(b)）．この間，DNA の蛍光染色法による菌数は変化せず，とくに再分離時も菌数がほとんど増加していなかった（図 8-4(c)）．同様の現象は消毒薬を用いた場合にも観察された[13]．このように，蛍光染色法や生菌の ATP 量・粒子数を連続測定する迅速法は，無菌と洗浄や消毒による培養不能を見分ける手段にもなりうる．

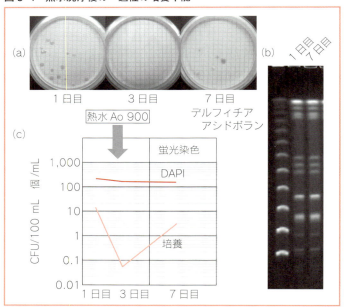

図 8-4 熱水洗浄後の一過性の培養不能

DAPI：4',6-diamidino-2-phenylindole．

図 8-5 汚染防止操作による透析液製造系・カプラ部汚染の改善

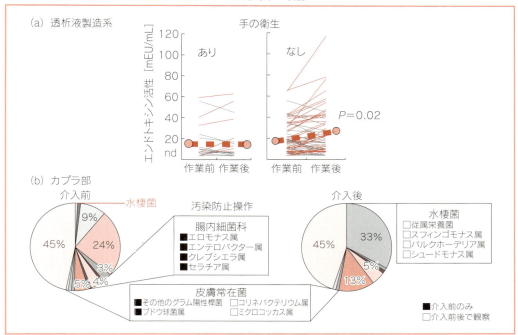

a：透析液製造系内のメンテナンス作業で，手の衛生が守られなかった場合に汚染が有意に増悪した[14]．
b：150 施設以上が参加した介入試験で，カプラ部を汚染防止操作で取り扱うと，同部から分離された腸内細菌科の菌は介入前 10％から未検出に，皮膚常在菌も 10％から 2％に減少し，菌種の多様性が改善した[15]．

グラム陰性桿菌であった[12]．教科書的に知られる白色ブドウ球菌などのグラム陽性球菌は，非選択性の富栄養培地を用いた結果にすぎない．手の衛生を守り，汚染防止操作で透析液製造系のメンテナンスを行うと系内の汚染は改善し[14]，カプラ部から腸内細菌科の菌が分離されなくなり多様性も改善した[15]（図 8-5）．エンドトキシン捕捉フィルタ（ETRF）を通過すると，下流側の生菌数やエンドトキシン値は陰性化する．しかし，ETRF 上流の汚染を改善すると透析患者の炎症反応も改善する（図 8-6）[16]．新たな汚染はバイオフィルム内菌叢の至適生存の枠に組み込まれ，先住する菌の再生材料となることも，その首座をとることもある．透析機器を無菌操作で組み立て滅菌したサニタリー仕様の部品のみを使用したとしても，この事実は変わらない．透析液・補充液の清浄度は，各施設の臨床工学技士の双肩にかかっているといっても過言ではない．

▶ 2）ヒトの作業の管理

透析液製造系は，通常透析用水作製装置からベッドサイドの透析監視装置まで閉鎖系である．系を開放して行う作業では，ヒトが汚染源となるため汚

図 8-6 ETRF 上流の清浄度と生体反応性との関係[16]

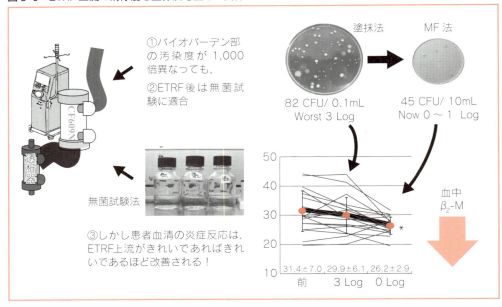

染防止操作が必須となる．日常業務において，ETRF の下流側で行われるダイアライザと透析液配管をつなぐカプラ部の接続，オンライン補充液の取り出し口への回路の接続の際に汚染が起きれば，直接その透析監視装置で治療を受ける患者に悪影響を及ぼす．体温や血圧などのバイタルサインや検査データが変動しないことを理由に，衛生管理を怠ってはいけない．透析液原液作製のための原末投入や，配管を開放して行う機器のメンテナンスなど，ETRF 上流側の作業でも，簡単に装置内の微生物汚染が生じ，その都度蓄積されていく．

透析液を自施設の製品と考えてその清潔度を保つという視点から，これらの操作を行う前の整理・整頓，作業時の汚染防止操作，および作業後の清掃や洗浄・消毒が環境の衛生管理として重要になる．この整理・整頓・清掃・

## Tips　誰が測定するか

透析液の製造にかかわる者が，その汚染度の測定にかかわるべきではない．きれいに作ろうとする行為と，汚いところを探す行為が全く相反するためである．

医療機関の細菌検査室は，感染起因菌ではない透析液という限られた環境に棲む微生物に関心がなく，外注検査機関でもごく一部しか対応していない．臨床工学技士がこの業務を担う意義がこの点にある．さらに，培養開始後経時的に観察することで，コロニーの初見日や種類が以前と比べ変化したか，という変動の生じた原因を探求するための有用な情報が得られる利点がある[17]（培養法は成書[5,18,19]を参照）．

166　第 8 章　安全管理

洗浄・消毒をローマ字読みした際の頭文字の「S」を取って5S，さらに清潔・体調維持や基準を遵守する真摯さを含めたしつけをあわせた7Sが，常に作業の質（quality）を必要最低限以上に保つための安全管理の手法として各産業界で実践されている．5S，7Sは元々，製造ラインの清浄度を誰でも保てる方法として考案されたものである．透析液製造工程に密にかかわる臨床工学技士が有資格者であるからこそ，なぜそれぞれの工程でその手法が必要とされるか熟考したうえで能動的に徹底すれば，さらに高い清浄度を得ることが可能になる．

### ▶ 3）整理整頓，清掃に関する操作手順およびオンラインHDFの管理

　機器を汚染させないための準備が3つある．メンテナンスなど製造ラインを開放し重大な汚染が生じる危険性があるときのみならず，血液回路のプライミングのような日常作業でも，まず周囲の不要なものを事前に整理し，処置に使う物品を作業しやすいように順序よく揃え整頓する．作業後ほこりが舞わないように清掃し，作業前の状態に復帰させる．透析後，カプラ部に透析液がついたままジョイントに接続しない．塩の析出を防ぐためにアルコール不織布などでカプラを拭い，さらにジョイント側も清拭してから格納する．

　オンラインHDFの場合，通常の回路の他に補充液用の回路とその接続部分が存在する．その接続部分の無菌性を確保するために，HDF用の回路と透析監視装置の補充液取り出し口とカバーする接続部を用手で清掃する．さらに，HDF終了後，補充液の取り出し口についた補充液を拭い取ってから格納する．透析液もさることながら，意図的に患者の体内に投与しているプライミング用洗浄液やオンラインHDF補充液は，まぎれもなく大量輸液製剤であることを忘れてはならない．自動消毒のみでは，飴化した糖や錆による褐色の汚れがつくなどの問題が，どのメーカーの多用途型透析監視装置でも生じている．

　作業時だけ環境をきれいにすることは意外にむずかしく，毎日もしくは勤務帯ごとに清掃・整理整頓することが大切である．作業者自身もこの環境の一部なので，髪の毛や髭，手の爪，ユニフォームや靴にも気を配る．

**白衣の交換**：白衣はどのくらいの頻度で交換すべきか？滅菌した着衣も半日（4時間）で着用者の皮膚の常在菌が着衣の表側から検出される．衛生の観点からは，少なくとも勤務帯ごとに交換する．白衣のポケットの中も同様であり，使用済み・未使用にかかわらず医療に用いる物品を入れてはいけない．

---

## Tips 　衛生管理

　水質管理基準のアクションレベル（**表8-1**）をこえた場合，まず汚染を拡大させないために設備と作業にかかわるヒトの衛生管理を行う．設備は汚れの少ない場所から多い場所へ，清浄度の高い場所から低い場所へ，空調出口〜天井〜壁〜床の順で，使い捨ての清拭布を用いて清掃・消毒する．ヒトも手洗いや手のアルコール消毒が正しく行われているか確認する．原因が限定できたらその改善と同時に衛生管理を再度行い，再発防止のために作業者に衛生に関する教育を行う[5]．

透析機器の安全管理　167

## ▶ 4) 汚染防止操作[20]

### (1) 個々の作業前に手を洗う

　機器を取り扱う直前に手洗いをして新しい手袋を着用する．そのうえで，清潔に保ちたい部分に直接触れないノータッチテクニックによる"汚染防止操作"を行う（**表8-2**）．周囲を整理整頓して，準備段階から作業動線のなかに細菌を混入させない手順を組むことで，優先順位を下げられない作業に変わる．

### (2) 標準作業手順書に沿った作業工程

　作業工程を標準作業手順書（SOP）に起こし，1工程ごとに製造系への汚染を防止する操作が必要か考慮する．通常の透析に沿って系を開放する作業を対象とし，製造系とダイアライザをつなぐカプラ部の脱着，透析液原液製造，透析液・透析用水の品質管理のための液採取など，汚染させずに反復作業することが清浄度の安定につながる．動線の短縮，工程分離による単純化，作

---

**表8-2 汚染防止操作での注意点（○は無菌操作時に関与）**

**A 滅菌物を用いる作業の前処置**

●処置や作業を行う場所とその周囲を清潔に保つために清掃し，不要な物品があれば片付けて整理整頓する．
●手の衛生手技を守る．

○必要に応じ滅菌手袋，マスク，キャップ，ガウン着用など，ガウンテクニックを行う．

**B 滅菌性の確認**

●包装に穴が開いている場合や期限切れの場合，滅菌物ではない．
●濡れているものは滅菌物とはみなさない．

**C 清潔野の形成**

●滅菌物の包装は決められた通りに開け，途中を破いたりしない．
●使用直前に滅菌包装を開け清潔野を作成する．
●テーブル上のみ清潔野とみなす．
●清潔野の外周2～3センチの部分は汚染されているとみなす．

○清潔野内のすべての物品は，滅菌したものでなければならない．
○処置者が見ることができる範囲のみ清潔野とみなす．
○ガウンは，胸から腰までと肘から手までのみ清潔野とみなす．

**D 汚染防止操作中の注意**

●清潔野の周りで，話したり笑ったり，咳，またはくしゃみをしない．
●汚染された物品は，清潔野からただちに外に出す．
●少しでも滅菌性に疑問があり汚染の可能性を疑うなら，破棄して新しい物品に交換する．
●同じテーブル上に滅菌物と未滅菌の物とを置く場合，簡単に触れないように十分に間をあける．
●腕や手，滅菌していない物品を，清潔野の上で交差させない．
●消毒薬などの液体を注ぐとき，液体の入った容器の注ぎ口とキャップの内側だけ滅菌とみなす．消毒薬を受ける器を清潔野の端に移動させ，注ぎ口のみ清潔エリア内にかかるようにして注ぐ．
●液体を受けるコンテナには触れないように，液の跳ねがないようにする．

業の技能専門化，順位づけによる簡素化がSOPの実行率を上げるカギとなる．また，暫定的に定めた工程ではその前後の測定指標の変化を観察し，手順が妥当か検討して作業者に周知させることが有効である．SOPは，高品質のものを安定して提供することを目的にしている．手順を逐一忠実に記載し，コンプライアンス（遵守）が求められるが，バリアント（変異）を認めるかどうかは各透析施設の管理方針に委ねられている．バリアントが認められたとしても，理由の正当性のいかんにかかわらず，いつなぜそうしたかを記録するのは，施設の共同作業者として最低限守るべきマナーである．

### ▶5）透析機器の洗浄

洗浄の目的は，配管内の溶液の置換と配管壁面の汚染除去である．配管内溶液の置換には，治療開始前に消毒薬が残留しないようにする前水洗と，治療後消毒前に透析液をいったん純水である透析用水に置き換える後水洗があ

#### Tips
**機器初期洗浄中にみられた汚染の再上昇**（図8-7）

機器が施設に納入された際，十分に初期洗浄せずに消毒を行うとむしろ汚染が遷延することがある[21]．この原因には，機器の側副路が関与していると考えられ，側副路に水が流れたときと採取のタイミングが一致すると水洗中にも汚染度の再上昇が認められる．消毒および消毒後洗浄に必要な時間を除き，水洗にできるかぎり長い時間をあてるように計画すべきである．

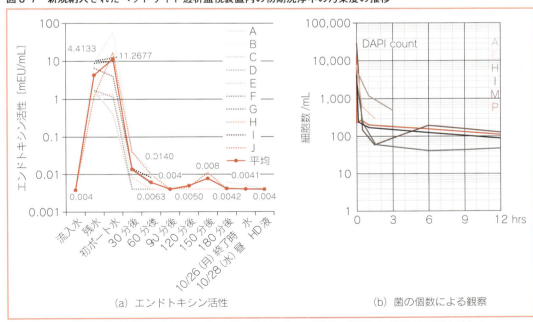

図8-7 新規納入されたベッドサイド透析監視装置内の初期洗浄中の汚染度の推移

(a) エンドトキシン活性　　(b) 菌の個数による観察

(a) では150分後の装置Hで，(b) では30分後の装置Pと6時間後の装置Mで汚染度が再上昇した．

る．いずれも配管の末端から透析監視装置の内部まで液が完全に置換されるように行うので，配管の長さや分岐のデザインによって洗浄に必要な時間は異なる．末端部で，透析液製造前の水洗後の消毒薬の残留濃度や透析液置換後の Na 濃度・浸透圧を測定し，置換が不十分であれば水洗時間を延長する．また，過酢酸製剤を用いた消毒法を選択した場合，水洗に工夫を要する．過酢酸製剤は酸化被膜を形成し，金属表面で菌の再付着防止になるが，シリコンチューブでは内部に浸達する問題がある．消毒後十分水洗して残留がないことを確認してから 1 度水流を止めて 30 分溶出を待ち，その後再度水洗してから透析液の製造をすることが望ましい[22]．

配管壁面の汚染物除去に関して，消毒薬の効果は菌量の影響を受けるため，壁面の菌量が多いと殺滅させにくい．物理洗浄である水洗は定量的な除去であり，1 時間前後で本来菌の減少は頭打ちになる[23]．しかし，透析機器内配管の水流は遅く，洗浄性の高い乱流にならない．また，透析機器内には側副路があり，水洗中もすべての配管が洗浄されているわけではない．流路の選択ができない現状では，可能なかぎり長時間洗浄する．ステンレスなどの金属部分では，pH 10 以上のアルカリ洗浄で汚染物質の剥離が促進され，配管壁への再付着防止にもなる．しかし，シリコンやプラスチックなどの高分子ポリマーに対する効果は一定ではない．酢酸・クエン酸などの酸洗浄は，金属・錆や透析液中のカルシウムなどが結晶化した沈着物を溶出する目的で行われ，肉眼的にも改善が確認される．

### ▶ 6）消毒

#### （1）消毒薬の選択

医療施設の責任で生物学的汚染基準を保証することを考えると，透析関連装置の消毒には，日本薬局方[24]に収載されている薬剤の使用が望まれる．アメリカ疾病予防管理センター（CDC）のスポルディングの分類[25]を参考にすると，透析関連装置はヒトの身体に入ってもよいとされる透析液を供給するので，本来であれば厳密な処理で滅菌（被滅菌物のすべての微生物を殺滅または除去）するクリティカルの位置づけが必要である．標準装備された ETRF で最終透析液の無菌性を担保するので，その上流は標準透析液の水質基準（10 CFU /0.1 mL 未満）を満たすことを目的に，セミクリティカルな消毒（対象物または対象物の表面などの局所的な部位に存在する微生物を減少させること）が一般的となっている．実用可能なものとして，"高水準消毒薬"である一部の過酢酸製剤（商品名：Minncare）と，"中水準消毒薬"（次亜塩素酸）がある．中水準消毒薬は，結核菌，栄養型細菌，ほとんどのウイルス，ほとんどの真菌を殺滅するが，かならずしも芽胞を殺滅しない．次亜塩素酸の他

**消毒薬の薬効評価：**透析関連機器の取り扱い説明書に記載されている消毒法が推奨されている．しかし 2018 年時点では，定量的試験菌懸濁法（第 17 改定日本薬局方参考情報 G4 消毒薬洗浄薬）で得た試験管内結果を根拠にしている．これは，消毒薬同士の効果を比較する目的で，万国共通の標準菌を浮遊状態にして行う殺菌試験であり，機器内での実際の汚染形態であるバイオフィルム内に浸達して効果を及ぼすかどうかはみていない．

170　第 8 章　安全管理

に，アルコール，ポビドンヨード，グルタルアルデヒドがあるが，引火性や残留毒性のため水系配管には用いない．日本薬局方[24]への消毒薬の収載は，製造業者が効能・安全性を公式に保証することが要求され，さらに今後，登録時の許認可のみならず，EPA（アメリカ環境保護庁）やFDA（アメリカ食品医薬品局）のように年単位で逐次不具合の報告を義務化する方式に変更されることが予測される．今後，他の過酢酸製剤や合剤も，収載に向けた整備が期待される．

### （2）実際の使用法

過酢酸製剤で化学滅菌する場合，450 ppmで洗浄し，配管の末端がその濃度に達したところで薬液を封入する．水圧により退縮していたバイオフィルムが含水状態となり，十分な殺菌に必要な11時間常温で滞留する．過酢酸製剤では非金属性配管の劣化を起こす可能性があり，濃度や時間の条件が揃わなければ 対象微生物の殺滅度合いは低下する．

次亜塩素酸は，希釈でpHが変動し細胞膜を透過して殺菌に関与する非解離型HClOと，洗浄力に関与する解離型OCl⁻の割合が変化する[23]．濃度が倍になっても殺菌力は倍にならないことに注意が必要である．滞留によって金属部品のサビや高分子ポリマーの劣化を起こす．バイオフィルムへの浸達性

---

### 次亜塩素酸の特性と浸達性
（図8-8）

原液を蒸留水で希釈した1,000 ppmの次亜塩素酸ナトリウムは，pH 12で非解離型はほぼ0％で，主体は洗浄作用になり，アルカリで細胞膜が損傷して解離型がわずかに菌体内に入ることである程度の殺菌性が認められる．200 ppmではpH 9.0，100 ppmではpH 8.6で解離型の理論値は各々30，25 ppmとなる[23]．バイオフィルムの極性から，固液境界近傍の微小環境では遊離塩素濃度が低下し，バイオフィルム内には半日以上滞留させても到達しない[26]．

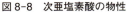

図8-8　次亜塩素酸の物性

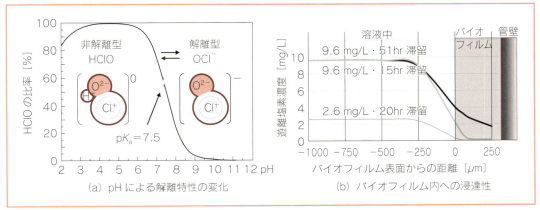

(a) pHによる解離特性の変化　　(b) バイオフィルム内への浸達性

は悪いが，バイオフィルムから出芽した浮遊菌を培養不能にすると考えられる．透析機器は完全に抜水できず，薬洗した後に水洗すると洗浄水が滞留したままの状態になる．バイオフィルムから出た菌の増殖抑制を考慮するなら，長期間未使用で保管する場合でも薦められない．

## 3 — 微生物以外の水質管理基準

### 1）透析用水作製装置の管理基準

原水中の溶質を除去し純水を作製する透析用水作製装置（逆浸透膜（RO）装置）は，透析液の品質維持に重要である．透析液水質基準の2016年版[1]から新たに追加された項目で，透析用水作製用にバリデートされた装置が用いられる．この装置の中心となるROユニットは，93％以上の電気伝導率阻止率か，装置の出口で実際に透析液となる透析用水の電気伝導率の管理基準値 25 $\mu$S/cm（2.5 mS/m, 25℃補正）以下を満たすことが要求される．ROユニット内のROモジュールの負荷を軽減し，RO膜を保護するための前処理ユニットと，透析に必要な水量を確保するためのRO水供給ユニットで構成される[1]（図8-9）．前処理ユニットで，プレフィルタ（PF）による原水中の粗い粒子の濾過，軟水化装置によるCa$^{2+}$，Mg$^{2+}$などの硬度成分の吸着，活性炭濾過装置による遊離塩素，クロラミン，有機物の除去を行う．RO水供給ユニットは，要求水量の変動に対応するためのRO水タンクと，貯留したRO水の

図8-9　透析用水作製装置のフロー図

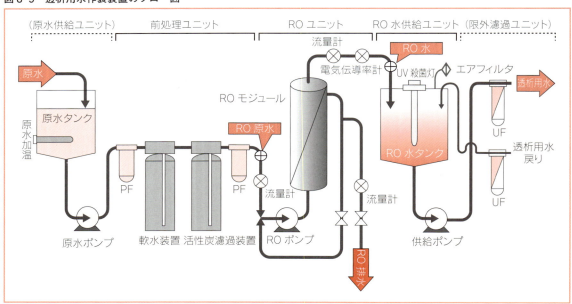

微生物学的汚染の進行を制御するための UV 殺菌灯，限外濾過（UF）膜で構成される．

水道水の微生物学的清浄度の管理は遊離塩素で行われるが，RO 膜の劣化を引き起こす．一方，原水としている地下水や施設の原水タンクが有機物で汚染されると，発生したアンモニアが遊離塩素と結合してクロラミンになる．この結合塩素は，RO 膜を透過し透析液中に混入して溶血事故を発生させる可能性がある．そこで，総塩素（遊離塩素とクロラミンの合計）管理が必要となる．前処理ユニットにある活性炭濾過装置の出口部の総塩素濃度を DPD 法で測定し，0.1 mg/L 未満になるように再構成（たとえば，原水のクロラミン濃度が 1 mg/L 以上なら活性炭を 2 段直列に設置）する．なお，原水の総塩素濃度が 1 mg/L 以上になったら各透析クールの開始前に透析用水の総塩素濃度を測定し，0.1 mg /L をこえるなら患者の安全を確保するために透析中止を検討すべきである．

### ▶ 2) 原水・透析用水の管理基準

原水および透析用水の化学的汚染に関して毒性がある，あるいは疑われる物質の水質基準が示され（**表 8-3**，第 1，第 2 グループの 12 項目），供給水源が水道水の場合には供給者が公示している水道水質基準 51 項目の検査結果を確認する．飲用に不適な地下水を透析用水の原水にしても規制されない．水道水以外を原水とする場合には，水道法にしたがって水質検査計画を策定・管理する．原水が水道水としての基準を満たしていない場合には，原水・透析用水の化学的汚染物質を年 1 回必ず測定し，透析用水で基準値を上回った場合には RO 装置の点検が必要で，基準値未満になるまで再構成する．安定供給のために原水をタンクに貯留している場合も RO 装置の設置前に原水を実測し，この 12 項目が水道水質基準値未満であること，さらに設置後に透析用水を実測し，同じ 12 項目が透析用水の水質基準値未満であることを確認する．

透析用水が基準値を上回る場合は，前処理ユニットの活性炭濾過装置や軟水装置，RO 膜が正常に機能しているか確認し，再構成によって基準値未満を目指すとともに，基準値未満であることを年 1 回は確認する．また，原水が水道水質基準値を上回る場合にも，透析用水で基準値を満たしているか年 1 回確認する．

日常的な管理として，RO 装置の設置以降も供給水源の水質結果を確認し，基準以上の値を示した物質の変動を注視し，その物質による汚染の可能性を疑って，透析用水中の濃度を年 1 回かならず測定する．もし基準値を上回った場合には，RO 装置の点検が必要で，基準値未満になるまで再構成する．と

表8-3　水道水質基準の12項目とISO13959の化学的汚染基準

| グループ | カテゴリー | 化学的汚染物質 | 最大濃度（mg/L） | |
|---|---|---|---|---|
| | | | 透析用水化学的汚染基準（ISO基準） | 水道水質基準 |
| 第1グループ | 透析での毒性が報告されている汚染物質 | アルミニウム | 0.01 | 0.2 |
| | | 総塩素 | 0.1 | 基準なし |
| | | 銅 | 0.1 | 1 |
| | | フッ素化合物 | 0.2 | 0.8 |
| | | 鉛 | 0.005 | 0.01 |
| | | 硝酸塩（asN） | 2 | 10 |
| | | 硫酸塩 | 100 | 基準なし |
| | | 亜鉛 | 0.1 | 1 |
| 第2グループ | 透析液に通常含まれている電解質 | カルシウム | 2 | 300[*1] |
| | | マグネシウム | 4 | |
| | | カリウム | 8 | 基準なし |
| | | ナトリウム | 70 | 200 |
| 第3グループ | 透析用水中の微量元素 | アンチモン | 0.006 | 0.02[*2] |
| | | ヒ素 | 0.005 | 0.01 |
| | | バリウム | 0.1 | 0.7[*3] |
| | | ベリリウム | 0.0004 | 基準なし |
| | | カドミウム | 0.001 | 0.003 |
| | | クロム | 0.014 | 0.05 |
| | | 水銀 | 0.0002 | 0.0005 |
| | | セレン | 0.09 | 0.01 |
| | | 銀 | 0.005 | 基準なし |
| | | タリウム | 0.002 | 基準なし |

施設原水・透析用水水質基準

[*1]：硬度成分として設定，[*2]：水質管理目標設定項目，[*3]：要検討項目.
施設原水・透析用水の水質基準は，水道水質基準の第1・第2グループの12項目を用いる.
（2016年版透析液水質基準[1]より）

くに，硝酸や亜硝酸塩などの硝酸性窒素はRO膜による阻止が困難で，軟水化装置の再構成を考える.

# 2 透析室の感染対策

## 1 ─院内感染とは─病院感染の定義─

　医療機関は，感染症が蔓延する可能性が常にある．原疾患とは別に入院後48時間以降に発病した感染症を病院感染（院内感染）という．週に複数回通院する人工透析では，外来患者もこの対象に含めて対策にあたる．

　感染対策とは，病原微生物の伝播を遮断し，スタッフさらに患者やその家族が感染症に罹らないように予防するためのものである．感染症を発症した患者を早期に発見し治療を行う感染症対策とはこの点で異なる．

　基本となる標準予防策は，作業者の手を清潔にする手指衛生と咳エチケットによる有症状者の飛沫伝播防止，スタッフの手袋やゴーグル・マスク・キャップなどの保護防具（PPE）の着用，誤刺防止の4つの部分からなる．そのうえに，接触予防，飛沫予防，空気伝播予防策が積み上げられる．はしかや肺結核など，伝染力の強い病原微生物による感染症が発症した場合，周囲に感染が広がらないようにそれに見合った予防策が求められる[27]（**表8-4**）．感染対策を開始する時点で，感染症発症者の罹患歴や周囲の流行，迅速検査や臨床診断などから感染症の原因が確定・推定されている場合もある．しかし，

**表8-4　標準予防策に追加する項目[27]**

| 接触予防 | 隔離 | 個室管理あるいは別の区画での対応が望ましい．<br>個室管理がむずかしい場合は患者のベッド間隔をあけるなどの対応が推奨される． |
| --- | --- | --- |
| | 空調・換気 | 特殊なシステムは設けなくてもよい． |
| 飛沫伝播<br>予防策 | 隔離 | 個室管理あるいは別の区画での対応が望ましい．<br>個室管理がむずかしい場合は患者ベッド間隔を2m以上あける．または，カーテンやパーティションで仕切りを設ける． |
| | PPE | 患者から2m以内で医療行為を行う医療従事者はサージカルマスクを着用する． |
| | 空調・換気 | 特殊なシステムは設けなくてもよい． |
| 空気伝播<br>予防策 | 隔離 | 陰圧室への患者の個人収容が原則となる． |
| | 空調・換気 | 陰圧環境が必要である．給気は全外気方式が望ましい．<br>循環式の場合にはダクト回路内にHEPAフィルタを設置する． |
| | PPE | 医療従事者・面会者が入室するときは，N95マスクを着用する． |
| | 附 | 麻疹や水痘の患者に対応する医療従事者はあらかじめウイルスに対する免疫を獲得していることを確認できた者とする． |

診断が確定していなくても，咳や痰，水様下痢など分泌物の飛沫伝播や周囲汚染による接触伝播の可能性がある場合には，標準予防策にとどめず，積極的にその他の予防策を追加する．

## 2 — 感染対策の歴史

感染対策の要点で欠くことのできないもっとも重要なものは「手洗い」である．しかし，なぜ手洗いが一番重要なのか．CDC の標準予防策に至る歴史には透析施設が関与した．

かつて，イギリスの外科医の肝炎発症率は健常者の 10 倍，アメリカの医療スタッフでは 4 倍という時代があり，原因として B 型肝炎ウイルス（HBV）が発見されたのは 1972 年のことである．透析患者はさらに深刻で，年間の新規肝炎発症率は 4.4 % に達し，数カ月で患者全員とスタッフ半数が罹患した例もあり，CDC が直接疫学調査を開始した．患者間のおもな感染経路は再生利

> **Tips**
>
> **手の衛生**（図 8-10）
>
> 感染経路の遮断を目的に，手を衛生的にする手技が推奨されている．検査中や潜伏期の患者がいることをふまえて，すべてのヒトを対象とする．病原微生物が混入しうる血液，体液，分泌物，排泄物（汗を除く）に触れてしまった場合には，自分自身と環境を汚染させないために手を洗い，これから触れることが分かっている時には手袋を着け，手袋の破損も考慮して作業後手を洗うという内容である．手に集約されている理由は，ヒトは手で作業するからである[27]．図のタイミングで手を洗うと汚染の拡大が防がれる．

図 8-10 手の衛生

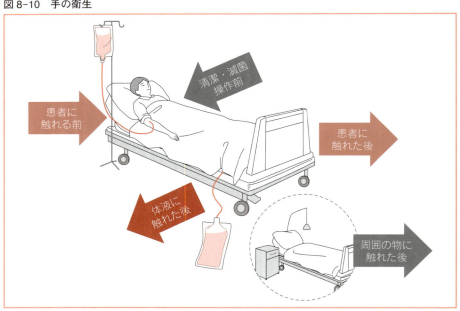

http://haicontroversies.blogspot.com/2014/05/hand-hygiene-its-ginormous.html

用された機器であったが，スタッフの発症原因の調査では針刺し事故は6割にすぎず，患者と直接接触していない者にも発症した．視覚的に血液汚染のない処置室の壁からもHBVが分離され，患者の乾燥血液をチンパンジーにごく少量接種しても感染が生じることが示された．この予測不能で危機的な状況を打開したのが，ゴム手袋の着用と流水・石けんによる手洗いだった[29]．

後にビルレンス（感染力と病毒性）が低いことが判明したヒト免疫不全ウイルス（HIV）感染症＝エイズも，一般に認知された当初は感染経路の分からない致死性の疾患として医療者の不安や恐怖をあおった．1985年に病院職員の安全保護プログラムとして，HBVで奏効した手の衛生と針刺し事故防止策を中心にしたユニバーサルプレコーションが策定された．その追跡調査で感染の拡大はなく，多剤耐性菌にも応用され感染予防に有効であった．感染症全般の防止策として手洗いと手袋着用の有用性が認識されるようになり，1996年に病院感染対策として標準予防策（スタンダードプレコーション）に採り入れられた．

手の衛生手技を守るスタッフの割合（遵守率）が増えると種々の感染症のアウトブレイクが解消したことからも，妥当な対策であると考えられる．手の衛生手技の遵守率向上のために[30]，2002年にCDC標準予防策が改訂された際に，アルコール性速乾性手指消毒薬を用いる方法が追加推奨されるよう

## Tips: 咳エチケット（cover your cough, 図8-11）[28]

図8-11 咳エチケット

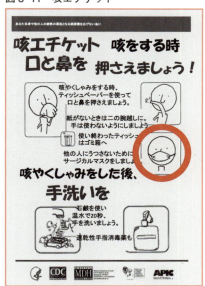

http://www.touseki-ikai.or.jp/htm/07_manual/index.html

2002年の重症急性呼吸器症候群（severe acute respiratory syndrome：SARS）流行時に奏効した予防策から，標準予防策に組み込まれた．咳を伴う感染症で，インフルエンザ，風疹，ムンプス，天然痘や百日咳は，飛沫感染や接触感染が主経路と考えられている．また，飛沫核による空気感染が主の結核や水痘・麻疹も，飛沫核の吸入や周囲汚染を手で拾いみずから口に運ぶ可能性がある．そこで，くしゃみや咳をしているヒトが飛沫を広げない，自分の手で飛沫を受けないことに加え，サージカルマスクの着用をして伝播を予防する．風邪症候群の40％を占めるライノウイルスやRSウイルスは，飛沫よりむしろ手を介して伝播するといわれ，図8-11 左下段の「咳やくしゃみの後は手洗い」の記載は理に適い，この個人予防策で院内蔓延を防ぐことが可能となる．

になった.

### 3 ─ 透析室に特化した感染対策と感染症発症時の対応

透析室の感染対策を考える場合,他の部署とは異なる特色が3つある.1つ目は,透析患者特有の易感染性によるもので,余命にもかかわる.2つ目は,透析患者の9割が透析を受けに週3回外来通院し,透析室に1回4時間以上滞在するという治療形態によるもの.そして3つ目は,体外循環により大量の血液が扱われ,穿刺・抜針などの侵襲時や治療後の血液に汚染された物品を介した血液媒介感染によるものである.それぞれアウトブレイクの事例が存在し,その感染症防護対策がある.

#### ▶ 1) 透析患者の易感染性

透析患者の透析導入時平均余命は健常者の1/2といわれ,その死亡原因をみると心不全・うっ血に次いで感染症が22％と健常者の2倍,年齢補正すると7.5倍多い.そこで,減塩による透析間の体重管理に加え,感染症を制御することで平均余命の改善が可能になると考えられる.この感染症の内訳をみると,肺炎が約50％,敗血症が約40％と敗血症の発症率が突出して高く[27](図8-12),さらに肺炎の40％と敗血症の72％がメチシリン耐性(MRSA)を含めた黄色ブドウ球菌を起因菌とした感染症であった(図8-13)[31,32].肺炎・敗血症とも,起因菌の3/4は大腸菌,肺炎桿菌,緑膿菌などのグラム陰性桿菌である健常者と大きく異なる.つまり,黄色ブドウ球菌感染症を制御[33]すれば,透析患者の生命予後の改善につながることになる.MRSAの場合,

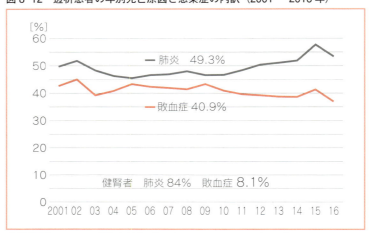

図8-12 透析患者の年別死亡原因と感染症の内訳(2001～2016年)

(透析医療における感染症対策ガイドライン.173,日本メディカルセンター,2016より)

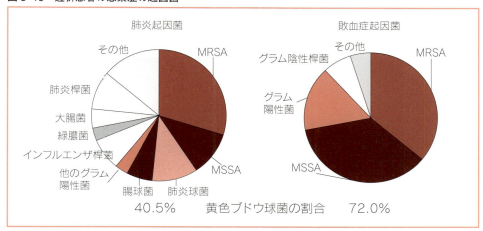

図 8-13 透析患者の感染症の起因菌[31,32]

MRSA：メチシリン耐性黄色ブドウ球菌，MSSA：メチシリン感受性黄色ブドウ球菌．
グラム陽性菌：コアグラーゼ陰性ブドウ球菌，コリネバクテリウム属，バシラス属．
グラム陰性桿菌：緑膿菌，大腸菌，セパシア菌，エンテロバクター属，バクテロイデス属．

元々自分自身の咽頭や鼻腔・創部にいた菌が感染症を起こす内因性が感染症発症者の 80% を占めており，感染症の多発時には発症低減を目標に保菌者を探し（サーベイランス），保菌のうちに解消することが推奨されている[27]．また，感染症起因菌の偏りから，易感染性の原因として顆粒球の貪食能の異常と皮膚バリアの破綻が考えられる[34]．後者はとくに透析のたびに穿刺・抜針を繰り返しており，その際の汚染防止操作および適切な皮膚の洗浄と消毒による菌数の減少が重要となる．除痛のための麻酔テープや軟膏剤，穿刺時血管確認のために使用される超音波のプローブにより，穿刺部位を汚染していないか注意を要する．

皮膚消毒（antiseptics）は，効果を発揮するまでクロルヘキシジンで 30 秒，ポビドンヨードで乾くまで（約 2 分）待つ[注]．針が 3〜6 時間留置され頻回に同じ部位の消毒が繰り返される状況では，効果が瞬時に現れるが持続せず脱脂作用のあるアルコールより利点が大きい[25]．また，一時的なカテーテルによる感染症の発症率は，動静脈吻合による内シャントの 160 倍あり，一時的カテーテルの留置をなるべく避け，留置の長期化を避けるように対処する[32]．

### ▶ 2）透析室―相部屋型の処置スペース―

個室で透析を行う施設も徐々に増えてきたが，まだ仕切りのないワンフロアで 10〜100 人同時並行で数時間滞在して透析を受ける相部屋型が主流である．ヒトからヒトへ感染するものの汚染源はヒトである．自分が汚染源とならず自らも他から拾わないための対策が，"患者さまにも手洗いを"[27] であ

注）2015 年にガイドラインとして 4 訂版を公開してから，透析患者の死因分析で感染症の割合が突出して増加（18.9 → 20.5%/7 年　20.5 → 21.9%/2 年）しており，改定による結果を残せていない．大きな変更点が 3 つあり，そのひとつが，皮膚消毒（antiseptics）の薬剤の変更である．エビデンスを求め中心静脈穿刺時に有効とされたアルコール添加消毒薬のデータを流用したが，透析患者の頻回穿刺部にはそぐわないものであった可能性が考えられる．そこで，各消毒薬が効果を示すまでの時間，塗布後待つという，以前（3 訂版）のマニュアルにある記載を採用した．

る．もちろんスタッフが実践してみせなければ守られない．
　さらに，体調不良になった患者を透析前に見分ける判断を，普段の状態を知り情報を共有しているスタッフが行う．いち早く対応して，感染症の蔓延を防ぐ水際の対策が重要となる．実際に空間を共同利用している透析室で発症したアウトブレイクとして，バンコマイシン耐性腸球菌やノロウイルス，インフルエンザウイルスなどがある．下痢症を伴う疾患では，全利用者の手洗いと周辺のトイレも含めた接触予防策が有効である．咳による伝播予防も，対象患者のベッドの位置の変更や，待合室・更衣室など共同で使うスペースで他の患者との遭遇を避けるために時間を変更するなど，透析を始める前の対処が重要である（図8-14）．

### ▶ 3）血液媒介感染症

　エリスロポエチン製剤が開発される以前は，透析患者の腎性貧血を改善するために頻回に輸血が行われていた．そのため，輸血後肝炎としてのC型肝炎ウイルス（HCV）の陽性率は一般の方（0.7％）と比較して高い．大量の血

---

**簡易隔離策**

　インフルエンザの流行予測は，感染する場所を学校5割，電車1割，家庭4割と想定し，多人数で集団生活を送る学級の閉鎖が流行終焉の有効手段となる．透析室も相部屋なら学校と類似した構成である．しかし，インフルエンザに罹患していたとしても，透析患者は常に透析を受ける必要があり，かつ高熱など代謝が亢進している状態であるので，普段以上に十分透析を行う必要がある．個室隔離が無理な場合は，時間的隔離や感染患者と他の透析者との間隔を開ける空間的隔離といった現実的対応が必要となる（図8-14）[28]．

図8-14　かかりつけ透析施設で感染者の透析を行う際の対処例（蔓延期〜回復期）

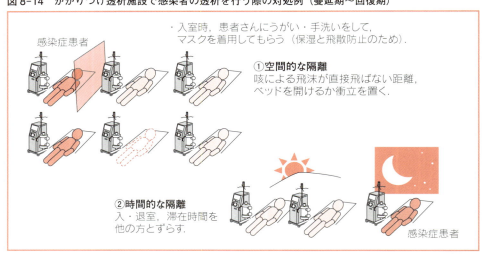

http://www.touseki-ikai.or.jp/htm/07_manual/index.html

液を体外で循環させる血液透析では，開始時の穿刺・終了後の抜針という侵襲行為や使用済みの透析回路の廃棄の際に血液が飛散する可能性がある．汚染した針を誤って刺したり，粘膜や傷口を介して感染が成立する．

ウイルス肝炎のアウトブレイクは，無菌操作のエラーか医療機器の滅菌のエラーと考えられ，日本臨床工学技士会を含め透析関連4学会共同で策定された「透析医療における標準的な透析操作手順と院内感染予防に関するマニュアル」(4訂版よりガイドライン) では，とくにHCVの蔓延防止が大きな目標に定められていた[27]．1999年の初版以降4回改訂され，感染対策の重要性が認識され，薬剤や注射器の単回使用の徹底，陽性患者の隔離やベッド固定の他に，血液回路のエアフィルタのディスポーザブル化，エリスロポエチンとヘパリンのプレフィルド製剤化など，清潔動線と汚物動線の管理がフールプルーフ化された．2007年までにHCV患者の陽性率は16.0％から9.8％に低下し，さらに透析者にも使用可能なHCVに対する直接作動薬（DAA）の登場により完治する疾患となり[35] 2017年には5.2％に低下した（図8-15）．

肝炎ウイルス陽性の血液で汚染された機器や環境を消毒する必要が生じた場合，まず血液などの汚れを使い捨ての清拭布などできれいに拭き取る．アメリカFDAの消毒薬の規定である20℃，10分の条件なら，HBVに対して，500 ppm 次亜塩素酸・70％イソプロピルアルコール・10倍希釈ヨード製剤（ポビドンヨード）が有効である．さらに，11℃，2分の80％エチルアルコー

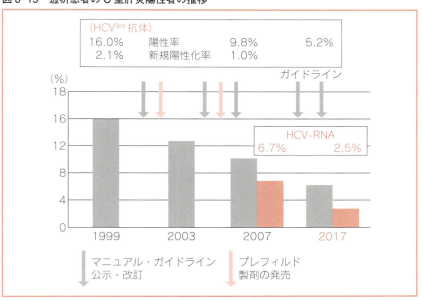

図8-15　透析患者のC型肝炎陽性者の推移

（医学のあゆみ，227：451〜455，2008 一部改変）

透析室の感染対策

誤刺による感染発症に関して，HBVで30％（HBe/HBs抗原とも（＋）なら37〜62％，HBe抗体（＋）なら23〜37％），HCVは1.8％（中空針でないと感染が成立しない），HIVでは0.3％といわれている．しかし，チンパンジーの感染実験では，HCV，HBVとも10〜20 copyで感染が成立[36]し，ウイルス自体の感染力に差はない．HCVがDAAで完治するというパラダイムシフトが起きたが，同様の対処がHBV感染症でも期待される．

ル浸達，98℃，2分の加熱も同様で，HBVが失活する条件なら，HCV，HIVに対しても有効である[23]．HBV患者を隔離していない施設では，患者に用いた機器やベッドを透析後その都度消毒する．

# 3 透析中の事故対策

## 1─事故対策の基本事項

### ▶ 1）医療事故とは

医療にかかわる場所で，医療の全過程において発生するすべての事故を医療事故[37]という．医療事故は，人（医療従事者），物（医薬品，医療機器，情報），組織（医療機関の安全体制）に起因するさまざまな要因が複雑に関係して発生[38]する．とくに明らかな誤りの有無にかかわらず，広義の医療行為や管理上の問題により予期しないかたちで患者が死亡もしくは患者に障害が残った場合，濃厚な処置や治療を要した事例の他に，医療機関が警鐘的意義が大きいと考えるべき事例を重大な医療事故事例とする．さらに，患者だけではなく医療従事者が不利益を被った事例も含む．

一方，医療過誤は医療事故の一類型であって，医療従事者が医療の遂行において，医学的準則に違反して患者に被害を発生させた行為[37]をいう．

### ▶ 2）医療事故対策

医療分野では，医療事故に相当する用語をアクシデントという．インシデントとは，日常診療の場で誤った医療行為などが患者に実施される前に発見されたもの，あるいは誤った医療行為などが実施されたが，結果として患者に影響を及ぼすに至らなかったものを指し，同義としてヒヤリ・ハットがある．

労働災害における経験則の一つにハインリッヒの法則がある．1件の重大なアクシデントの背景に29件の軽傷のアクシデントがあり，その裏に傷害に至らなかった事故＝インシデントがあるというものである．どんな重大な事故も突然に起こるものではなく，それに至るまでにはおよそ3,000〜10,000件もの潜在的な不安全行動・不安全状態が存在し，その修正で事故を防止できると考えられている．そこで，医療事故事例をインシデント・アクシデントレポートとして形式を定めて院内の安全管理委員会に報告し，その解析から

対策を講じることが求められている[39]. さらに，平成 28 年 10 月 1 日に改正された医療法に医療事故調査制度が盛り込まれ，すべての医療機関において医療事故に該当する死亡または死産に対し，院内事故調査が義務づけられた．医療事故が発生した場合には，厚生労働省令で定めるところにより速やかにその原因を明らかにするため必要な調査（医療事故調査）を行い，医療法第 6 条 11 にしたがって医療事故調査・支援センター（日本医療安全調査機構）に報告する義務がある．

### ▶ 3) ヒューマンエラー

医療従事者による人為的ミス（過失）をヒューマンエラー[40]とよんでいる．「人間」の行為が，①行為者自身が意図したものでない場合，②規則に照らして望ましくない場合，③第三者からみて望ましくない場合，④客観的期待水準を満たさない場合，これに当たる．

つまり，人間が達成しようとした目標から意図せずに逸脱することとなった，期待に反した人間行動の結果をヒューマンエラーと定義[40~42]している．かならずしも特定の個人の不注意で生じる問題ではなく，ある確率で人間一般に起きるいわば人間の情報処理能力の限界といえる．エラーのすべてが事故につながるというわけではない．人間の脳は，情報が不十分な状況においても，過去の経験や知識を基に情報の不足を補って柔軟に対応できる．その反面，環境や心理的状態，体調などのさまざまな要因により，同じ場面，同じ人間であっても，情報の処理に差が生じることがしばしばある．エラーを起こした当人が自らのエラーに気づく能力をもち，サポートとしてチームメンバーのチェックが威力を発揮する．誤認を防止するためには，「人は誤りを犯す」ことを前提として，個人およびシステムによるエラーのチェック機能を強化していくことが重要である[43]．

---

**Tips 医療事故調査報告**

独立行政法人医薬品医療機器総合機構（PMDA：Pharmaceuticals and Medical Devices Agency）の 3 つの役割（健康被害救済，承認審査，安全対策）の 1 つに，発生した重大な医療事故調査報告を受け集計し公表する事業があり，その内容と対処法を同機構のホームページ上で確認することができる．医療法施行規則の一部が改正され（平成 28 年 6 月 24 日医政発 0624 第 3 号），医療事故調査の報告先が日本医療安全調査機構に変更された．しかし，従前どおり，機器の不具合や薬の副作用による重篤な事故は PMDA で受け入れ，独立行政法人国立病院機構の開設する病院，学校教育法に基づく大学の附属施設である病院と特定機能病院および参加申請をしている施設は，日本医療評価機構の医療事故防止技術部へ報告する．

## ▶ 4) 安全管理体制の整備

　医療は，さまざまな職種がかかわり最新の医薬品や高度の医療機器によって支えられている．この安全管理体制を支える方策として，航空や建設などいろいろな業界で講じられている組織的対策の手法が取り入れられている．医療従事者に要求される手技や業務は多様化・複雑化し，膨大な医学知識および技術（スキル）の修得が求められるようになり，さらに専門職種間の密接な連携が重要とされる．医療行為が患者に提供される過程で，医師の出した指示にいろいろな場面で複数の医療従事者がかかわり，その都度情報が処理される．チーム医療として，医療従事者間で仕事を引き継ぐタイミングや場面から場面への切り替えのタイミングでチェックする機会を設けると，医療事故を防止しやすくなる．その安全管理の手法として，個々人の能力を高めるために，新規作業や初心者のスキル不足を解消する多能工化のための教育・訓練を整備し，行動に影響する要因としてのムリやムラ・ムダをなくすための熟練や修練，違反行動をなくすための医療従事者としての良識の形成が人への対策としてとられる．

　そのうえで，物や組織としての対策として，以下の3つがあげられる．

　①バックアップ：不測の事故，危険に備えて，二重に支援する態勢を整えること．後ろだて．冗長性．

　②フェイルセーフ：何らかの装置・システムにおいて，誤操作・誤動作による障害が発生した場合，常に安全側に制御すること．またはそうなる設計手法で，信頼性設計のひとつ．

　③フールプルーフ：ものを熟知していない状態（fool）や集中力が低下した状態で行動しても使用者が誤った操作をして危険な状況を招かないように，あるいはそもそも誤った操作をさせないように，配慮して設計されていること．

---

### Tips　医療事故解析

　たとえば，FDA の解析で，年間8万件のインシデント報告のうち 1/3 以上が想定外の方法で機器が使用されたり操作が不適切であったという「使用の過ち」によるものと指摘している．この防止には，操作方法などに関する医療従事者への研修という，人・組織への対策に加え，医療機器の製品開発において，医療従事者の行動特性や限界を考慮して過ちが起きにくい設計にする，できるだけ構造・機能を単純化して操作方法の簡略化を図り（フールプルーフ化），誤った操作をしても重大な事故に結びつかない設計にする（フェイルセーフ化）という，物への対策が重要と結論づけている．

## 2 ─ 透析医療における事故と対策

透析医療では，昭和60年代から多人数用透析液供給装置が普及し，RO装置から透析原末溶解・希釈装置を含めベッドサイドの透析監視装置まで透析装置を一括管理する透析管理システムが登場[44]した．透析装置間の通信で機器を連結して使用する点では，他の生体機能代行装置と異なり，ヒューマンエラーによって同時に大勢の患者に被害を及ぼす危険性をはらんでいる．そこで，透析医療における医療事故対策には，システム全体にかかわる対策と，透析医療行為で透析者個人に危害を与えるヒューマンエラー対策を考える必要がある．

この透析管理システムで透析関連装置間の連動が可能になり，さらに患者情報も合わせた透析支援システムに発展し，施設内で情報が共有されるようになった．将来的には施設間の通信共有化や災害時でも通信可能なシステムの開発が期待され，リスク管理と危機管理の両者の期待が込められている．

透析医療におけるヒューマンエラーの対策は，①手作業で行う透析液の製造工程の安全性と透析供給システム機構の安全性確保，②透析治療を安全・確実に行うための制御機構と使用機材の安全性の確保，③監視機構への対策，そして狭義の医療事故からは外れるが，④災害（減災）に対する対策，この4つの観点にわけて考えていく必要性がある．

**リスク管理（risk management）**：想定されるあらゆるリスクを洗い出してそのリスクに備えること．

**危機管理（crisis management）**：実際に危機が発生した際に，その被害を最小限におさえること．

## 3 ─ 透析液に対する安全機構

透析液は，多人数用透析液供給装置から各透析監視装置に供給する場合と，ベッドサイドの個人用透析装置で製造・供給する場合がある．透析液の異常には，濃度，温度，化学的汚染，微生物学的汚染があり，装置内部で常時監視しているのは濃度と温度のみである．化学的汚染は，透析用水の段階で水質基準値未満であることと透析液製造前の水洗後に消毒薬の残留がないこと

---

### 二次的被害が医療事故へと発展する要因

2011年3月11日に発生した東北地方太平洋沖地震および福島第一原子力発電所の事故後に起きた事例のように，災害による事故が発生し，それに伴って最終的に医療事故に発展していくケースがある．インフラの問題は，自然災害だけではなく，人災によって公共機関にトラブルが生じ，その連鎖が問題を及ぼす場合がある．そのため，医療事故を防止するには危機管理はもちろん，リスク管理として事業継続計画書を策定することが重要となる実例を挙げる．

①原発事故後の河川の放射性物質（$^{90}$ストロンチウム，$^{231}$プルトニウム）汚染による透析用水の汚染の可能性
②水道水の過剰塩素投入による遊離塩素濃度異常
③施設貯水タンクや井水での有機物汚染に関連したアンモニア混入によるクロラミン濃度異常
④計画停電時の水の停滞による透析用水の汚染

で確認し，微生物学的汚染は定期的な水質検査によって安全性を担保している（8章1節参照）．

そのため，透析液供給装置で以下の機構が稼働しているかどうかの保守点検作業が重要となる．①透析液調製機構，②透析液脱気機構，③給水圧低下警報機構，④原液不足警報機構，⑤透析液濃度測定警報機構，⑥透析液温度測定制御機構．

### ▶ 1）透析液異常の事例

機器購入時の初期設定や機器の設定変更時の人為的ミスによって生じる事故や，日常業務中に作業者が起こす人為的事故がある．以下に例をあげる．

①混合比率の設定ミスによって濃度異常が生じた事例

②警報範囲の設定ミスや解除したことによる制御不良事例

③A・B原液粉末製剤を投入する際にA剤とB剤を逆に入れてしまった事例[注]

④濃度確認を行う前に強制解除操作を人為的に行い送水した事例

⑤加温器（ヒータ）のブレーカや電源を人為的に落とし基準の温度に達しなかった事例

⑥ヒータ故障による温度調整不可（機械）によって規定の温度に達しなかった事例[注]

⑦事後洗浄のスイッチの入れ忘れにより，透析液の微生物汚染が生じた事例

⑧事前洗浄や事後洗浄を行うことができないため透析液の微生物汚染が生じた事例

⑨洗浄剤や消毒薬が予期せぬタイミングで透析液に混入した事例

⑩粉末剤溶解装置の電磁弁に洗浄原液のボトルの蓋の破片が詰まり電磁弁が閉鎖しなかったため，洗浄・消毒剤が透析液に一部混入した事例[注]

注：現在の濃度計（電導度管理）ではダブルチェック機構により，製剤入れ間違いが生じた場合には警報と供給停止が行われる．

注：温度設定範囲の逸脱：身体の許容温度から1℃未満，46℃以上で溶血が生じる．

注：現在は，万が一，電磁弁が故障した際でも洗浄・消毒剤が装置内部に入らないように逆止弁が追加された．

## 4 — 血液回路関連事故

透析用血液回路はオーダーメイドが主流であり，非常に種類が多い．2012年9月に日本臨床工学技士会によって透析用血液回路標準化基準（Ver.1.00）[45]が発刊された．血液回路の標準化の目的は，ヒューマンエラー対策として，空気誤入防止，回路離断防止および誤作動防止である．そのために，血液透析療法の技術と実情をふまえ，標準化に向けた努力が払われている．

### ▶ 1）血液回路の接続部の緩み，はずれの防止策

透析用血液回路は，穿刺針，ダイアライザ（透析器），圧監視モニタと接続

186　第8章　安全管理

し，閉鎖回路を形成する．かつて，これら接続部は，摩擦による嵌合によって接続するスリップイン式であったが，接続部位が外れ出血する事故が発生した．この件を受け，透析用血液回路などの接続部位をねじ込み式としたルアーロック式の製品を採用することが周知依頼（平成21年9月24日付医政総発0924第1号・薬食安発0924第1号）された．透析用血液回路の接続部でルアーロック式となったのは，①動/静脈アクセス部，②血液浄化器・血液透析器との血液側の接続部，③抗凝固薬注入ライン，④トランスデューサ保護フィルタとの接続部，⑤液面調整ラインの5カ所である．

### ▶ 2）空気混入

①サンプルポートや接続部の緩みによる空気（気泡）混入

人体から脱血する動脈側（A側）は，血液ポンプの引き込みで陰圧になっていることから，A側の針と回路の接続部の緩みやA側の血液採取ポートの

## 血液透析用標準化回路策定の経緯

第58回日本透析医学会（2013年，福岡）「透析用血液回路標準化基準と安全管理」における（社）日本臨床工学技士会 透析装置安全委員会の報告[46]によると，2000年5月，千葉県で発生した空気混入死亡事故を契機として，平成12年度厚生科学特別事業として「透析医療事故の実態調査と事故対策マニュアルの策定に関する研究」が実施された．とくに血液透析に関する医療事故を全国規模で調査した結果，1年間に21,457件の事故が報告され，うち出血3,878件（回路離断996件含む）と空気混入370件で全体の19.8％に達していた．また，重篤な事故と報告された372件のうち，抜針事故94件，回路離断60件，空気混入39件で全体の51.9％に達していた．日本血液浄化技術研究会（現血液浄化学会）では，2000年に血液回路の実態調査を行い，3,490種類もの回路があることを報告した．日本臨床工学技士会は「透析医療事故防止のための標準的透析操作マニュアル」を基本として，透析療法の安全な操作を徹底させるためには，科学的根拠に裏付けされた安全な標準回路をすべての施設で使用することが必須と考え，2004年と2006年に「透析用血液回路の標準化に関する報告書」，2012年に「透析用血液回路標準化基準（Ver. 1.00）」[45]を発出して，各団体と連携しながら標準回路の普及を図ってきた．2015年に，日本臨床工学技士会が製造販売業者に対して2014年1年間に出荷された回路の規格数を調査したところ，依然3,150種類あり，そのうち標準回路と適合しない規格が2,685種類と普及していない現実がみえてきた．しかしながら，各接続部位のルアーロック化による接続部の離断防止と，圧力モニタラインとトランスデューサ保護フィルタの一体化による監視装置の血液汚染防止と離断による空気混入防止など，安全性にかかわる基本的な部位はほとんどの回路で装備されていることから，一定の安全性は担保されつつあると考えられる．また，新たな問題として，2012年にオンラインHDFが保険適用となり，製造販売業者ごとに独自の装置が開発され，専用回路が普及してきているが，これらの回路においても種類が増えていくことが危惧される．現在，国内で使用されている回路はすべて人件費が安価な東南アジアで生産されている．回路はほとんど人の手によって組み立てられており，オーダーメイド回路はその種類に応じた人員が必要となり，人件費の観点から国内での生産は不可能な状況にあるためである．回路を標準化することで，製造のオートメーション化を進め，人件費をおさえることができれば，コスト削減が可能といわれている．

開放によって気泡を吸い込む危険性がある．以前は静脈側（V側）のエアチャンバーより下流にサンプルポートがあり，薬剤注入や採血ができる回路が存在したが，透析用血液回路標準化基準では，直接体内に空気が混入する可能性のある構造上の理由により禁止されている．

②返血時の空気混入

返血（人体に血液を戻す作業）は，生食置換返血法で行われる．以前は，残血を減らすためにエアー置換返血法が主流であったが，死亡事故に直結するため，「透析医療事故防止のための標準的操作マニュアル」[47]に従って行われなくなった．現在では装置側の安全機構として，自動的にプライミング完了時から透析治療中・返血操作が終了するまで空気混入を監視でき，手動で気泡検知器を切らなければ解除されない設定となっている．

## 5—ダイアライザ関連事故

### 1）手抜き行為で被害が生じた事例

ダイアライザは直接，血液に接する医療機器であり，機材からの漏出物や生体適合性などにより事故が起きる．1982年に透析患者約200名に結膜炎様症状，頭痛，吐き気などの健康被害が生じる事故が発生した．回収されたダイアライザが国立衛生試験所で解析され，膜保護剤のグリセリンのなかの不純物である抗酸化剤が原因物質として同定された．特定の医療機関に被害が集中した理由は，取扱説明書に記載された「ダイアライザ使用前の生食1～2Lによる洗浄」を怠ったためであった．ダイアライザの製造工程中に混入したもので，使用直前に漏出物を洗い流すことの重要性が認識されていなかったことによる事故事例である．この件を契機に，医療機器へのGMP（適正製造基準）導入が検討された．

### 2）ヒューマンエラーで重大事故にまで発展した事例

ダイアライザと血漿交換用一次分離膜を取り違えたために生じた重大事故事例がある．血液浄化器は，血液透析用ダイアライザ，濾過用フィルタ，血

**GMP（Good Manufacturing Practice：適正製造基準（英語版））**

アメリカ食品医薬品局が，1938年に連邦食品・医薬品・化粧品法に基づいて定めた医薬品等の製造品質管理基準．各国がこれに準ずる基準を設けており，日本においては，医薬品医療機器等法に基づいて厚生労働大臣が定めた医薬品等の品質管理基準をいう．医療機器にも製造管理・品質管理基準（GMP）が必要であると認識され，平成7（1995）年に医療機器GMPとして法制化された．

漿交換用一次分離膜，血液吸着など吸着物質（活性炭）で充塡した吸着筒（フィルタ）などのさまざまな種類のものがあるが，形状が類似しているために取り違えたヒューマンエラーである．人間が最終的に判断を下し実行したために起こる同様の事例は，重大事故に至らないまでも，さまざまな条件で起こりうる．

### ▶ 3) ダイアライザの破損による事例

血液透析開始時にダイアライザのリークが生じた事例は，製造段階での製品の欠落，破損，欠品などが原因である．使用前点検で，包装に破損や汚損がないこと，外形の変形や亀裂，キャップの脱落などを確認する．

ダイアライザ使用の際に，誤ったプライミング（洗浄）方法によって圧をかけすぎて膜を破損させた事例もある．

## 6 ― 透析条件設定に関する事故

透析条件設定に関するヒューマンエラーの誘因は，同じ患者・同じ空間という常連性による慣れや，複数の患者の治療を同じ時間帯に同時並行で行うマルチタスクによるものが考えられる．一つ一つ独立して完結せずにいると，穿刺や透析開始操作に集中して条件設定やその他の作業が疎かになるような不安全状態を招いたり，長時間の作業で疲労が溜まり精度が低下して不安全行動に陥ったりする場合がある．①装置を作動する条件入力の誤り，②装置を動かした場合の操作の誤り，③設定の入力忘れ，に分類できる．

透析条件が装置に正しく入力されたか，思い込みによる設定を防止する対策として，指差し・声だし確認は pointing and calling（指差呼称）とよばれる日本の革新的な産業安全メソッドであり，職場のエラーを最大85％削減可能としている．あえて透析患者と一緒に確認する手法もあるが，患者は医療従事者への信頼から間違いを指摘するには至らないきらいがある．第三者に「操作者は間違っているかもしれない」という目線で，設定をあらためてチェックしてもらうことが重要である．人は正しいと判断して確認していると間違いをみつけにくい．しかし，多くの事例がヒヤリ・ハットですんでいる理由は，誤った設定で処置を開始したが，処置中に当事者自ら気付いたり，チームでのサポートによってミスが発見されて修正されたからである．人間が行動を起こすための情報処理中枢の機能は，1度に1つのことしか処理できないようにデザインされていて，同時に2つ以上の情報を処理できない．しかし，同じ空間で複数の治療を同時に行うために，業務量が増大する時間帯に同時進行で行う作業の優先順位を考えて行動しなければならない場合がある．類似作業が繰り返されると人間特性が表に出ることが多く，忙しさや焦

りを感じ（不安全行動・不安全状態），結果としてヒューマンエラーにつながる．これを避けるために，バックアップやフェイルセーフといった，チーム医療としての相互支援対策は不可欠である．装置の安全機構が進化すると，装置の制御機構はより複雑化していく．人工知能（AI）が発達したとしても，最終確認は人間が行うことには変わらない[49]．

## 7 ― 透析条件設定以外に関する事故

①装置への回路や抗凝固薬のセット不良

抗凝固薬の入ったシリンジを装置にセットする際に，シリンジポンプの押し子にうまく固定できず，抗凝固薬が投与されなかったことで回路内の血液が凝固した事例がある．近年，シリンジポンプに押し子検知機能が加わり，規定通りにセットされていない場合には警報で知らせている．しかし，検知機能がない箇所での設置ミス（認知不足や確認不足）などでも事故が起きる．

②警報・消音ブザーの解除

透析治療中に，さまざまな原因で警報が鳴り，装置は透析治療を中断する．その際，人為的に消音→クリア→連動スタートの順でボタンを押せば中断を解除することができる．警報は事故を未然に防ぐ安全機構であり，最終的な安全確認は人が判断してから治療を再開する．原因が解消できなければ事故へと発展する可能性や，再開を忘れ治療が中断したままの事例などがある．

③過除水・除水不足

除水ポンプの制御不良によって過除水・除水不足が生じるが，装置自体の

### 透析医療事故の定義

日本透析医学会が2003年に「透析医療事故の定義と報告制度」と「重篤な透析医療事故の実態」に関する全国調査を行った．この調査では，学会独自の6段階の定義を用いてアクシデントとインシデントを区分し，各施設のアクシデントとインシデントの区分がどのレベルでなされているかを集計している．その結果，レベル区分が明確化されていない施設が多数あることが判明した．現在では，アクシデントに至る前にはかならずヒューマンエラーが存在し，人間は過ちを犯す，事故はゼロにすることはできないということを理解したうえで，ヒューマンエラーが起きにくい多職種間での対策を講じるチーム医療が求められている．早期発見により被害を最小限にする日々の努力を行うことを怠らない，事故防止策と同時に患者との信頼関係を維持する努力も忘れてはならない．

＜学会独自の6段階の定義例＞

①レベル0：実施されなかったが，仮に実施されていたら何らかの実害が予想される．

②レベル1：実施されたが現時点での実害はなく，その後の観察も不要．

③レベル2：実施され，現時点での実害はないが今後の観察あるいは何らかの検査を要した．

④レベル3：実害が生じ，そのため検査や治療を行った，あるいは入院の必要が生じた，または入院期間の延長を要した．

⑤レベル4：実害が生じ，その障害が長期にわたると推測される．

⑥レベル5：死亡に至った．

安全機構によって，機械は停止する．そのため，基本的には装置自体の故障よりも人為的ミスの方が多い．オンライン血液透析濾過での補液側回路と血液回路の未接続による過除水や，除水量の設定ミスといった特殊透析ならではの人為的ミスが生じる．透析治療においては，当日の除水量の計算の間違いや，透析前の体重測定のミスによるものが，電子カルテで管理されるようになっても生じている．いつもと違う洋服を着ていた，物をもって測定した，体重計の0点があっていなかったなど，原因は事欠かない．また，終了時目標体重の変更に気づかずに，過除水や除水不足が生じた事例などもある．

### 参考文献

1) 峰島三千男，川西秀樹，阿瀬智暢，他：2016年版透析液水質基準．透析会誌，**49**：697〜725，2016.

2) 松山東平，松下　貢：バイオフィルム形成に見られる多細胞的ふるまい．バイオフィルムの基礎と制御．16〜26，NTS東京，2008.

3) 本田和美，大薗英一：血液透析の医療現場におけるバイオフィルム形成の問題点と解決への糸口．バイオフィルム制御に向けた構造と形成過程（松村信吉編）．123〜136，シーエムシー出版，2017.

4) 砂子澤裕，竹澤真吾：透析液配管のバイオフィルムに関する基礎的検討．九保大研究紀要，**9**：93〜98，2008.

5) 藤古真人：輸液剤等の大量輸液製剤の無菌性保証．新GMP微生物試験法（佐々木次雄，棚元憲一，川村邦夫編）．第2版，454〜462，じほう，2013.

6) 小幡　徹，清水智治，谷　徹：透析液清浄化に向けた微生物管理 ETRF のエンドトキシン阻止能からみた微生物管理の重要性― ETRF の新しい管理法．HDF療法'14．腎と透析，**77**（別冊）：25〜27，2014.

7) ISO. Annex A1. Microbiological contaminations in dialysis fluid. In Quality of dialysis fluid for haemodialysis and related therapies. 7〜8, ISO11663 2009（first edition）.

8) 大薗英一，井上有紀，本田和美，他：DNA 蛍光染色法による消毒損傷菌の検出．HDF療法'18．腎と透析，**85**（別冊）：213〜216，2018.

9) 井上有紀：エンドトキシン．腎と透析，**84**（増刊）：391〜393，2018.

10) 日本核医学会　院内製造 PET 薬剤のための簡便なエンドトキシン試験法平成27年2月（エンドトキシン簡便法）
www.nirs.qst.go.jp/rd/quality_assurance/gmp/document/sop.pdf

11) Grice, E.A., Kong, H.H., Conlan, S., et al.：Topographical and temporal diversity of the human skin microbiome. *Science,* **324**：1190〜1922, 2009.

12) Osono, E., Honda, K., Inoue, Y., et al.：Detection method for aquatic bacteria of the fingers, as a potential origin of the aqueous solution contamination. *Biocont. Sci.,* **22**：61〜65, 2017.

13) 大薗英一，本田和美，井上有紀，他：血液透析システムにおける透析液品質の維持

向上に関するシステム消毒後の細菌の生態制御学的研究．日透医誌，**33**：536〜542，2018．

14) 本田和美，井上有紀，大薗英一，他：手の衛生手技は透析液の清浄化に不可欠である．透析会誌，**43**：361〜366，2010．

15) 南　伸治，大薗英一，霧島正浩，武本佳昭：大阪府下透析施設の透析システムの上流から下流までの菌数と菌叢変化．防菌防黴，**41**：377〜384，2011．

16) 大薗英一：透析環境におけるバイオフィルムの関与とその対策．*Bact. Adhere. Biofirm*，**28**：35〜40，2014．

17) 大薗英一，葉山修陽：透析室で可能なメンブレンフィルター法．透析液清浄化に向けて（峰島三千男編）改訂版，206〜215，医薬ジャーナル，2015．

18) 山口恵三，山中喜代治編：カラーアトラス微生物検査．*Medical Technology* 別冊，医歯薬出版，1996．

19) 小栗豊子編：臨床微生物検査ハンドブック．第5版，三輪書店，2017．

20) 日本臨床工学技士会．2016年版透析液水質基準達成のための手順書．
http://www.ja-ces.or.jp/ce/?p=6467

21) 本田和美，根岸秀樹，熊谷拓也，他：コンソール新規取付時の洗浄法．HDF療法'17．腎と透析，**83**（別冊）：156〜159，2017．

22) 三宅佐和，井田吾子，荒川昌洋：過酢酸系除菌洗浄剤の水洗性について．HDF療法'09．腎と透析，**67**（別冊）：59〜61，2009．

23) 福崎智司，兼松秀行，伊藤日出生：化学洗浄の理論と実際．米田出版，2011．

24) 厚生労働省：第十七改正日本薬局方　参考情報G4 最終滅菌医薬品のパラメトリックリリース，消毒法及び除染法．2411〜2417，2016．
http://www.pmda.go.jp/rs-std-jp/standards-development/jp/0013.html

25) 満田年宏訳：消毒と滅菌のためのCDCガイドライン．ヴァンメディカル，2009．

26) Lee, W.H., Wahman, D.G., Bishop, P.L., et al.：Free chlorine and monochloramine application to nitrifying biofilm：comparison of biofilm penetration, activity, and viability. *Environ. Sci. Technol.*, **45**：1412〜1419, 2011.

27) 4学会合同委員会：透析施設における標準的な透析操作と感染予防に関するガイドライン四訂版．
http://www.city.taito.lg.jp/index/kurashi/iryo/imuyakujieisei/oshirase/iryou/iryouanzentaisei.files/touseki.4tei.pdf

28) 4学会合同委員会：透析施設における新型インフルエンザ対策ガイドライン．
http://www.touseki-ikai.or.jp/htm/07_manual/index.html

29) Garner, J.S., Favero, M.S.：CDC guideline for handwashing and hospital environmental control. *Infect. Control*, **7**：231〜235, 1986.

30) Pittet, D., Hugonnet, S., Harbarth, S.：Effectiveness of a hospital-wide program to improve compliance with hygiene. *Lancet*, **356**：1307〜1312, 2000.

31) Kawasaki, S., Aoki, N., Kikuchi, H., et al.：Clinical and microbiological evaluation of hemodialysis-associated pneumonia（HDAP）：should HDAP be included in healthcare-associated pneumonia？ *J. Infect. Chemother.*, **17**：640〜645, 2011.

32) 山下恵美，森兼啓太，谷口弘美，他：透析関連感染の現状とその評価　多施設共同

サーベイランスの成果. 環境感染, **31**：297〜309, 2016.

33) 市村恭子, 大薗英一：感染予防各論　MRSA などの個別予防策. 透析医療における感染症対策ガイドライン（秋葉　隆編）. 172〜178, 日本メディカルセンター, 2016.

34) Amsterdam, D.：Infections associated with immunodeficiency and immunosuppressions. Microbiology and Microbial infections (Topley & Wilson's). 9th ed. vol. 3, 77〜106, Weily London, 2001.

35) 厚川正則, 近藤千沙：Special Population に対する DAA 治療：腎障害・透析症例に対する治療効果. 肝胆膵, **76**：247〜253, 2018.

36) Kumagai, J., Komiya, Y., Yugi, H., et al.：Titration of hepatitis C virus in chimpanzees fcr determining the copy number required for transmission. *Intervirol.*, **47**：57〜64, 2007.

37) 厚生労働省：リスクマネージメントマニュアル作成指針.
www1.mhlw.go.jp/topics/sisin/tp1102-1_12.html

38) 厚生労働省：医療安全対策検討会議. 医療安全推進総合対策〜医療事故を未然に防止するために〜.
www.mhlw.go.jp/topics/2001/0110/tp1030-1y.html

39) 総務省：医療安全対策に関する行政評価・監視結果報告に基づく勧告.
www.soumu.go.jp/main_content/000245532.pdf

40) JISZ8115：2000

41) 芳賀　繁：ヒューマンエラーの基礎知識. ヒューマンエラーとは何か？ 労働安全衛生広報, 20〜25, 2012.
www2.rikkyo.ac.jp/〜haga/journal/occupational_safety.pdf

42) 石橋　明：ヒューマンファクターとエラー対策. *Natl. Inst. Public Health*, **51** (4)：232〜244, 2002.
http://www.niph.go.jp/journal/data/51-4/200251040010.pdf

43) 厚生労働省：現代生活を取り巻く健康リスク情報と協働でつくる安全と安心―第3章　安全で納得できる医療の確率を目指して. 平成 16 年版　厚生労働白書.
www.mhlw.go.jp/wp/hakusyo/kousei/04/

44) 芝本　隆：血液透析装置に関する通信共通プロトコル Ver.4.0. 透析会誌, **50**：343〜362, 2017.

45) 日本臨床工学技士会：透析用血液回路標準化基準（Ver.1.00）.
www.ja-ces.or.jp/03publish/pdf/touseki_hyoujunka_kijun1.00.pdf

46) 内野順司, 江村宗郎, 他：透析用血液回路標準化基準と安全管理. 日本透析医学会抄録集. 2013.

47) 日本透析医会：透析医療事故防止のための標準的透析操作マニュアル（初版）. 2004.
www.touseki-ikai.or.jp/htm/07_manual/doc/jikoboshiman.pdf

48) 厚生労働省：職場の安全サイト.
anzeninfo.mhlw.go.jp/anzen/sai/saigai_index.html

49) 経済産業省：医療機関 ISO9001 教育用テキスト.
www.meti.go.jp/policy/servicepolicy/contents/health_welfare/files/ISO_text.pdf

# 第9章 腹膜透析

## 1 腹膜透析の歴史

腹膜透析（peritoneal dialysis：PD）はもともと，末期腎不全患者のための間欠的治療法の一つである．PD は，1923 年にドイツの Ganter らによってはじめて行われたが[1]，当時は生理食塩液を腹腔内に貯留することで，①尿素を除去できること，②血中尿素窒素濃度は不変であることが報告されたのみで，余剰水分を除去するという考え方はまだなかったようである．アメリカのFine は，1940 年代に PD を追試し，透析液として生理食塩液を用いて肺水腫を引き起こした経験から，高張液による除水が必要であることを示した[2]．しかし同じ頃，Kolff らが血液透析（hemodialysis：HD）による腎不全患者の優れた臨床成績を報告したため[3]，その後 PD は積極的に利用されることはほとんどなくなった．

1976 年に，Popovich らによって連続携行式腹膜透析（continuous ambulatory PD　CAPD）[4] が提案されてからは，単に「腹膜透析」といえば CAPD またはその発展的変法を指すようになった．CAPD では通常，腹腔内に 2.0 L の透析液を貯留し，これを 1 日 4 回交換する作業を休みなく繰り返す．

PD の透析量は通常，小分子溶質の除去能を指標に算定するが，その前提として腹膜の透過性を半定量的に評価する．本章では，PD の原理から始め，腹膜透過性の評価法（腹膜機能検査）および PD の発展的治療モードについて述べる．

## 2 腹膜透析の原理と特徴

PD のメカニズムは，濃度差に基づく溶質の除去（分子拡散）および浸透圧差に基づく水分の除去（浸透）である（**図 9-1**）．HD のように，静水圧差に基づく限外濾過をかけることはできないので，浸透流に基づく水分移動は重

腹膜透析の原理と特徴　195

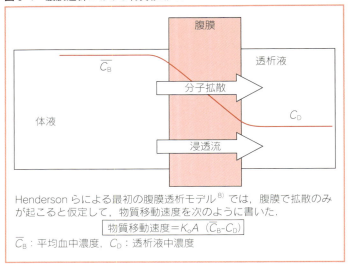

図9-1 腹膜透析における物質移動モデル

要である．そのために，浸透圧（実際にはブドウ糖などの浸透圧物質の濃度）が異なる3種類の透析液が用意されている．もちろん，水分の移動が溶質の移動を伴う点では，HDにおける限外濾過と本質的に同じと考えてよい．透析液がリンパ管を介して体内に直接再吸収されるルートもあるが，量的にはきわめてわずかといわれている．

腹膜の断面を走る無数の毛細血管が半透膜として機能するため，HDにおけるダイアライザの中空糸に相当する．HDでは，透析液をシングルパスで操作するため，除去対象溶質の入口濃度が常にゼロ（または一定）であるのに対し，PDでは透析液中溶質濃度が経時的に増加するため，クリアランスは平均値でしか定義できない．そこで"ダイアライザ"としての腹膜は，後述する工学的指標である総括物質移動・膜面積係数 $K_oA$ で評価する．

# 3 腹膜機能検査と効率

HDでは，①血流量，②透析液流量，③限外濾過流量，④透析時間（および治療スケジュール），⑤ダイアライザの5つを選択・処方することができる．しかし，PDで自由に設定できるのは，②（実際には1日に使用する透析液量）および④の一部（治療時間は1日24時間を使い切っているが，交換スケジュールは自由に設定できる）だけである．とくに，ダイアライザに相当す

図9-2 腹膜平衡試験（PET）の腹膜機能判定曲線

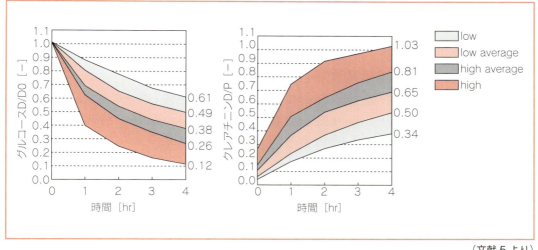

（文献5より）

る「腹膜の性能」を選択できないことは，治療の自由度を著しく制限している．したがって，腹膜の透過性を評価すること，すなわち腹膜機能検査は，HDでダイアライザを選択することと同様に重要である．以下に，腹膜機能検査の代表的な3つの方法について記す．

### 1 ─ 腹膜平衡試験[5]

腹膜平衡試験（peritoneal equilibration test：PET）では，バクスター（Baxter）社の2.5％ Dianeal®，2.0 Lを4時間腹腔内に貯留することになっている．しかし，PDでは透析液を含め，複数のメーカのデバイスを組み合わせて使用することは事実上できないため，PETにおいても，他社の同等透析液を使用することも多い．

注液2時間目および4時間目における透析液中クレアチニン濃度（D）と血液中クレアチニン濃度（P）の比（D/P [-]）および透析液中ブドウ糖濃度（D）とその初期濃度（D0）の比（D/D0 [-]）を測定し，前者で小分子溶質の除去能，後者で除水能を評価する．2時間目の検査を省略して，4時間目の結果だけで判定する簡易型PET（frequently and short time PET：fast PET）を用いることも多い．検査の結果を標準曲線（図9-2）上にプロットし，透過性の高い方から順に high，high average，low average，low の4段階に分類する．

PETは，特別な装置やソフトウェアを必要としない簡便な評価法であることに加え，世界中で使用されている標準曲線と比較ができる点で有用である．しかし，「2.5％ Dianeal®，2.0 Lを4時間貯留」という条件で行われる検査なので，PETの結果から日常治療（たとえば，1.5％ブドウ糖透析液を8，5，6，

5時間間隔で交換する）における溶質除去能や除水能（透析量）を直接予測することはできない．PETから透析量を推定するには，数理モデルやこれをソフトウェア化した専用プログラムが必要である．

### 2 ― 総括物質移動・膜面積係数

腹膜の総括物質移動係数（$K_\text{o}$）と有効膜面積（$A$）との積 $K_\text{o}A$（overall mass transfer-area coefficient：MTAC [mL/min]）は，小分子溶質については次式で算出することができる[6, 7]．

$$K_\text{o}A = -\frac{\bar{V}_\text{D}}{t}\ln\left[\left\{\frac{V_\text{D}(t)}{V_\text{D}(0)}\right\}^n \frac{C_\text{D}(t)-\bar{C}_\text{B}}{C_\text{D}(0)-\bar{C}_\text{B}}\right] \tag{9-1}$$

ここで，$\bar{C}_\text{B}$は平均血中溶質濃度，$C_\text{D}(0)$，$C_\text{D}(t)$は注液時および排液時透析液中溶質濃度[mg/mL]，$V_\text{D}(0)$，$V_\text{D}(t)$，$\bar{V}_\text{D}$はそれぞれ注液時，排液時および平均の透析液量[mL]，$t$は透析液貯留時間[min]である．また，$n$は0（Hendersonら[8]），1（Babbら[9]，Garredら[10]），1/2（筆者ら[6, 7]）の値を取る．式（9-1）から尿素やクレアチニンについて$K_\text{o}A$を算出すれば，数理モデルと組み合わせることで透析液中および血液中溶質濃度を比較的容易に求めることができ，必要な透析量や透析液量を処方することも可能である．

前述のように$K_\text{o}A$を求めれば，数理モデルから処方を提案することができ

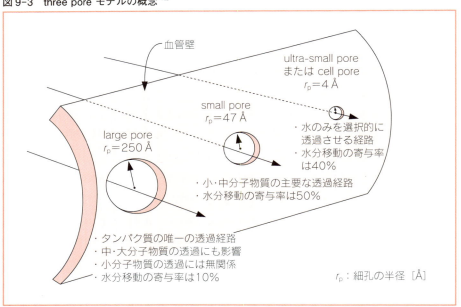

図9-3 three pore モデルの概念[12]

three pore モデルでは，腹膜の物質移動抵抗を毛細血管壁だけとし，そこに3種類の細孔（pore）の存在を仮定する．これらの細孔にはそれぞれ別々の役割が与えられている．

る．しかし，このために必要な数式は若干複雑である[11, 12]．これを容易に行うことができる専用ソフトウェアが，腹膜透析液の供給メーカから配布されている．これまでにわが国で利用されてきた専用ソフトウェアは5つ（PD-Adequest®（バクスター社），PDC™（旧，ガンブロ社），PatientOnLine（フレゼニウスメディカルケア社），PD-NAVI，PD-NAVI Light（ジェイ・エム・エス社），PHD-NAVI（ジェイ・エム・エス社））であるが，それぞれデータ採取法や検査項目が異なるので，同一データを異なるソフトウェアで利用することはできない．これらのソフトウェアには，古典的コンパートメントモデルの他に，古典的膜透過理論，さらに three pore モデル[12, 13]（**図 9-3**）を採用しているものもあり，解析結果の理解には，これらの理論の理解も必須である．

# 4 透析効率と透析量

　HD では，透析効率をダイアライザのクリアランスで評価し，透析量は除去率，除去量，あるいは後述する週間尿素 $Kt/V$ などで評価する．ところが，PD は溶質除去速度が遅く，またクリアランスは経時的に大きく変化するため，通常，瞬時の溶質除去効率を議論することはない．PD の至適透析の目標設定のために世界的に受け入れられている指標は，以下の2つである．

## 1 ─ 週間尿素 *Kt/V*

　$Kt/V$ は，尿素のクリアランス $K$ と治療時間 $t$ の積を患者の体液量 $V$ で除したかたちをもつ無次元の指標である．そこで，身体の大きさに関係なく，$Kt/V = 2.0 \sim 2.1$[14, 15] が目標値とされてきた．しかしその後，種々の臨床研究の結果，現在では残存腎機能を含む週間総 $Kt/V \geqq 1.7$ が現実的な値として推奨されている[16, 17]．このことについては，以下のように理論的な裏付けがある．すなわち，一般に PD における $K$ は，

$$K = \frac{V_\mathrm{D}(t) \cdot C_\mathrm{D}(t)}{t \cdot C_\mathrm{B}(t)} \tag{9-2}$$

と定義される．上式中の $V_\mathrm{D}(t)$ は排液時の透析液量で，$V_\mathrm{D}(t) \fallingdotseq 9.0\ \mathrm{L/day} = 63.0\ \mathrm{L/wk}$ である．また，$C_\mathrm{D}(t)/C_\mathrm{B}(t)$ は臨床的にはいわゆる D/P 比のことである．尿素では，通常5時間以上透析液を貯留すれば，$C_\mathrm{D}(t)/C_\mathrm{B}(t) \fallingdotseq 1.0$ と

なるので，式 (9-2) は，

$$K \cdot t \approx V_D(t) \tag{9-3}$$

となる．したがって，体重 60 kg の患者の体液量を $V \fallingdotseq 36.0$ L とすれば，$Kt/V$ の 1 週間値は，

$$\frac{Kt}{V} = \frac{V_D(t)}{V} \approx \frac{(63.0)}{(36.0)} = 1.75 \tag{9-4}$$

となり，残腎機能が廃絶された患者では，PD だけで $Kt/V \geq 2.0$ を満足することは困難であることがわかる．逆に，$V \fallingdotseq 36.0$ L の患者が PD だけで $Kt/V$ = 2.0 を満足するには，$Kt = 2.0 \times V = 72.0$ L = 10.3 L/day となり，2,000 mL 透析液を 1 日 5 回交換するか，1 日 4 回交換に残存腎機能を含め 2.0 L 強の除水が必要である．

## 2 ─ 週間クレアチニンクリアランス（Ccr）

Ccr 自体は $Kt/V$ のように身体の大きさで標準化されていないが，PD では標準値と比較するため，欧米人の腹膜面積（$\fallingdotseq$ 体表面積）1.73 m$^2$ で正規化し，さらに 1 週間値に換算するのが普通である．Ccr = 60 L/wk/1.73 m$^2$ が目標値とされてきたが[14, 15]，その後の検討では 45 L/wk/1.73 m$^2$ が支持されつつある[18]．しかし，クレアチニン濃度は筋肉量と相関するため，とくに PD ではクレアチニン濃度の高い患者の方が，むしろ予後がよいことは古くから知られている[19]．このような事実を背景に，最近では Ccr を PD の至適透析量の指標とすることは国際的なガイドラインでは行われなくなっている．

## 3 ─ 腹膜透析量の問題点

透析量は，膜の性能と治療条件に依存する．前述のごとく HD の場合には，膜（ダイアライザ）を選択することも，治療条件を変更することもできるが，PD では膜の選択に自由度がない分，その正確な把握は重要であり，透析効率の決定に大きな影響を与える．

透析量の指標は身体の大きさで正規化した値が用いられているが，この妥当性について検証する必要がある．筆者らの検討では，CAPD 患者の $Kt/V$ は患者の体重に対して逆相関を示す（**図 9-4**）[20]．すなわち，小さな患者ほど相対的には透析量が多い治療を受けていることになる．これは，CAPD が処方（透析液量，交換回数など）を微調整しにくい治療法であるということが一因である．自動腹膜透析（APD，詳細は後述）においては，専用のハードウェアを使用するため処方の微調整がしやすい．そこで，$Kt/V$ は体重に対し

図 9-4　CAPD 患者における体重と総 $Kt/V$ との関係
　　　　（$n$=58）

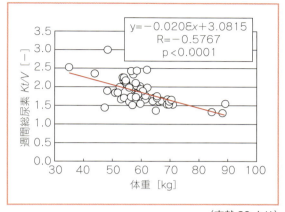

（文献 20 より）

図 9-5　APD 患者における体重と総 $Kt/V$ との関係
　　　　（$n$=21）

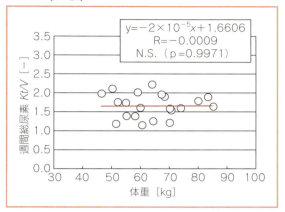

（文献 20 より）

てほぼ一定値を示す（図 9-5）[20]．また，図 9-4，図 9-5 に示したデータは，臨床所見が良好な日本の患者で採取されているが，$Kt/V$，Ccr について古典的な標準透析量（$Kt/V$=2.0，Ccr=60 L/wk/1.73 m$^2$）を満足する患者は多くない．先に述べたように，Hong-Kong 研究[16] やメキシコで行われた ADEMEX 研究[21] の結果をふまえて，現在では世界的に総 $Kt/V$ の目標値は 1.7 に変更されてきた．このように，体液量が多い欧米人を対象に行われた研究の結果を日本人の治療に持ち込む際には再検討が必要である．

# 5　腹膜透析の治療モード

### 1 ── CAPD の発展的変法

　冒頭に述べたように，現在では PD といえば CAPD またはその発展的変法を指す．これに対して，間欠的に行う古典的な PD はあえて間欠的腹膜透析（intermittent PD：IPD）とよぶ必要が生じた．
　おもに夜間の透析液排液および注液を専用のハードウェアで自動的に行う治療法を自動腹膜透析（automated PD：APD）と総称するが，この考え方および名称は CAPD よりも古く，1960 年代に提唱されている．この専用ハードウェアは，透析液を周期的に交換するのでサイクラとよばれる．夜間にサイクラを用いて積極的に透析液を交換し，日中の交換を行わない（貯留したま

まにする）方法を CCPD（continuous cyclic PD），同様にさらに日中，腹腔内を空にしておく方法を NIPD（nightly intermittent PD：NPD ともよぶ）という．また，サイクラでの透析液交換量を貯留量の半分（およそ 1.0 L）ずつ行う方法を TPD（tidal PD）という．

## 2 — PD＋HD 併用療法

### 1）PD＋HD 併用療法における透析量

　PD＋HD 併用療法は，PD の物質除去能および除水能を HD で補完し，PD 期間の延長を図るわが国発の治療法である．透析量を評価するために PD と HD に共通の指標である $Kt/V$ を用いれば，単純な加算で評価が可能であるように思われる．しかし，この 2 つの治療における $Kt/V$ は互いに物理的な意味を異にし，両者の間には複雑な数式による換算が必要である[22]．臨床的な範囲では，PD の $Kt/V$ に 1.5〜2.0 を乗ずれば，HD の $Kt/V$ に相当するが，両 $Kt/V$ の単純な和にはあまり意味はない．そこで，以下に透析医学会のガイドライン[17] にも採用されている方法を紹介する．

　併用療法を受ける患者は基本的には PD 患者なので，いわゆる中分子以上の溶質については，処方で除去効率を調節することはできない．これは，中分子溶質の除去効率が，透析器の膜面積と治療時間の積で決定されるという面積・時間の仮説（中分子の仮説）[23] から明らかである．したがって，併用療法の透析量を議論する場合にも，PD 同様，小分子溶質の透析量だけを考えればよい．HD 部分については，1 治療あたりの尿素窒素の除去量 $M$［mg］を治療前値（初期濃度）$C(0)$［mg/mL］で除した $M/C(0)$［mL］は濃度がゼロになった体積（浄化空間）を表し，この概念は PD にも拡張できる[24]．これをクリアスペースとよぶ．この指標は加成性がある．たとえば，PD4 回/日×5 日/週＝20 回/週に HD1 回/週を組み合わせた併用療法の場合，**図 9-6** に示すように血中濃度が連続的に変化する．したがって，PD 部分について透析液交換のたびに採血して $C(0)$ を測定しないかぎり，直接的な評価はできない．そこで，以下に述べるように，臨床的に無理がない範囲で近似を行う．PD のクリアランスは，すでに述べたように式（9-2）で表される．この式の分子は $M$［mg］の定義式となっている．また，尿素窒素では 5 時間以上の貯留に対して，通常 $C_D(t)/C_B(t) = $ D/P ≒ 1.0 なので，式（9-2）は，

$$\frac{M}{C_B(t)} = K \cdot t = \frac{V_D(t) \cdot C_D(t)}{C_B(t)} \approx V_D(t) \tag{9-5}$$

となる．すなわち，PD でのクリアスペースは，排液量 $V_D(t)$ にほぼ等しいので，血液・透析液ともに濃度を測定する必要はない．この場合，併用療法に

図 9-6　PD＋HD 併用療法（48 時間の腹膜休息開始と同時に 5 時間 HD を行う場合）

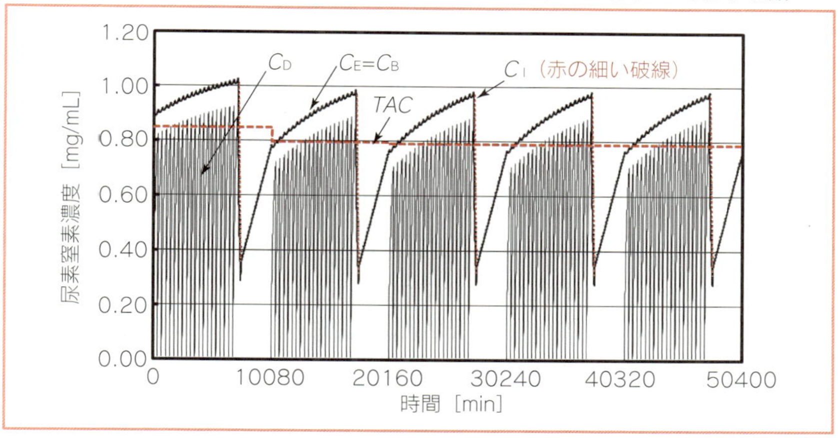

$C_E＝C_B$ は連続的に変化する．HD でおよそ 70％の除去率を確保している．
$C_I$：細胞内液中濃度，$C_E$：細胞外液中濃度，$C_B$：血液中濃度，$C_D$：透析液中濃度，$TAC$：週平均濃度．

おける 1 週間あたりの総体液浄化空間 $(M/C_B)_{wk}$ は，HD および PD のクリアスペースの和として，次のように表現できる．すなわち，

$$\left(\frac{M}{C_B}\right)_{wk}=\left(\frac{M}{C_B(0)}\right)_{HD}+\left(\frac{M}{C_B(t)}\right)_{PD}\approx\left(\frac{M}{C_B(0)}\right)_{HD}+\sum_{i=1}^{n}V_{D,i}(t) \tag{9-6}$$

である．ここで，$V_{D,i}(t)$ は $i$ 番目の透析液排液量である．

### ▶2）PD＋HD 併用療法における透析量計算のモデルケース

図 9-6 で述べた PD4 回/日×5 日/週＝20 回/週に HD1 回/週を組み合わせた併用療法において，患者の体液量が 36,000 mL の場合を考える．HD 分の浄化空間を総体液量の 70％程度（臨床的には HD における尿素窒素の除去率でよい）とすれば，$0.7\,V＝0.7×36,000＝25,200$ mL，PD の排液量を 1 回平均 2,300 mL 程度と見積もれば，週 5 日ではその 20 倍となる．したがって，

$$\left(\frac{M}{C_B}\right)_{wk}=\left(\frac{M}{C_B(0)}\right)_{HD}+\left(\frac{M}{C_B(t)}\right)_{PD}\approx 25,200+20\cdot(2,300)=71,200\ \text{mL}$$
$$=71.2\ \text{L} \tag{9-7}$$

となる．一方，通常の CAPD の場合には，週に 28 回透析液を交換するので，

$$\left(\frac{M}{C_B}\right)_{wk}=28\cdot(2,300)=64,400\ \text{mL}=64.4\ \text{L} \tag{9-8}$$

となる．両者を比較すると，併用療法によって透析量は 10％程度増加するこ

腹膜透析の治療モード　203

とがわかる.

### ▶ 3) PD＋HD 併用療法における治療パターン

PD＋HD 併用療法には，さまざまなパターン（治療スケジュール）が考えられる．1週間あたり2回以上のHDが必要となる場合には，医学的には「弱った腹膜を無理に使い続ける」状態となっている可能性があり，また医療経済的にも問題がある．すなわち，このような場合には，通常の週3回HDに移行した方がよいと考えられる[25]．HDを週に1回加える場合にも，非HD日のうちPDを4〜6日間行ういろいろなパターンが試みられている．併用療法に「短期の腹膜休息」の効果（劣化した腹膜の機能回復または機能の温存）を期待する場合には，1回のHDによる治療効果を丸2日間（48時間）とし，この間腹腔内をドライにすることが多い．

治療を併用すれば，使用する数理モデルもPD用とHD用のものを組み合わせることになる．詳細は既報[26]に譲るが，入力データとしては次のような準備が必要である．

**(1) PD，HD の計算に共通のデータ**

①総体液量（$V$：性別，身長，体重から計算で求めてもよい）

②細胞内液（$V_I$）と細胞外液（$V_E$）の体積比（通常 $V_I : V_E = 6 : 4$，$2 : 1$，$7 : 3$ などとする）

③細胞膜クリアランス（$K_c$：溶質ごとに文献値がある[27]）

④溶質の生成速度（$G$）

このうち，$V_I : V_E$ と $K_c$ は体内2-コンパートメントモデルを適用する場合に必要となり，1-コンパートメントモデルを用いる場合には不要である．

⑤残存腎クリアランス（$K_r$）

**(2) HD の計算に必要なデータ**

⑥治療時間（$t_d$）

⑦ダイアライザのクリアランス（$K_d$）

⑧除水量（$\Delta V$ または除水速度＝$\Delta V / t_d$）

**(3) PD の計算に必要なデータ**

⑨治療時間（$t_p$：1回の貯留時間，週あたりの総時間）

⑩交換回数（$n$：1日の回数）

⑪総括物質移動・膜面積係数（$K_o A$：腹膜機能検査から求めることもできる[6,7]）

⑫除水曲線（$V_D(t)$：透析液量の経時変化）：$V_D(t)$ がわかっていれば，使用する透析液の種類（糖濃度など）は入力不要である．

もっとも標準的な併用パターンとして，48時間の腹膜休息期間中に5時間

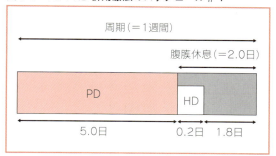

図 9-7　PD＋HD 併用療法のスケジュール＃1

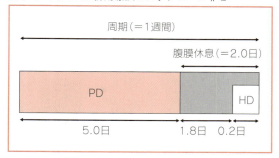

図 9-8　PD＋HD 併用療法のスケジュール＃2

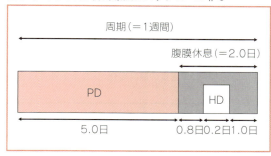

図 9-9　PD＋HD 併用療法のスケジュール＃3

の HD を行う場合を考える．物質除去効率を比較するために，

(a) HD（5 hr）＋no-PD/HD（43 hr）

(b) no-PD/HD（43 hr）＋HD（5 hr）

(c) no-PD/HD（19 hr）＋HD（5 hr）＋no-PD/HD（24 hr）

の3つのパターン（**図9-7〜図9-9**）について検討する．CAPD の「透析不足」は一般に小分子溶質に対する成績であるので，クレアチニンを代表としてシミュレーションを行う．$K_r=2.0$ mL/min で，安定期の血中クレアチニン濃度が7.0 mg/dL の CAPD 患者に（a）〜（c）のスケジュールで併用療法を行うことを考える．2-コンパートメントモデルを用いるものとし，PD と HD の数理モデルを組み合わせると，(a)〜(c)の治療スケジュールに対して，**図 9-10〜図 9-12** が得られる．

(a) の場合（**図 9-10**）：PD を休止した直後に HD を行うため，クレアチニンの血中濃度は急激に減少する．しかし，その後の43時間は治療を行わないので，クレアチニン濃度は上昇する．PD の再開に伴い，濃度の上昇は緩やかになるが，1週間後に元の濃度に復さないため，濃度レベルは週単位で徐々に低下する．5週目（安定期）の週平均濃度（time-averaged concentration：TAC）は 4.92 mg/dL となる．

(b) の場合（**図 9-11**）：PD を休止後，43時間治療を行わないので，血中濃

図 9-10　クレアチニン濃度の経時変化（HD を最初に行う場合）

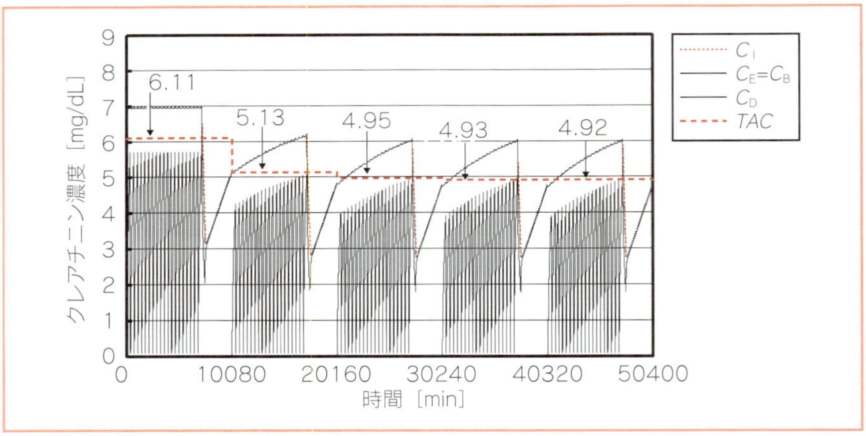

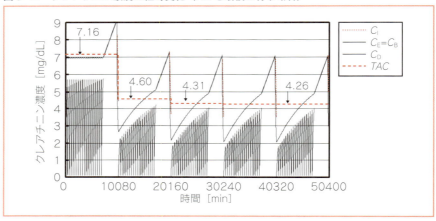

（PD5.0 日＋HD0.2 日＋無治療期間 1.8 日）型治療

図 9-11　クレアチニン濃度の経時変化（HD を最後に行う場合）

（PD5.0 日＋無治療期間 1.8 日＋HD0.2 日）型治療

度は急激に上昇する．最後の 5 時間で HD が行われ，終了後引き続いて PD を再開する．最終的（5 週目）な TAC は，(a) の場合よりも低値（4.26 mg/dL）となる．しかし，臨床的には多くの PD 患者が「やや透析不足・やや除水不足」であるため，高いピーク濃度[28] が出現する治療スケジュールは，やや危険を伴う可能性がある．

(c) の場合（**図 9-12**）：PD を休止した直後に 19 時間治療を休止するので，やはりピーク濃度が出現するが，(b) の場合に比べて小さい．この後 HD を行うので濃度は減少する．続く 24 時間の治療休止に伴い，濃度レベルは (a) と (b) の間になる（最終 TAC＝4.87 mg/dL）．

ここに示した例では，いずれの場合も細胞内液・外液間の濃度差は小さく，

図9-12　クレアチニン濃度の経時変化（HD を中間に行う場合）

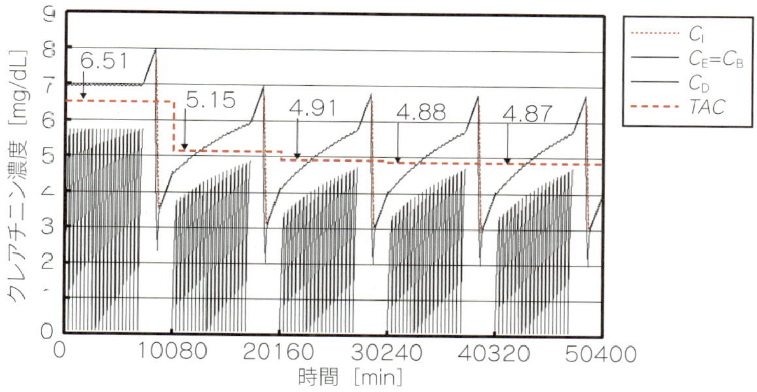

（PD5.0 日＋無治療期間 0.8 日 ＋HD0.2 日＋無治療期間 1.0 日）型治療

1-コンパートメントモデルでも十分である．また，ピーク濃度が高い（b）ほどTAC を低値に保つことができること，（c）の場合には，2 週目以降の最大ピーク濃度が初期値（＝7.0 mg/dL）をこえないことが理解できる．重要なことは，HD を併用するタイミングを変更するだけで，血中濃度の推移パターンはもちろん，TAC さえも変化するという点である．したがって，併用療法は，$Kt/V$ などの簡単なパラメータで透析量を評価できるほど単純な治療ではない．

　併用療法を行う患者は，HD 患者に比べると，腹膜休息期間中も自由に飲食する可能性が高い．「やや透析不足・やや除水不足」の患者が43 時間連続して治療を受けない場合，方法のいかんによらずピーク濃度（またはピーク水分量）に伴うリスクは大きい．このように考えると，併用パターンとしては（c）が有望である．具体的には，金曜日の就寝時（夜10 時）排液から48 時間，腹腔内をドライにする．HD は翌土曜日の夕方5 時（前夜の排液から19 時間後）から5 時間（夜10 時まで）受ける．そして，日曜日の就寝時（夜10 時）からPD を再開するようにすれば，ライフサイクルに比較的無理のないスケジュールが組めるであろう．

　PD＋HD 併用療法は，確立された PD と HD との組み合わせであり，新しい技術を必要としない．これを解析する理論も両者の組み合わせであり，新しいモデルは不要である．しかし，組み合わせのパターンは無限に考えられ，その結果は頭の中で考えただけでは推理が困難である．PD あるいは HD 専用のソフトウェアはすでに流通しており，データの解析や処方の検討に利用されている．わが国で独自の地位を確立しつつある併用療法についても，ユーザフレンドリーなソフトウェアとして前出の PHD-NAVI（ジェイ・エム・エ

腹膜透析の治療モード

ス社）がある．併用療法の発展には，処方検討のための羅針盤となるソフトウェアの利用がキーとなる．

# 6 腹膜透析装置

PD には透析液と接続チューブが必須であるが，基本的にはその他のハードウェアを必要としない．しかし，治療の安全性・簡便性を向上させることを目的に，種々のデバイスが開発されてきた．以下にその例を示す．

## 1—接続方式

PD 治療は，複数のメーカが供給する消耗品や透析液を混用できない．しかし，いずれのメーカも類似のセットを供給している．古くは注液後，空になったバッグをつけたままにしておき，次の交換時にはそのバッグの中に排液した．現在は，注液後バッグを切り離し，交換時に排液用のバッグと注液バッグを使い分けるツインバッグ方式が使用されている．また，接続時に雑菌が入ることを防ぐため，手をまったく触れずにレバー操作で接続を可能にしたシステム（ジェイ・エム・エス社），接続部に紫外線を照射するデバイス（バクスター社），専用のカッターで切った切り口を熱融解して接続する装置（テルモ社，ジェイ・エム・エス社）などが開発されている．

## 2—サイクラ

透析液を自動的に注排液することで，APD を可能にするハードウェアがサイクラである．APD では一般に夜間に大量（10 L 程度）の注排液を行うので，2.0 L バッグを 5 つ，あるいは 5.0 L バッグを 2 つ接続する．注液する透析液は十分に加温されていなければならないだけでなく，起きている時と異なり，重力を駆動力として注排液することができないため，静かに動くポンプが必要である．当然，チューブシステムは，CAPD の場合に比べ複雑になる．そこで各メーカとも，サイクラへのチューブ接続がワンタッチで可能なカセット方式を採用している．

PD 患者は 2〜4 週に 1 度通院するが，日常の管理は患者自身が行わなければならない．そこでサイクラにメモリー機能をもたせたり，通信機能を付属してテレメディスン（遠隔医療監視）を可能にしたモデルもある．

## 3 ──その他のシステム

携帯電話の通信機能を利用して，患者が自分のデータをスタッフと共有するシステムや，カテーテル出口部や透析液排液の画像を携帯電話から送信して主治医に診断してもらうシステムなど，インターネット技術を駆使したシステムも構築されている．

CAPD が登場した 1970 年代後半期から 1980 年代前半期までは，PD が HD に取って代わる治療法であるかのようにいわれたこともあった．当時の HD は溶質除去性能，生体適合性ともに低い再生セルロース膜のダイアライザが主流で，使用する透析液の清浄度も低かったので，前述のように PD に過度な期待がかけられていたのも理解できる．しかし，現在では PD は保存期腎不全の延長線上に位置づけられ，残存腎機能があることを前提とする治療法と考えるのが適当である．すなわち，残存腎機能の低下とともに，PD＋HD 併用療法や HD へ移行することになる．この背景には，HD がこの 30 年間に格段の進歩を遂げたこと，および長期の PD に伴い被嚢性腹膜硬化症（encapsulated peritoneal sclerosis：EPS）などの合併症を高率に発症することがあげられる．

社会的に活動度が高い患者ほど PD を好み，通院のために活躍の場が減少することを嫌う傾向があるともいわれている．このような場合には，残存腎機能を温存できるように配慮しながら，PD 期間を延長できるように，患者が腎不全の病態を理解し，問題意識を高く保つように誘導することが大切である．

### 文献

1) Ganter, G.：Veber die Beseitingung giftinger stoffe aus dem Blute durch Dialyse. *Munchener Medizische Wochemshrift*, **70**：1478〜1480, 1923.

2) Fine, J., Frank, H., Seligman, A.M.：The treatment of acute renal failure by peritoneal irrigation. *Ann. Surg.*, **124**：857〜875, 1946.

3) Kolff, W.J., Berk, H.T.：The artificial kidney：a dialyzer with a great area. *Acta. Med. Scand.*, **117**：121〜134, 1944.

4) Popovich, R.P., Moncrief, J.W., Dechard, J.F., Bomer, J.B., Pyle, W.K.：The definition of a novel portable/wearable equilibrium peritoneal dialysis technique. *Abstr. Am. Soc. Artif. Intern. Organs.*, **5**：64, 1976.

5) Twardowski, Z.J., Nolph, K.D., Prowant, B.F., Ryan, L.P., Moore, H.L., Nielsen, M.P.：Peritoneal equilibration test. *Perit. Dial. Bull*, **7**：138〜147, 1987.

6) 山下明泰, 濱田浩幸：腹膜透過能の新しい簡易評価式の導出. 透析医学会誌, **31**：183〜189, 1998.

7) 山下明泰：よくわかる腹膜透析の基礎. 100～101, 東京医学社, 1998.

8) Henderson, L.W., Nolph, K.D.：Altered permeability of the peritoneal membrane after using hypertonic peritoneal dialysis fluid. *J. Clin. Invest.*, **48**：992～1000, 1969.

9) Babb, A.L., Johansen, P.J., Strand, M.J., Tenckhoff, H., Scribner, B.H.：Bi-directional permeability of the human peritoneum to middle molecules. *Proc. Eur. Dial. Transplant. Assoc.*, **10**：247～262, 1973.

10) Garred, L.J., Canaud, B., Farell, P.C.：A simple kinetic model for assessing peritoneal mass transfer in chronic continuous ambulatory peritoneal dialysis. *Am. Soc. Artif. Intern. Organs. J.*, **6**：131～137, 1983.

11) Popovich, R.P., Pyle, W.K., Bomer, J.B., Moncrief, J.W.：Peritoneal dialysis -- Chronic replacement of kidney function. *Amer. Inst. Chem. Eng. Symp. Series*, **187**(75)：31～45, 1979.

12) Rippe, B.：A three-pore model of peritoneal transport. *Perit. Dial. Int.*, **13** (Suppl 2)：S35～S38, 1993.

13) Haraldsson, B.：Assessing the peritoneal capacities of individual patients. *Kidney Int.*, **47**：1187～1198, 1995.

14) CANADA-USA（CANUSA）peritoneal dialysis study group：Adequacy of dialysis and nutrition in continuous peritoneal dialysis：Association with clinical outcomes. *J. Am. Soc. Nephrol.*, **7**：198～207, 1996.

15) NKF-DOQI：Clinical practice guidelines for peritoneal dialysis adequacy. *Am. J. Kidney Disease*, **30**：S69～S136, 1997.

16) Lo, W.K., Ho, Y.W., Li, C.S., Wong, K.S., Chan, T.M., Yu, A.W., Ng, F.S., Cheng, I.K.：Effect of *Kt/V* on survival and clinical outcome in CAPD patients in a randomized prospective study. *Kidney Int.*, **64**：649～656, 2003.

17) 中山昌明, 川西秀樹, 友 雅司, 伊丹儀友, 笠井健司, 金澤良枝, 中元秀友, 平松 信, 政金生人, 山下明泰, 和田尚弘：2009 年版日本透析医学会「腹膜透析ガイドライン」. 透析医学会誌, **42**：285～315, 2009.

18) Blake, P.：A review of the DOQI recommendations for peritoneal dialysis. *Perit. Dial. Int.*, **18**：247～251, 1998.

19) Lowrie, E.G., Huang, W.H., Lew, N.I.：Death risk predictors among peritoneal dialysis and hemodialysis patients：a preliminary comparison. *Am. J. Kidney Dis.*, **26**：220～228, 1995.

20) Yamashita, A., Ishizaki, M., Nakamoto, M., Kawanishi, H., Hamada, H.：Re-evaluation of adequate dose in Japanese PD patients. *Adv. in Perit. Dial.*, **19**：254～258, 2003.

21) Paniagua, R., Amato, D., Vonesh, E., Correa-Rotter, R., Ramos, A., Moran, J., Mujais, S.：Effects of increased peritoneal clearances on mortality rates in peritoneal dialysis：ADEMEX, a prospective, randomized, controlled trial. *J. Am. Soc. Nephrol.*, **13**：1307～1320, 2002.

22) Yamashita, A.：The selective measurement of peritoneal permeabilities, PhD

Dissert The univ of Texas at Austin, 4〜46, 1991.

23) Babb, A.L., Popovich, R.P., Christopher, T.G., Scribner, B.H.：The genesis of the square meter-hour hypothesis. *Trans. Am. Soc. Artif. Intern. Organs.*, **17**：81〜91, 1971.

24) Yamashita, A., Kumano, K., Hidai, H., Sakai, T.：Comparison of intermittent and continuous therapies by two urea kinetic models. *Prog. in Artif. Organs.* 1985 (ed by Nose Y, Kjellstrund C, and Ivanovich, P.). 271〜274, ISAO Press, Cleveland, 1986.

25) 福井博義：定期的な PD + HD 併用療法　適応と基準〜アンケート調査結果より〜. 第5回 PD + HD 併用療法懇話会抄録集, 3〜10, 2001.

26) 山下明泰：腹膜透析に血液透析を併用する血液浄化法（I）. 臨床透析, **16**：113〜117, 2000.

27) 山下明泰, 吉本達雄, 安藤和弘, 他：小分子溶質除去能の治療法による差異の解明. 人工臓器, **12**：45〜48, 1983.

28) Keshaviah, P.K.：Urea kinetic and middle molecule approaches to assessing the adequacy of Hemodialysis and CAPD. *Kidney Int.*, **43**(40)：S28〜S38, 1993.

# 第10章 その他の血液浄化療法

　本章で取り上げるその他の血液浄化療法を整理すると図10-1のようになる。

　図10-1のように，ここでいうその他の血液浄化療法とは，アフェレシス療法とする．かつては血漿交換療法とよばれていたが，交換処理を伴わない血漿吸着療法の出現によりこの名称は不適切となった．アフェレシス（apheresis）は，ギリシャ語由来の言葉で，aは分離，pheresisは相を意味する．通常，アフェレシス療法とは，全血から血漿成分を分離して，その分離血漿を直接あるいは二次的に処理して病因（関連）物質を除去する方法をいう．アフェレシスには遠心分離法と膜分離法があり，わが国では医用工学技術の進歩を背景に，膜分離によるアフェレシスが一般的となっている．アフェレシス療法は，薬物療法の効果が得られない場合や，外科的治療が困難な場合などの二次的治療手段として用いられる場合が多い．なお，直接血液吸着などをアフェレシスに含めるかどうかという点については，類似技術ということで含めるのが慣例となっている．

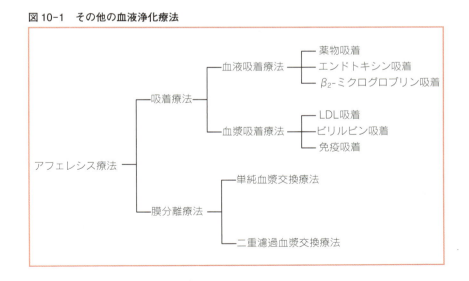

図10-1　その他の血液浄化療法

# 1 膜分離療法

血液から血漿を分離する方法には，遠心分離法と膜分離法があるが，前述したように，わが国では膜分離法が広く臨床使用されていることより，ここでは膜分離法について取り上げる．

膜分離法は文字どおり，膜に開いている細孔のふるい分けにより分離する．すなわち，血漿分離器において細孔より小さい血漿成分を通過させ，大きい有形成分の透過を阻止する．

アフェレシス療法は，病因（関連）物質を含む血漿を廃棄して新たに血液製剤を等量補充する単純血漿交換療法（PE），選択的に病因（関連）物質を除去する二重濾過血漿交換療法（DFPP）や血漿吸着療法（PA）に大別される．

**PE**：plasma exchange.

**DFPP**：double filtration plasmapheresis.

**PA**：plasma adsorption.

## 1 ― 単純血漿交換療法（PE）

血漿分離器で赤血球，白血球，血小板などの血球成分と病因（関連）物質を含む血漿成分とに分離し，血漿成分を廃棄し，新鮮凍結血漿（FFP）や5％アルブミン溶液などの血液製剤を等量補充する方法である．

**新鮮凍結血漿（fresh frozen plasma：FFP）**：採血後4時間以内の全血から遠心分離によって得た血漿を凍結したもので，血液凝固因子の補充と循環血液量の維持のために用いる．

### (1) 適応

アフェレシス療法においては，PE，DFPP，PA すべてを含めて，現在26の疾患について診療報酬請求ができ，PE はすべての疾患に適応される（**表10-1**）．

PA の適応疾患については，治療効果，感染の危険性，医療経済上の問題などを十分に吟味して，治療方法を選択すべきである．おおまかには，

①病因（関連）物質が同定されており，それに対する特異的親和性を有するカラムが開発されている場合はPA を選択する．

**表10-1　アフェレシス療法の適応疾患**

| | | | |
|---|---|---|---|
| ・多発性骨髄腫 | ・マクログロブリン血症 | ・劇症肝炎 | ・薬物中毒 |
| ・重症筋無力症 | ・悪性関節リウマチ | ・全身性エリテマトーデス | ・血栓性血小板減少性紫斑病 |
| ・重度血液型不適合妊娠 | ・術後肝不全 | ・急性肝不全 | ・多発性硬化症 |
| ・慢性炎症性脱髄性多発根神経炎 | ・ギラン・バレー症候群 | ・天疱瘡・類天疱瘡 | ・巣状糸球体硬化症 |
| ・抗糸球体基底膜抗体（抗 GBM 抗体）型急速進行性糸球体腎炎 | ・抗白血球細胞質抗体（ANCA）型急速進行性糸球体腎炎 | ・溶血性尿毒症症候群 | ・家族性高コレステロール血症 |
| ・閉塞性動脈硬化症 | ・中毒性表皮壊死症 | ・川崎病 | ・スティーヴンス・ジョンソン症候群もしくはインヒビターを有する血友病の患者 |
| ・ABO 血液型不適合間もしくは抗リンパ球抗体陽性の同種腎移植 | ・ABO 血液型不適合間もしくは抗リンパ球抗体陽性の同種間移植または慢性 C 型ウイルス肝炎 | | |

214　第10章　その他の血液浄化療法

**表 10-2　血漿分離器**

| 品名 | 型式 | 膜素材 | 膜面積 [m²] | 内径 [μm] | 膜厚 [μm] | 孔径 [μm] | 充填量 血液側 [mL] | 充填量 血漿側 [mL] | 販売会社 |
|---|---|---|---|---|---|---|---|---|---|
| PLASMAFLO | OP-02W | ポリエチレン | 0.2 | 350±50 | 50±10 | 0.3 | 25 | 35 | 旭化成メディカル |
|  | OP-05W |  | 0.5 | 350±50 | 50±10 | 0.3 | 55 | 75 |  |
|  | OP-08W |  | 0.8 | 350±50 | 50±10 | 0.3 | 80 | 105 |  |
| サルフラックス FP | FP-02 |  | 0.2 | 330 | 50 | 0.3 | 25 | 35 | カネカメディックス |
|  | FP-05 |  | 0.5 | 330 | 50 | 0.3 | 55 | 75 |  |
|  | FP-08 |  | 0.8 | 330 | 50 | 0.3 | 80 | 105 |  |

②免疫グロブリン以上の分画に除去対象物質があり，PAの対象とならない疾患はDFPPを選択する．

③病因（関連）物質が同定されていない疾患，アルブミンを主としたタンパク結合物質の除去，あるいは凝固因子など正常な血漿成分の補給を目的とする場合はPEを選択する．

などが目安となる．

### (2) 原理

血漿分離器は，血球成分と血漿成分を確実に分離することが膜特性として最大の要求事項である．現在，臨床使用されている血漿分離器を**表10-2**に示した．膜素材はポリエチレンのみである．血球成分を通過させず，血漿成分を通過させる孔径は0.2～0.5 μm程度とされているが，平均膜孔径は0.3 μmである．膜面積が大きくなれば分離速度は増大するが，0.2～0.8 m²が用いられており，一般的には小児には0.2 m²，成人では体格や状態によって0.5 m²と0.8 m²が使い分けられる．

膜分離療法の原理は，TMP（trans membrane pressure；膜間圧力差）で血漿を濾過することである．TMPは，

$$TMP = \frac{動脈圧 + 静脈圧}{2} - 血漿濾過圧$$

より算出され，溶血を起こさず安全に体外循環を施行するためには，TMPは50 mmHg以下に維持することが望ましい．

### (3) 実際

PEの回路図を**図10-2**に示した．

①プライミング

生理食塩液1Lと，ヘパリン1,000Uなど抗凝固薬入りの生理食塩液1Lを使用し，回路ならびに血漿分離器のプライミングを行う．

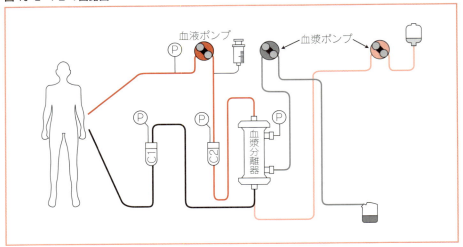

図 10-2　PE の回路図

②抗凝固薬

　一般的にはヘパリンが用いられ，開始時に2,000 U，持続で1,000 U/hr 程度が標準的であるが，ACT で200秒程度となるように調整する．出血傾向が認められる場合にはNMを40〜50 mg/hr 程度で用いるのが標準的であるが，これもACT で200秒程度となるように調整する．

**ACT**：activated clotting time，活性化凝固時間．

**NM**：nafamostat mesilate，メシル酸ナファモスタット．

## Tips　免疫グロブリン

　免疫グロブリンはもともと体内にあるタンパク質で，リンパ球の一種であるB細胞が，病原性微生物を認識して排除するために作り出す抗体であり，いくつかの種類がある．

　リンパ球系幹細胞のうち，骨髄のなかでそのまま分化成熟するものにB細胞とよばれるものがある．このB細胞は適当な刺激があれば抗体を産生するようになる．

　成熟したB細胞の表面には，IgMとIgDがともにある．これが抗原刺激とT細胞からのシグナルで分化すると，はじめにIgMの産生が増加する．そして十分な刺激があると表面の免疫グロブリンもIgG，IgE，IgAに変化するとともに，それぞれのクラスの免疫グロブリンを分泌するようになる．

　免疫グロブリンとは，血清タンパクのグロブリン（Ig）の一つであるγ-グロブリンのことである．免疫に関与していることから免疫グロブリンとよばれ，5つに分類されている．

IgG：血液中に存在して，体内に侵入してきた微生物，異物と戦う．補体（タンパク）を活性化する．分子量は約150,000である．

IgA：唾液や消化液，痰などに存在して，粘膜での防御機構の主役を演ずる．分子量は約160,000である．

IgD：B細胞表面に存在し，抗体産生の誘導に関与する．分子量は約180,000である．

IgE：アレルギー，寄生虫の排除に関与する．分子量は約190,000である．

IgM：抗原による刺激後，もっとも早く出現して微生物，異物と戦う．補体（タンパク）を活性化する．分子量は約970,000である．

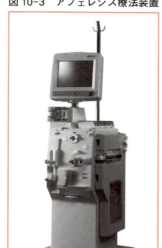

図10-3 アフェレシス療法装置

③バスキュラーアクセス

肘窩部の表在化静脈に16ゲージ以上の針で穿刺するか，ダブルルーメンカテーテルを用いて大腿静脈，鎖骨下静脈，内頸静脈などに留置して使用する．

④装置

図10-3 の専用のアフェレシス療法装置を用いる．溶血事故防止などの安全機構が備わっており，プライミングから回収に至るまで自動化され，安全性も向上している．

⑤手技

置換液にはFFPと5％アルブミン溶液の2種類がある．

FFPは凝固因子の補充と循環血漿量の維持を主目的として用い，80 mLを1単位としている．FFPを使用する際は，感染の危険性があること，治療費の増大，アレルギーなどの副作用への注意が必要である．さらには，FFP中に抗凝固薬としてクエン酸が含まれており，イオン化カルシウムがキレートされるため，低カルシウム血症にも注意を払う必要がある．また，FFPの溶解後の有効期限は3時間であるので，必要な量だけ解凍して使用する．

5％アルブミン溶液は，ヒト膠質浸透圧に近く粘稠性も低いことから置換液に適しており，感染の危険性やアレルギーなどの副作用もFFPに比べて低い．

血液流量は80～120 mL/分，分離血漿流量は血液流量の20～30％程度で，血漿処理量は50～60 mL/kg程度，または循環血漿量であるので，3,000～5,000 mLの置換液量が必要となる．TMPは50 mmHg以下に保つようにする．

## 2 ─二重濾過血漿交換療法（DFPP）

PEでは全血漿を廃棄するため，等量のFFPあるいは5％アルブミン溶液が大量に必要であることから，前述の副作用に留意する必要がある．これに対して，DFPPは病因（関連）物質が免疫グロブリン以上の分子量と同定されている場合に用いられ，有用なアルブミン分画は体内に戻す治療方法であり，置換液の使用を必要最小限におさえることでPEの欠点を改善する方法として導入された．

### (1) 適応

DFPPは血漿分離器で濾過された血漿からアルブミン分画を体内に戻す治療方法であるため，除去対象物質がアルブミンと結合していたり，アルブミンと同程度の分子量の物質は適応とならない．一般的にはアルブミンより分子量が大きいほど効果的な除去が期待できる．

### (2) 原理

血漿分離器で分離した血漿を，さらに血漿成分分画器で二次処理を行う方法がDFPPである．

分離した血漿を二次処理するのは，病因（関連）物質が血漿中のどの分画にあり，かつ分子量がわかっている場合である．

血漿成分分画器に導かれた血漿は，膜の細孔を通過できる物質と通過できない物質にふるい分けられ，細孔を通過できない分子量の病因（関連）物質は中空糸内に閉じ込められ，廃棄ポンプで廃棄される．同時に，アルブミン溶液などの血液製剤を等量補充する．

血漿成分分画器の細孔によって除去対象物質が異なるので，除去対象物質がIgG分画の場合には細孔の小さな膜を用い，IgM分画の場合には細孔の大きな膜を選択する（**表10-3**）．

### (3) 実際

DFPPの回路図を**図10-4**に示した．

①プライミング

PEでのプライミング量に加え，血漿成分分画器も生理食塩液1Lとヘパリン1,000Uなど抗凝固薬入りの生理食塩液1Lを使用して行うので，合計4Lの生理食塩液を使用する．

②抗凝固薬

PEに準ずる．

③バスキュラーアクセス

PEに準ずる．

④装置

PEに準ずる．

表 10-3 血漿成分分画器

| 品名 | 型式 | 膜素材 | 膜面積 [m²] | 内径 [μm] | 膜厚 [μm] | 孔径 [nm] | 充填量 血液側 [mL] | 販売会社 |
|---|---|---|---|---|---|---|---|---|
| Cascadeflo | EC-20W | エチレン・ビニルアルコール共重合体 | 2.0 | 175 | 40 | 10 | 150 | 旭化成メディカル |
|  | EC-30W |  | 2.0 | 175 | 40 | 20 | 150 |  |
|  | EC-40W |  | 2.0 | 175 | 40 | 30 | 150 |  |
|  | EC-50W |  | 2.0 | 175 | 40 | 30 | 150 |  |

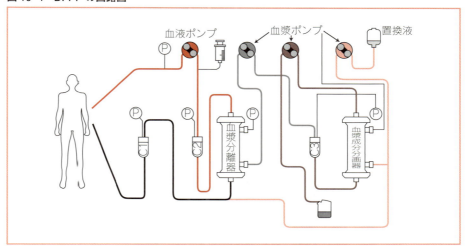

図 10-4　DFPP の回路図

⑤手技

　DFPP の特徴はアルブミンの損失をできるかぎり抑制することにあるが，アルブミンと IgG 分画との完全な分離は困難であり，低アルブミン血症を防止する目的から，もっぱらアルブミン溶液が置換液として用いられる．

　血液流量は 80～120 mL/分，分離血漿流量は血液流量の 20～30％程度で，廃棄流量は分離血漿流量の約 20％とする．血漿処理量は 50～60 mL/kg 程度または循環血漿量の 1～1.5 倍程度である．

　置換液量は PE に比べて 1/2～1/3 程度の節約が見込め，一般的には血漿分離器で 3,000～5,000 mL の分離を行い，血漿成分分離器で 500～700 mL 程度

---

**Tips　cryofiltration**

　血漿分離器で分離された血漿を 0～4℃ 程度に冷却すると，グロブリン分画がアルブミン分画より凝集しやすい性質を利用したものである．冷却によって，ヘパリンを核にフィブリノーゲンなどが吸着し，その周りに IgG, IgA, IgM などが吸着したクライオゲルが形成される．これを血漿成分分画器で除去し，アルブミンなどを含む血漿は 37℃ に加温し，体内に戻す方法である．

表10-4　DFPPの治療条件例

|  | 低分子量分画の除去 | 高分子量分画の除去 |
|---|---|---|
| 疾患 | 自己免疫疾患<br>血液型不適合腎移植など | 家族性高コレステロール血症<br>マクログロブリン血症など |
| 除去対象物質 | IgG 分画など | IgM 分画など |
| 血漿成分分画器 | 細孔の小さな膜 | 細孔の大きな膜 |
| 血液流量 [mL/min] | 80〜120 | 80〜120 |
| 分離血漿流量 [mL/min] | 20〜30（TMPなどによる） | 20〜30（TMPなどによる） |
| 血漿処理量 [mL] | 循環血漿量の1〜1.5倍 | 循環血漿量の1〜1.5倍 |
| 治療時間 [hr] | 2〜3（血漿処理量による） | 2〜3（血漿処理量による） |
| 置換液量 [mL] | 500〜700（血漿処理量による） | 一般的には置換液は不要 |

（金野好恵：アフェレシス療法における膜分離方式―二重膜濾過血漿交換法―．Clinical Engineering, 11：1155, 2007 より）

の分画廃棄を行う．

なお，TMP も PE と同じく 50 mmHg 以下に保つように注意する．

DFPP は PE に比べ置換液量は少なくてすむが，副作用については PE と同様な注意が必要である．

DFPP の治療条件の一例を示す（**表10-4**）．

## 2 吸着療法

吸着とは界面現象の一種で，2 つの相が接触しているとき，ある物質の濃度が相の界面と内部とで異なっている現象である．すなわち，吸着剤表面に被吸着物質が高濃度に捕捉されるような状態をいい，吸着の推進力である親和性の種類には物理的吸着や生物学的吸着がある．ここでいう吸着療法とは，病因（関連）物質を特異的・選択的に除去し，血液製剤などの補充を必要としないものをいう．

**腹水濃縮濾過再静注法**

血液浄化ではないが，臨床工学技士が技術サポートすることの多い技術である．

肝硬変や癌などによる難治性腹水症患者に局所麻酔を行い，穿刺針で腹水を取り出し，貯留バッグに 3〜4 L 程度溜める．それを濾過器に導いて細菌やウイルスまたは白血球を取り除いた後，濃縮器に通して高濃度の自己タンパク液に精製し，点滴により患者の体内に戻す方法である．

通常，3〜4 L の腹水は約 1/10 に濃縮されたタンパク濃縮液となる．

表 10-5 吸着材の備えるべき要件

1) 安全性：吸着療法により副作用が生じないこと
2) 選択性：吸着材への病因（関連）物質の吸着現象が選択的であること
3) 吸着性：一定時間内に十分量の吸着現象が認められること
4) 経済性：医療経済的に安価であること

吸着療法は大きく2つに分類される．1つはさまざまな吸着材に全血を灌流する血液吸着療法（hemo adsorption：HA）または直接血液灌流療法（direct hemo perfusion：DHP）であり，もう1つは血漿分離器で血球成分と血漿成分に分離後，分離した血漿を吸着器に通す血漿吸着療法（plasma adsorption：PA）である．

吸着材が備えるべき要件を**表 10-5**にあげる．

## 1 —血液吸着療法

血液吸着療法は前述のように HA と DHP の名称が混在しているが，ここではわが国で汎用されている DHP を用いる．DHP は血液中に抗凝固薬注入後，直接吸着剤を充填した吸着筒（カラム）へ灌流し，病因（関連）物質を除去した後に体内に戻す方法である．標的物質の吸着選択性を利用するカラムとしては，薬物吸着，エンドトキシン吸着，$\beta_2$-ミクログロブリン吸着などの種類がある．

### ▶ 1）薬物吸着

1970年代に薬物中毒への応用が臨床報告されてから普及した技術であり，肝性昏睡も適応とはなるが，近年ではこれらの除去効果に優れる血漿交換療法が実施されるケースが多い．

#### (1) 適応

急性薬物患者のうち，一般的な解毒処置や救命治療を行っても症状が悪化する場合に DHP が適応とされることがある．おもな薬毒物の特性と血液浄化療法による効果を**表 10-6**に，また，日本中毒学会による血液薬物中毒に対する血液浄化療法の適応基準を**表 10-7**に示した．

#### (2) 原理

現在 DHP でもっとも多く用いられている吸着剤は活性炭である．活性炭による吸着は，分子間引力（ファンデルワールス力）により活性炭の微細孔に物質を取り込む可逆的物理吸着で，その表面積は非常に大きく，1 g あたり1,000 m$^2$程度である．とくに分子量100〜5,000程度の物質や芳香族をもつ物質が吸着されやすい．この活性炭をカラムに充填し血液と接触させるが，生体側への影響として炭粉流出，血小板数減少，白血球損傷などを生じること

**ファンデルワールス力**：物と物とがくっつくということの基本になるのは，まずその分子のもっている電気的な引力が考えられる．電気的に中性である分子と分子の間に働く相互作用力で，分極によって起こるものをファンデルワールス力という．

吸着療法　221

表 10-6　おもな薬毒物の特性と血液浄化による効果

| | 薬毒物 | 分子量 | タンパク結合率 [%] | クリアランス [mL/min] HD | クリアランス [mL/min] DHP | 除去率 [%] 4hr HD | 除去率 [%] 4hr DHP |
|---|---|---|---|---|---|---|---|
| 医薬品 | フェノバルビタール | 232 | 25～60 | 80 | 80～290 | 14 | 61 |
| | ペントバルビタール | 138 | 66 | 22 | 50～300 | 18 | 27 |
| | ジアゼパム | 285 | 90 | 15 | | | |
| | フェニトイン | 252 | 87～93 | | 76～189 | | 61 |
| | アセトアミノフェン | 151 | 10～21 | 120 | 125 | 83 | 83 |
| | アスピリン | 180 | 73～94 | 20 | 90 | 65 | 89 |
| | ジギトキシン | 765 | 90 | 不可 | 19 | 2 | 14 |
| | ジゴキシン | 781 | 20～30 | 20 | 80 | 8 | 11 |
| | リドカイン | 234 | 66 | 不可 | 75～90 | 82 | 86 |
| | テオフィリン | 180 | 60 | 70 | 100～225 | 59 | 74 |
| 農薬 | パラコート | 186 | 50 | 10 | 57～156 | | |
| | グリホシネート | 198 | | 40 | 吸着せず | | |

（島田二郎：薬物中毒. 腎と透析増刊号, 65：521, 2008 より）

表 10-7　血液薬物中毒に対する血液浄化療法の適応基準（日本中毒学会）

1) 他の標準治療を含む十分な治療を行ったにもかかわらず, 全身状態が悪化する場合
2) 呼吸抑制, 低体温, 低血圧など脳幹機能低下がみられる場合
3) 昏睡が遷延し, 肺炎・敗血症など昏睡に合併した症状がみられる場合
4) 起因薬剤の代謝に影響を与えるような重篤な臓器障害が存在する場合
　　例：腎不全, 肝不全, 呼吸不全
5) 中毒起因物質の代謝産物が, 起因物質と同等あるいはそれ以上の毒性をもつ場合
　　例：エチレングリコール

　上記の条件を満たしたうえで, 起因物質あるいは代謝産物が, 内因性クリアランスより効率よく血液浄化療法で除去できる場合でないと, 血液浄化療法の効果は期待できない. ただし, 急性中毒に臓器障害を合併した例では, かならずしも中毒起因物質の除去を第一とせず, むしろ水分調節, 酸塩基平衡の改善, 体温管理, 肝機能補助などを主目的に, 血液浄化療法を行うことはある.

から, 活性炭の表面を親水性ポリマーである poly-HEMA（ヒドロキシエチルメタクリレート系ポリマー）で覆うことにより改善されてきた.

### (3) 実際

図 10-5 に示した回路図により施行する.

#### ①プライミング

活性炭による DHP ではとくに, 施行中のブドウ糖吸着を考慮し, プライミングには 5% ブドウ糖液 2,000 mL を用いる. また, プライミング時に混入した空気により活性炭の微細孔閉塞のおそれがあるので, 空気を混入しないように留意する.

#### ②抗凝固薬

通常, ヘパリンを使用するが, カラム内での血小板付着により血栓形成や凝固を生じやすいので, DHP 前には全身ヘパリン化し, DHP 施行中も活性化凝固時間（ACT）を正常の 2 倍程度を目安にヘパリン投与する. 出血傾向

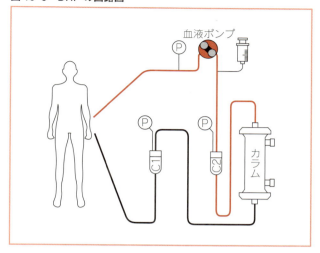

図 10-5　DHP の回路図

がある場合には，低分子ヘパリンなど他の抗凝固薬の使用を検討する．ただし，メシル酸ナファモスタット（NM）は活性炭にほぼ 100％吸着されるため，十分な投与量としたうえでカラム出口側で追加投与するなどの配慮が必要である．

③バスキュラーアクセス

ダブルルーメンカテーテルを用いて大腿静脈，鎖骨下静脈，内頸静脈などに留置して使用する．

④装置

かならずしもアフェレシス専用装置を必要とせず，血液ポンプ，抗凝固薬注入ポンプ，圧力計などを組み合わせることで施行可能である．施行中のモニタリングにおいては，とくに回路内圧モニタが重要である．しかしながら，警報機構の充実したアフェレシス専用装置を用いるのが安全であり，望ましいことは論をまたない．

⑤治療

DHP では水分除去や電解質調整はできないので，血液透析（hemo dialysis：HD）などと組み合わせて効率よく血液浄化することも考慮する．また，中毒原因物質の血中濃度が再上昇するリバウンド現象がみられる場合には，DHP を再度続行する．

血液流量は 100～200 mL/min 程度とし，活性炭は 2～3 時間で吸着能力が飽和状態となるので，2～3 時間/回を基本とする．

**リバウンド現象**：DHP では細胞外液を中心に中毒原因物質を除去するが，組織中に移行した中毒原因物質の血液中への移行は血液中の除去速度よりも遅く，治療終了直後には中毒原因物質濃度は低いが，組織に移行した中毒原因物質が血液中に再分布し血中濃度が再上昇することをいう．

**全身性炎症反応症候群 (SIRS)：** 1991年米国胸部疾患学会およびCritical Care Medicine学会が合同で，敗血症やそれに伴う臓器不全の定義に関するConsensus Conferenceを開催し，SIRSという概念を提唱した．

**エンドトキシン：** エンドトキシンは，グラム陰性菌の細胞壁表層に存在するリポ多糖類で，溶菌（菌の死）によって細胞から遊離する．グラム陰性菌の種類に関係なく，発熱，血管内皮細胞障害，毛細血管透過性亢進などの毒作用を有し，エンドトキシンが血液中に侵入すると，悪寒，発熱，血圧低下などの症状を惹起し，重篤な場合は多臓器不全を合併し，救命が困難な状態となる．

**担体：** 微量の元素や化合物の化学操作・物理操作を効果的に行うために加える物質であり，リガンドを固定させるための物質をいう．

**リガンド：** 有機化合物の分子構造のなかにあって，同族体に共通に含まれ，かつ同族体に共通な反応性の要因となる結合形式であり，ある物質に対して特異的に結合する物質をいう．

**静電結合：** 陽性荷電と陰性荷電との間に働く静電引力による結合である．

## ▶ 2) エンドトキシン吸着

敗血症とは，血液およびリンパ管中に病原細菌が侵入して，頻呼吸，頻脈，体温上昇または低下，白血球増多または減少などの症状を呈する全身性炎症反応症候群（systemic inflammatory response syndrome：SIRS）で，重症の場合は循環障害，敗血症性ショックを起こす．サルモネラ菌，大腸菌，緑膿菌などのグラム陰性菌による感染症ではエンドトキシンが関与し，エンドトキシンの除去が病態改善に重要であるといわれている．

エンドトキシンを除去する血液浄化療法は，1970年代に血漿交換の報告があるが，感染のリスクや経済的な制限などから普及には至らなかった．その後，小玉らによるエンドトキシン吸着剤の研究が進み，エンドトキシン活性を中和するエンドトキシン吸着カラム（トレミキシン®）が開発され，臨床応用でも成功した[4]．

### (1) 適応

根本的治療が行われているにもかかわらず，SIRSの重症化により敗血症性ショックとなり多臓器不全となった状態で，**表10-8**のSIRS診断基準のうちの2つ以上を満たす場合に適応となる．

### (2) 原理

抗生物質であるポリミキシンBは腎毒性が強く血中投与はできないが，ポリスチレン繊維の担体にポリミキシンBを共有結合により固定化し，エンドトキシンのリガンドとして用いる．これにより，ポリミキシンBのアミノ基に由来する正電荷と直鎖疎水性部位がエンドトキシンのリピドA部位のリン酸負イオンおよび脂肪酸の疎水性部位との間において，それぞれ静電結合と疎水結合を生じるためと考えられている．

### (3) 実際

回路図はDHPと同様である．

①プライミング

充填液が酸性のため，また固定化しているポリミキシンBが遊離して血中へ混入しないように，生理食塩液を4L以上使用する．

表10-8　SIRSの診断基準

1) 体温が36度未満か38度以上
2) 脈拍が90回/分以上
3) 呼吸数が20回/分以上かPaCO₂が32mmHg未満
4) 白血球数が12,000/mm³以上か4,000/mm³以下または10%以上の幼若球出現

（米国胸部疾患学会およびCritical Care Medicine学会）

**疎水結合：** 無極性物質が水中にあると，水との親和力が非常に低いため，水から排斥され無極性物質が集合し安定化する．つまり，水溶液中で疎水性の物質同士が水との接触を少なくするように互いに接近する作用による結合をいう．

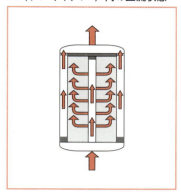

図 10-6　エンドトキシン吸着カラム（トレミキシン®）内の血流状態

②抗凝固薬

ヘパリン，低分子ヘパリン，NM などを，出血の有無や ACT を参考に調整する．標準的な抗凝固薬の使用例としては，

ヘパリン：開始時 40〜60 U/kg，持続 40〜60 U/kg/hr

NM：開始時 20〜40 mg，持続 30〜40 mg/hr

などとなる．

③バスキュラーアクセス，装置

いずれも薬物吸着に準ずる．

④治療

治療中はカラムの入口圧と出口圧のモニタを行い，差圧が 300 mmHg をこえないようにする．また，カラムは血液が中央部から外側に向けて流れる仕組みとなっているため（図 10-6），治療中のカラムは血液が下から上へ流れる方向とし，回収時にはカラムを反転させて，血液が上から下に流れるようにする．血液流量は 80〜120 mL/min 程度とし，2 時間で吸着能力が飽和状態となるので，2 時間/回を基本とする．

### ▶ 3）$\beta_2$-ミクログロブリン吸着

機器や材料を含めた血液透析技術の進歩による長期透析患者の増加に伴い，さまざまな合併症が問題となってきた．その一つに透析アミロイドーシス（dialysis related amyloidosis：DRA）がある．1985 年，下条らにより DRA の原因物質が $\beta_2$-ミクログロブリン（$\beta_2$-MG）であることが生化学的に同定された[5]．

腎機能正常者では，$\beta_2$-MG はほぼ 100％が腎臓で処理されており，血中濃度は 0.7〜2.0 mg/L に保たれているが，長期透析患者では腎機能の廃絶によ

表 10-9　診療報酬請求における $\beta_2$-MG 吸着カラム（リクセル®）の適応

1）手術または生検で $\beta_2$-ミクログロブリンによるアミロイド沈着が確認されている.
2）透析歴が 10 年以上であり，以前に手根管開放術を受けている.
3）画像診断により骨嚢胞像が認められている.
　関節痛を伴う透析アミロイド症で，上記 1）〜3）の要件をすべて満たしている患者に対してのみ，透析との併用が 1 年を限度に認められる.
　いったん使用を終了した後でも，症状が再発した場合には，さらに 1 年を限度に算定が可能である.

（特定保険医療材料の材料価格算定に関する留意事項について．保医発 0304 第 7 号より）

り，$\beta_2$-MG の血中濃度は数十倍となり，その値は 30〜40 mg/L にも上る．この $\beta_2$-MG 由来のアミロイド線維の沈着は全身に及び，これによる病態を DRA という．DRA に対する根本的治療方法は現在確立していないが，DRA の前駆物質である $\beta_2$-MG を積極的に除去する対策が有効であることより，大孔径ダイアライザの使用や血液濾過法（hemo filtration：HF），血液透析濾過法（hemo diafiltration：HDF）などによる $\beta_2$-MG の積極的な除去が試みられる状況となり，1996 年からは $\beta_2$-MG 吸着カラム（リクセル®）の日本での臨床使用が始まった.

## (1) 適応

$\beta_2$-MG 吸着カラム（リクセル®）の診療報酬請求における適応を**表 10-9** に示す.

## (2) 原理

カラム内には，直径 450〜500 $\mu$m 程度の均一な多孔質セルロースビーズが充填されている．セルロースビーズの表面に疎水性の物性をもたせるために，リガンドとしてヘキサデシル基を結合させている．また，多孔質セルロースビーズは孔のサイズが均一なため，孔径以上の大分子量物質（アルブミンなど）などは孔内に侵入できない．したがって，孔径による分子篩効果と疎水結合とにより，セルロースビーズ孔径よりも小さく，かつ疎水性の $\beta_2$-MG をはじめ，分子量 4,000〜20,000 の物質が吸着される.

## (3) 実際

カラムによる DHP は，通常 HD や HDF 用のダイアライザと直列に接続して用いる（**図 10-7**）.

---

**Tips　手根管開放術**

手首の手根管とよばれる部位の腱，滑膜，靭帯にアミロイド物質が沈着し障害をきたす疾患を手根管症候群といい，手根管内の正中神経が圧迫され，この神経の支配領域（第 1，2，3 指）のしびれ，疼痛を感じるようになる．手術治療が主で，手根管開放術と内視鏡下手根管開放術がある.

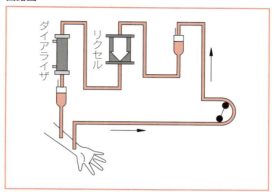

図 10-7　β$_2$-MG 吸着カラム（リクセル®）による DHP の回路図

①プライミング

カラム内はクエン酸（pH 6.4）が充填されているので，ダイアライザと接続する前に 1,000 mL 以上のヘパリン加生理食塩液で洗浄を行う．

②抗凝固薬

ヘパリン，低分子ヘパリン，NM など適宜増減するが，ヘパリンと低分子ヘパリンにおいては，開始時に 1,000～2,000 U，持続で 1,000～1,500 U/hr などが目安となる．

③バスキュラーアクセス

通常の HD や HDF との直列接続で施行するので，そのまま透析患者のバスキュラーアクセスを用いる．

④装置

通常の透析用患者監視装置を用いる．

⑤治療

カラムは体格の違いになどに合わせて 3 種類のサイズがあるが，HD との併用によりプライミングボリュームが増加することとなり，それによる血圧低下への注意が必要である．

透析に組み込まれた治療方法であるので，血液流量は 100～250 mL/分を標準とし，1 回 4～5 時間の治療が基本である．DHP において，現在臨床応用されているおもなカラムを表 10-10 にまとめた．

## 2 ― 血漿吸着療法

吸着原理としては DHP と同じであるが，血漿分離器を使用することにより血液から分離した血漿成分のみをカラムに接触させ，病因（関連）物質を選択的に吸着除去した後，血球成分とともに体内に戻す方法である．血液が直

表 10-10　DHP におけるおもなカラム

| 相互作用 | | おもな作用力 | リガンド | 吸着対象物質 | おもな適応疾患 | 商品名 |
|---|---|---|---|---|---|---|
| 物理化学的 | 疎水結合 | 石油ピッチ系活性炭 | 薬物ビリルビン胆汁酸クレアチニンアミノ酸など | 薬物中毒肝性昏睡 | ヘモソーバ®（旭化成メディカル） | |
| | 複合的結合 | ポリミキシンB | エンドトキシン | 敗血症エンドトキシン血症 | トレミキシン®（東レ・メディカル） | |
| | 疎水結合 | ヘキサデシル基 | $\beta_2$-MG | 透析アミロイドーシス | リクセル®（カネカメディックス） | |

（新版アフェレシスマニュアルより）

接カラムに接触しないので生体適合性は比較的良好であり，物質除去性能に優れること，さらには，大量の補充用血漿が不要であることから，肝炎や HIV などの感染の危険性が減少し，医療費が節減できるなどの利点がある．カラムの種類を変えることで，LDL（low density lipoprotein, 低比重リポタンパク）吸着，ビリルビン吸着，免疫吸着などが可能で，治療に応用できる．

### ▶ 1）LDL 吸着

体質的にコレステロールが高値を示す高コレステロール血症の場合，食事療法や薬物療法によっても血中コレステロール値を十分に低下させることが困難となる．このような場合に，血漿中の過剰な LDL を吸着し，脂質異常症およびその合併症を予防する治療法である．LDL アフェレシスには，単純血漿交換療法（PE），二重濾過血漿交換療法（DFPP）などもあるが，有用な血漿・血球成分への影響が少ないこと，選択的除去性能に優れること，大量の補充用血漿が不要であることなどから，LDL 吸着がもっとも普及している．

**脂質異常症：**血液中に溶けている脂質の値が必要量よりも異常に多い状態をいう．血中脂質にはコレステロール，リン脂質，中性脂肪，遊離脂肪酸などがある．

---

## Tips　血漿分離器

血球成分と血漿成分を分離するために用いられ，膜型血漿分離器と遠心分離器がある．膜型血漿分離器は中空糸膜フィルタの細孔から血漿を分離し，遠心分離器は血球成分や血漿成分の比重の違いによって分離する．遠心分離器は，フィルタの目詰まりがないことや異物反応を起こしにくいという利点はあるが，装置が大型で高価なことや，血漿層に血小板が混入しドリップチャンバのメッシュに付着しやすいこと，循環血液量の増加などの欠点があり，わが国ではほとんど用いられない．

表 10-11　LDL アフェレシスの診療報酬請求における適応

1) 家族性高コレステロール血症（familial hypercholesterolemia：FH）ホモ接合体
2) FH ヘテロ接合体で冠動脈疾患を有し，薬物療法によっても血清総コレステロール値（total cholesterol：TC）が 250 mg/dL 以下に低下しない例
3) 閉塞性動脈硬化症では，以下の項目をすべて満たす場合，3 カ月に限って 10 回の施行が認められている．
   ① Fontaine 分類 II 度以上の症状を呈する．
   ② 薬物療法で TC 値 220 mg/dL あるいは LDL コレステロール値 140 mg/dL 以下に下がらない高コレステロール血症である．
   ③ 膝窩動脈以下の閉塞，または広範な閉塞部位を有するなど外科的治療が困難で，かつ，従来の薬物療法では十分な効果を得られない場合．
4) ネフローゼ症候群
   ネフローゼ症候群のなかで，従来の治療で効果が得られない症例，とくにステロイド抵抗性を示す巣状糸球体硬化症（focal glomerular sclerosis：FGS）で，TC 値が 250 mg/dL 以下に下がらない症例に対して，3 カ月に限り，12 回を限度として施行が認められている．

**中性脂肪**：脂肪酸のグリセリンエステルを指す．脂肪酸グリセリンエステルにはモノグリセリド，ジグリセリド，トリグリセリドが存在するが，血液中に含まれる中性脂肪のほとんどはトリグリセリド（triglyceride：TG）である．したがって，中性脂肪は TG と同義とすることが多い．中性脂肪は砂糖などの糖質，炭水化物，動物性脂肪などがおもな原料で，肝臓でつくられる．これらの原料を多く摂りすぎると，皮下脂肪の主成分として蓄積される．

### (1) 適応

食事療法，運動療法，薬物療法などによる治療効果が不十分な場合に，**表 10-11** のような条件により適応を判断する．

### (2) 原理

カラムは，親水性で非特異的吸着が少なく，物理的強度が高い多孔質セルロースビーズを担体に用いている．多孔質セルロースビーズは細孔が多数存在し，内部まで同様の間隙が存在するように設計され，直径が 200 Å 以上の LDL が内部まで十分に拡散できる仕組みとなっている．リガンドには陰性荷電を多く有するデキストラン硫酸を固定しており，これにより，陽性に荷電した物質を静電気的相互作用により吸着する特性を有している．LDL は中心部に中性脂質やコレステロールを含み，その外側をリン脂質とアポタンパク B が覆う構造をしている．アポタンパク B は強く陽性に荷電しており，選択的に吸着される．

なお，カラムには吸着体を 400 mL 充填したリポソーバー LA-40® と 150 mL 充填したリポソーバー LA-15® とがある．

### (3) 実際

LDL 吸着の回路図を **図 10-8** に示した．

### 家族性高コレステロール血症（familial hypercholesterolemia：FH）

遺伝的に血液中のコレステロールを取り除くシステムがうまく働かなくなる病気である．片方の親からだけ遺伝子を受け継いだものをヘテロ型，両親から受け継いだ場合をホモ型という．ヘテロ型は 500 人に 1 人，ホモ型は 100 万人に 1 人くらいの割合である．この病気の特徴は，TC 値が 260 mg/dL 以上と高くなり，アキレス腱が太くなったり，皮膚や瞼に黄色腫とよばれるコレステロールの塊ができやすいことである．

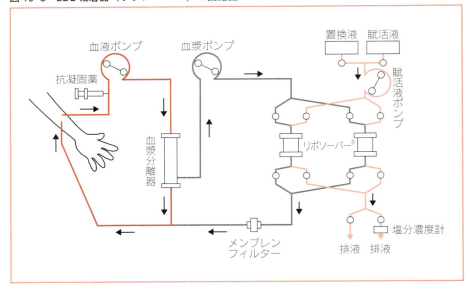

図 10-8 LDL 吸着器（リポソーバー®）の回路図

①プライミング

専用装置（MA-01®）を用いて，血漿分離側血液回路，血漿分離器，カラム側回路，カラム，賦活液注入ライン，置換液ラインを生理食塩液で自動洗浄する．

②抗凝固薬

リポソーバー LA-15® による LDL 吸着療法での標準的なヘパリン投与量は，開始時 40〜60 U/kg，持続 40〜60 U/kg/hr 程度である．出血傾向が認められる場合には NM を使用する．

また，後述の「⑤治療」で記すように，アンギオテンシン変換酵素阻害薬（angiotensin converting enzyme inhibitor：ACE-I）を服用しているとショック症状を呈するおそれがあり，抗凝固薬に NM を使用すると，この作用を抑制する効果が報告されている．

---

**閉塞性動脈硬化症（arterio-sclerosis obliterans：ASO）**

動脈硬化のリスクファクターである，脂質異常症，高血圧，糖尿病，喫煙などによって，おもに下肢の，とくに大血管が慢性に閉塞することによって，軽い場合には冷感，重症の場合には下肢の壊死にまで至ることがある疾患で，中年以降，とくに 50 歳以降の男性に多い．

病気の進行にしたがって，さまざまな症状を呈する．Fontaine 分類は，病期と症状を結びつけたものとして広く用いられている．

Fontaine Ⅰ度：下肢の冷感や色調の変化
Fontaine Ⅱ度：間歇性跛行
Fontaine Ⅲ度：安静時疼痛
Fontaine Ⅳ度：下肢の皮膚潰瘍
Fontaine Ⅴ度：下肢の壊死

③バスキュラーアクセス

ダブルルーメンカテーテルを用いて大腿静脈，鎖骨下静脈，内頸静脈などに留置して使用する．

④装置

リポソーバー LA-15® は，専用装置である MA-01®，MA-02®，MA-03® などに2本並列にセットされる．脱血された血液は膜型血漿分離器により血球成分と血漿成分とに分けられる．その後，血漿だけがカラムを通り，ここで LDL を吸着する．LDL が除去された血漿は血球成分とともに返血される．

カラムでの処理は，一方のカラムに血漿が 500 mL 流され，LDL が吸着された後，自動的に2本目のカラムに切り替わり連続運転して吸着が続行される．一方，先に LDL を吸着したカラムは自動的に賦活液（5％NaCl）を通過後，置換液（電解質溶液）で洗浄し，再度使用可能な状態に戻される．さらに，血漿処理量が設定値となった時点でふたたび自動的にカラムが切り替わり，賦活したカラムでの吸着が開始される．このように，吸着と賦活を交互に行うことにより，任意の量の血漿を処理することが可能なシステムである．

⑤治療

プライミングや賦活時には，カラムがカルシウムなどの2価の陽イオンを吸着するので，置換液にはカルシウムイオンを含む電解質溶液を使用する．

また，カラム2本並列により，プライミングボリュームが増加するので，血圧低下に注意する．

施行中は，TMP を 50 mmHg 以内に保つように各流量比を適宜調整する．

## 低密度（比重）リポタンパク（low density lipoprotein：LDL）

コレステロールは細胞膜や各種ホルモンなどの材料であり，身体を維持するのに必要な物質である．コレステロールは"あぶら"なので，そのままの形では水に溶けない．このため，水と親和性のあるタンパクと結合して，水になじみやすい安定なリポタンパクとして血中に存在している．このリポタンパクはタンパク質の量で密度（比重）が異なり，その密度（比重）の違いにより，カイロミクロン，超低密度（比重）リポタンパク（very low density lipoprotein：VLDL），低密度（比重）リポタンパク（low density lipoprotein：LDL），中間密度（比重）リポタンパク（intermediate density lipoprotein：IDL），高密度（比重）リポタンパク（high density lipoprotein：HDL）の5つに分類さ

れる．このなかで，コレステロールをおもに運んでいるのが HDL と LDL で，HDL に運ばれるコレステロールを HDL コレステロール，LDL に運ばれるコレステロールを LDL コレステロールという．HDL は身体の隅々の血管壁からコレステロールを抜き取って肝臓に運び，LDL は肝臓からコレステロールを全身の細胞に運ぶため，コレステロール量が多いと血管壁にコレステロールが蓄積する．このため，LDL コレステロールが血液中に増加すると，血栓ができやすくなり動脈硬化を促進し，心筋梗塞，狭心症，脳梗塞などの動脈硬化性疾患の危険性が増すこととなる．高コレステロール血症の診断基準としては，総コレステロールが 220 mg/dL 以上あるいは LDL コレステロールが 140 mg/dL 以上である．

**ブラジキニン**：キニノ
ゲンを前駆体として生
成されるペプチドホル
モンで，キニンの一種．
血管拡張による血圧低
下，平滑筋の収縮，痛
みの刺激伝達などを行
う．

さらには，血漿が陰性に荷電したデキストラン硫酸セルロースに接触する
ことで，血管拡張作用をもつブラジキニンが産生される．ブラジキニンは通
常キニナーゼⅡ酵素によって分解不活化されるが，ACE-I を服用するとキニ
ナーゼⅡの作用が抑制されて，ブラジキニンの血中濃度が上昇し，血管拡張
作用による血圧低下やショック症状を呈する場合があり，LDL 吸着を施行す
る際には，ACE-I は休薬期間を設けるか，禁忌とすべきである．

血液流量は 80〜120 mL/分，分離血漿流量は血液流量の 20〜30％程度で，
約 3 時間実施する．

### ▶ 2) ビリルビン吸着

ビリルビンは，肝細胞ミトコンドリアの変性，肝再生障害，腎機能障害な
どを引き起こし，胆汁酸は胃粘膜関門破壊物質として知られている．また，肝
不全においては，ビリルビンは黄疸の原因物質として知られており，神経お
よびミトコンドリアに対する毒性が報告されている．したがって，高ビリル
ビン血症を改善することは臨床上きわめて重要である．

1972 年に Chang らが肝性昏睡患者に対する DHP の有用性を報告して以来，
ビリルビン吸着は肝性脳症に対して広く施行されるようになったが，血小板
減少が必発であること，肝不全のように播種性血管内凝固（disseminated
intravascular coagulation：DIC）あるいはその準備状態にある場合には DHP
治療が逆にその進行を促し，肝不全を増悪させてしまうおそれもあるなどの
理由で，高ビリルビン血症に対してはもっぱら PE が施行されてきた．しか

## Tips ビリルビン

ビリルビンとは，赤血球のヘモグロビンが破壊され
て生じる色素のことである．肝臓で処理され，胆汁を
介して十二指腸に排泄される．ビリルビンには 3 つの
種類があり，肝臓で処理される前のものを間接ビリル
ビン，処理された後のものを直接ビリルビン，両方合
わせたものを総ビリルビンという．

赤血球はおよそ 120 日で寿命を迎え脾臓で分解さ
れるが，その際にヘモグロビンはヘムとグロビンに分
解される．そして，ヘムは酵素の働きでビリルビンに
変えられるが，この状態のものを間接ビリルビンとい
う．何らかの原因で，赤血球が異常に壊されることを
溶血というが，これが著しいと，肝臓での処理が間に
合わず，血液中に間接ビリルビンが増加することとな
る．

肝臓に異常がある場合は間接・直接ビリルビンが高
値となり，胆道・胆管に障害があると直接ビリルビン
が高値となる．検査では，総ビリルビン値と直接ビリ
ルビン値を測定し，総ビリルビン値から直接ビリルビ
ン値を引いて，間接ビリルビンの値を測定している．
どのビリルビンが増加しているのかによって，障害を
受けている臓器の予測の重要な指標となる．

基準値は，総ビリルビン 1.0 mg/dL 以下，間接ビ
リルビン 0.8 mg/dL 以下，直接ビリルビン 0.2 mg/
dL 以下である．間接ビリルビンが高値の場合には，溶
血性貧血，敗血症，甲状腺機能低下症などが疑われ，
直接ビリルビンが高値の場合には，胆汁うっ滞症など
胆道・胆管系における閉塞などが疑われる．また，直
接・間接ビリルビンが高値の場合には，急性肝炎，慢
性肝炎，肝硬変などが疑われる．

**表 10-12　診療報酬請求における術後肝不全の適応**

1) 総ビリルビン＞5 mg/dL で，かつ上昇傾向
2) ヘパプラスチンテスト（HPT）＜40％　または，
　 昏睡Ⅱ以上の条件のうち2項目以上を有する場合

しながら，PE には大量の血漿が必要であることや，それに伴う感染症の危険性も危惧されている．このような状況のなか，選択的にビリルビンを吸着除去できるカラムが開発され，臨床に普及した．

### （1）適応

診療報酬請求における適応には劇症肝炎，術後肝不全がある．術後肝不全の適応の条件を**表 10-12** に示す．

### （2）原理

カラム（プラソーバ BRS-350®）は，スチレン・ジ・ビニルベンゼン系の陰イオン交換樹脂を用い，その表面をヒドロキシエチルメタクリレート系重合体でコーティングされた粒子で，表面には多数の微細な孔を有する多孔質体である．コーティングにより表面が親水性となったことで，血漿タンパクの非特異的吸着を抑制し，ビリルビンの選択的吸着を可能としている．

直接ビリルビンおよび間接ビリルビンは，その分子中に2つのカルボキシル基を有し，カラムはその構造中に多数の4級アンモニア塩基をもっている．そのため，ビリルビンのもつカルボキシル基による陰性荷電とカラムの4級アンモニア塩基による陽性荷電の静電気的相互作用により吸着する．

さらに，カラムは多孔質体として大きな有効表面積を有しているので，アルブミンと結合した間接ビリルビンもカラムの孔内に侵入可能なため，高い吸着能を示す．

### （3）実際

ビリルビン吸着の回路図を**図 10-9** に示した．

#### ①プライミング

洗浄液として生理食塩液を用い，洗浄量は，血液回路用に 1,000 mL，血漿分離器用に 1,000 mL，カラム用に 1,000 mL を必要とし，さらに，抗凝固薬添加生理食塩液を 1,000 mL 使用して行う．

#### ②抗凝固薬

陰イオン交換樹脂はヘパリンに対して強い親和性をもっていることより，NM が望ましい．持続で 40 mg/hr 程度を目安とする．ヘパリンを用いる場合は，通常使用量の約 30％増量が望ましい．

#### ③バスキュラーアクセス

LDL 吸着に準ずる．

---

**肝炎：**何らかの原因で肝臓に炎症が起こり，発熱，黄疸，全身倦怠感などの症状をきたす疾患の総称である．肝炎の原因には，ウイルス，アルコール，薬物，自己免疫などがある．

**劇症肝炎：**発症後8週間以内に高度の肝機能異常，肝性昏睡Ⅱ度以上をきたし，プロトロンビン時間が 40％以下であるものを指す．

**肝性昏睡レベル：**Ⅰ：睡眠リズム逆転，あるいは周囲に対する無関心，Ⅱ：見当識障害や羽ばたき振戦，Ⅲ：せん妄状態や強い睡眠状態，Ⅳ：痛みにはかろうじて反応する昏睡状態，Ⅴ：すべての刺激に反応しない昏睡状態．

吸着療法　233

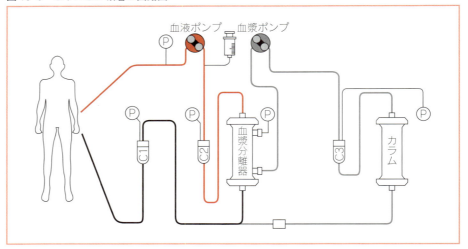

図 10-9 ビリルビン吸着の回路図

④装置

専用装置を用いる．

⑤治療

ビリルビンに対する吸着力は 50％程度で，2～5 L の血漿処理で 100～600 mg 程度除去され，活性炭よりも約 2～3 倍の吸着能力があるといわれているが，その効果は濃度依存性であり，総ビリルビン値が低値になるとほとんど吸着しなくなる．

ビリルビンが吸着されるとカラム外側から着色されるため，目視によって吸着処理の終了時期をある程度確認することができる．

なお，肝不全では凝固因子が低下することがあり，PE では新鮮凍結血漿（FFP）で置換することで凝固因子などの補充が可能となるが，ビリルビン吸着ではできないことも考慮する必要がある．

血液流量は 80～120 mL/分，分離血漿流量は血液流量の 20～30％程度で，1～3 時間程度実施する．なお，TMP については LDL 吸着と同様である．

### ▶ 3) 免疫吸着

いくつかの免疫疾患で，血液中に病因（関連）高分子物質が増加した場合に病状の悪化を示すことが知られており，これらの病因物質を除去することで治療効果を期待するものである．

免疫吸着には，リガンドとして生物活性高分子を用いる．生物学的な作用による場合と，物理的な相互作用による場合がある．しかしながら，生物活性高分子を用いる場合，滅菌方法の制約，リガンド溶出などの問題があり，医

表 10-13　診療報酬請求における免疫吸着の適応

| 適応疾患 | おもな適応条件など |
|---|---|
| 悪性関節リウマチ<br>malignant rheumatoid arthritis：MRA | 特定疾患医療受給者．血管炎による高度の関節外症状（難治性下腿潰瘍，多発性神経炎および腸間膜動脈血栓症による下血など）を呈し，従来の治療法では効果の得られないもの． |
| 全身性エリテマトーデス<br>systemic lupus erythematosus：SLE | 特定疾患医療受給者．血清補体価が 20 単位以下，C3 の値が 40 mg/dL 以下および抗 DNA 抗体値著高例，ステロイド療法が無効または不適当例，かつ急速進行性糸球体腎炎または中枢神経性ループスと診断された者． |
| 重症筋無力症<br>myasthenia gravis：MG | 発病後 5 年以内で重篤な症状悪化傾向のある場合，または胸腺摘出後や副腎皮質ホルモン薬に対して十分奏効しない場合． |
| Guillain-Barré 症候群（GBS）<br>慢性炎症性脱髄性多発神経炎<br>chronic inflammatory demyelirating polyneuropathy：CIDP<br>多発性硬化症<br>multiple sclerosis：MS | Hughes の重症度分類 4 度以上 |

（松金隆夫：アフェレシス療法における膜分離方式—単純血漿交換法—．*Clinical Engineering*, 11：1146, 2007 より）

療機器としての安全性を確保することが困難である．そこで本項では，わが国で広く臨床応用されている物理的吸着について述べる．

### (1) 適応

免疫吸着の適応疾患は，膠原病・自己免疫疾患と免疫性神経疾患に分類できる．診療報酬請求における適応を**表 10-13**に示した．

### (2) 原理

①イムソーバ PH-350®

担体に多孔質ポリビニルアルコールを用い，疎水性アミノ酸のフェニルアラニンをリガンドとしている．フェニルアラニンは比較的疎水性が強く，疎水性の有害物質であるリウマチ因子，免疫複合体，抗 DNA 抗体などを疎水結合により効率よく吸着することから，悪性関節リウマチ（MRA），全身性エリテマトーデス（SLE），重症筋無力症（MG），ギラン・バレー症候群（GBS），慢性炎症性脱髄性多発神経炎（CIDP），多発性硬化症（MS）の 6 つにおいて診療報酬請求ができる．

②イムソーバ TR-350®

イムソーバ PH-350® と同様に担体には多孔質ポリビニルアルコールを用い，疎水性アミノ酸であるトリプトファンをリガンドとしている．フェニルアラニンより疎水性の強いトリプトファンを用いることで，抗アセチルコリンレセプター抗体（抗 AChR 抗体）を効率よく吸着除去する．さらには，抗ガングリオシド抗体の吸着に優れることから，MG, GBS, CIDP, MS の 4 つ

**悪性関節リウマチ（MRA）：** 既存の関節リウマチに，血管炎をはじめとする関節外症状を認め，難治性もしくは重篤な臨床病態を伴う場合，悪性関節リウマチと定義される．

**全身性エリテマトーデス（SLE）：** 全身性エリテマトーデスは，DNA −抗 DNA 抗体などの免疫複合体の組織沈着により起こる全身性炎症性病変を特徴とする自己免疫疾患である．症状は治療により軽快するものの，寛解と増悪を繰り返して，慢性の経過を取ることが多い．

吸着療法　235

**重症筋無力症（MG）：**
末梢神経と筋肉の接ぎ目（神経筋接合部）において，脳の命令によって神経側から遊離されるアセチルコリンの筋肉側の受け皿（アセチルコリン受容体）を攻撃する抗体が原因とされる病気で，全身の筋力低下，易疲労性を特徴として，とくに眼瞼下垂，複視などの眼の症状を起こしやすい．

**Guillain-Barré 症候群（GBS）：** 筋肉を動かす運動神経の障害のため，急に手や足に力が入らなくなる病気で，手足のしびれ感もしばしば伴う．多くの場合（約7割程度），風邪をひいたり下痢をしたりなどの感染の後，1〜2週して症状が始まる．症状は2〜4週以内にピークとなり，その後は改善していく．症状の程度はさまざまで，もっとも症状のひどい場合には寝たきりになったり，呼吸ができなくなることもある．

**Hughes の重症度分類：** GBS の重症度の指標で，Grade0〜6 の7段階に分けられる．

**慢性炎症性脱髄性多発神経炎（CIDP）：** 対称性に運動，感覚が侵される多発性根神経炎で，上下肢の遠位部または近位部に脱力と感覚障害が起こる．

において診療報酬請求ができる．

③セレソーブ®

LDL 吸着と同様に担体に多孔質セルロースビーズを用い，リガンドにデキストラン硫酸を固定化したカラムである．そのため，治療システムは LDL 吸着に準じており，カラムを変更することで治療が行える．LDL 吸着との違いはカラム設計が異なることであり，対象病因物質が LDL コレステロールに比べ分子量が小さい抗 DNA 抗体，抗ガングリオシド抗体などであるため，効率よく吸着するために担体の多孔質セルロースビーズ径を小さくして選択性を高めており，SLE において診療報酬請求ができる．

**(3) 実際**

回路図は，イムソーバ PH-350® とイムソーバ TR-350® においては**図 10-9**（234 頁）のビリルビン吸着の回路図と同様であり，セレソーブ®は**図 10-8**（230 頁）の LDL 吸着器（リポソーバー®）の回路図と同様である．

①プライミング

イムソーバ PH-350® とイムソーバ TR-350® ではビリルビン吸着に準ずる．セレソーブ®は LDL 吸着に準ずる．

②抗凝固薬

イムソーバ PH-350® とイムソーバ TR-350® では，開始時に 1,000〜2,000 U，持続で 1,000〜1,500 U/hr などが目安となる．ただし，フィブリノーゲンが吸着されることから注意が必要である．

さらに，陰性荷電カラムであることから，LDL 吸着と同様に，治療中はブラジキニン産生が生じ，血圧低下やショック症状を呈する場合がある．そのため，抗凝固薬としては NM の使用が望ましい．とくに，イムソーバ PH-350® とイムソーバ TR-350® はプライミングボリュームが 300 mL と多めであるので，血漿のカラム通過に時間を要することより，NM を多めに使用するような注意が必要である．セレソーブ®は LDL 吸着に準ずる．

③バスキュラーアクセス

ダブルルーメンカテーテルを用いて大腿静脈，鎖骨下静脈，内頸静脈などに留置して使用する．

④装置

イムソーバ PH-350® とイムソーバ TR-350® においては専用装置を用いる．セレソーブ®は LDL 吸着に準ずる．

⑤治療

イムソーバ PH-350® とイムソーバ TR-350® での吸着は，リガンドと病因物質の親和力の強さによって規定される．処理血漿量が多くなると，競合吸着の結果，結合力の弱い物質はリガンドからの脱着・解離により血漿中に遊

**多発性硬化症（MS）：** 中枢神経系の慢性炎症性脱髄疾患であり，多発するのが特徴である．

**抗アセチルコリンレセプター抗体（抗 AChR 抗体）：** 神経筋接合部の後シナプス膜上に局在しており，神経伝達物質であるアセチルコリンに応答する受容体で，筋収縮を作動させる役割をもつ．抗アセチルコリンレセプター抗体（抗 AChR 抗体）は，アセチルコリンレセプター（AChR）に対して産生される自己抗体で，後シナプス膜上の AChR に質的・量的変化を惹起させ，外眼筋，眼球筋，四肢筋などの易疲労性や筋力の低下を主訴とする MG の発症に重要な原因物質であり，MG の診断および治療経過の指標として広く利用されている．

**抗ガングリオシド抗体：** 末梢神経の構成成分のうち，ガングリオシドに対する抗体が GBS の病因物質として注目されている．ガングリオシドは，シアル酸を有する酸性糖脂質で，疎水性のセラミドと親水性のオリゴ糖からなり，細胞表面に露出しているオリゴ糖の部分が生理活性をもっている．神経系に多く含まれるが，生体内での機能はまだ明らかではない．

表 10-14　血漿吸着療法におけるおもなカラム

| 相互作用 | おもな作用力 | リガンド | 吸着対象物質 | おもな適応疾患 | 商品名 |
|---|---|---|---|---|---|
| 物理化学的 | 静電結合 | デキストラン硫酸 | LDL<br>抗 DNA 抗体など | 高コレステロール血症<br>SLE | リポソーバ®（カネカメディックス）<br>セレソーブ®（カネカメディックス） |
| | 複合的結合 | 第四級アンモニウム | ビリルビン | 術後肝不全<br>劇症肝炎 | プラソーバ 350®（旭化成メディカル） |
| | | トリプトファン | 抗アセチルコリンレセプター抗体<br>＋<br>抗ガングリオシド抗体 | 重症筋無力症<br>ギラン・バレー症候群<br>慢性炎症性脱髄性多発神経炎<br>多発性硬化症 | イムソーバ TR-350®（旭化成メディカル） |
| | | フェニルアラニン | リウマチ因子<br>免疫複合体<br>抗 DNA 抗体 | 重症筋無力症<br>ギラン・バレー症候群<br>慢性炎症性脱髄性多発神経炎<br>多発性硬化症 | イムソーバ PH-350®（旭化成メディカル） |

離してくる．MG の場合，リガンドとの親和力は，C3a・C4a・TNF-α＞自己抗体＞C5a・ブラジキニンとなっており，血漿処理量が 1.2～1.5 L をこえると，カラムに吸着していた C5a・ブラジキニンは急速に脱着し，血漿中に大量に遊離してくる．これにより，血圧低下などが生じるおそれがある．また，2 L をこえると，自己抗体の脱着も生じてくる．したがって，2 L 以上の血漿処理は行わない．

また，前述のようにブラジキニンがカラムの陰性荷電により産生されるので，ACE-I との併用は避ける．

血液流量は 80～120 mL/分，分離血漿流量は血液流量の 20～30％程度で，血漿処理量 2 L まで実施する．また，TMP については LDL 吸着，ビリルビン吸着と同様である．セレソーブ® は LDL 吸着に準ずる．

血漿吸着療法において，現在臨床応用されているおもなカラムを**表 10-14**にまとめた．

アフェレシス療法は，透析室のみならず，救急医療・集中治療領域で必要とされる血液浄化療法であり，臨床工学技士の知識や技術が遺憾なく発揮できる分野の一つであり，臨床現場においてその活躍がおおいに期待される．

**C3a, C4a, C5a:** C3a は補体経路の活性化で生じるもので、アナフィラトキシンとよばれ、他に C4a, C5a がある。その作用は、肥満細胞からのヒスタミンの遊離や、平滑筋の収縮、血管透過性亢進などがある。

**TNF-α:** 腫瘍壊死因子 (tumor necrosis factor: TNF) は、腫瘍細胞を壊死させる作用のある物質として発見されたサイトカインである。TNF-α は、主として活性化マクロファージ (単球) により産生され、好中球からエラスターゼを産生させ、血管内皮細胞を障害する。

**自己抗体:** 自分自身の細胞や組織を抗原とする抗体のことである。全身の組織に対して非特異的に反応する抗体と、特定の臓器に対し特異的に反応する 2 種類に分けられる。

**慢性腎臓病 (CKD):** 腎臓の働き (eGFR) が健康な人の 60% 以下に低下する (eGFR が 60 mL/分/1.73 m$^2$ 未満) か、あるいはタンパク尿が出るといった腎臓の異常が続く状態をいう。

# 3 腎移植

　腎臓の機能が著しく低下するか、あるいは廃絶した場合において、慢性腎臓病 (chronic kidney disease: CKD) の進行度 (**表 10-15**) が病期ステージ 5 となると、血液透析または腹膜透析などの、腎機能の一部を代行する治療を受けることを余儀なくされる。しかしながら、これらの治療法は生涯にわたり実施される必要性があることなどから、患者の精神的・肉体的負担は計りしれない。

　そこに、もう一つの選択肢として、根治療法としての腎移植がある。

　**図 10-10** に、わが国における透析患者数と腎移植数を示した。これによると、2016 年の透析患者数は 32 万 9,609 人であり、腎臓移植件数は 1,648 件 (生体腎移植 1,471 件) であった。

## ▶ 1) 腎移植とは

　腎移植手術にはドナー (腎臓提供者) が必要であり、ドナーとして健康な家族などの腎臓をレシピエント (腎臓移植希望者) へ移植する生体腎移植と、死体ドナーの腎臓をレシピエントへ移植する死体腎移植 (献腎移植) とがある。

## ▶ 2) 腎移植の歴史

　世界で初めての腎移植成功例は、1954 年アメリカのボストンでの一卵性双生児間における腎移植手術例である。わが国においては、1956 年新潟大学においての腎移植が初めてであったが、一時的なものであった。その後、1964

表 10-15　慢性腎臓病の病期ステージ

|  | 1 | 2 | 3 | 4 | 5 |
|---|---|---|---|---|---|
| eGFR 値 | >90 | 60〜89 | 30〜59 | 15〜29 | <15 |
| 腎臓の機能 | 正常 | 軽度低下 | 中等度低下 | 高度低下 | 末期腎不全 |
| 治療 |  | 食事療法、薬物療法など | | | 血液透析 / 腹膜透析 / 腎移植など |

（一般社団法人日本腎臓学会編：CKD 診療ガイド 2012 より）

図 10-10　わが国における透析患者数と腎移植数（2016 年）

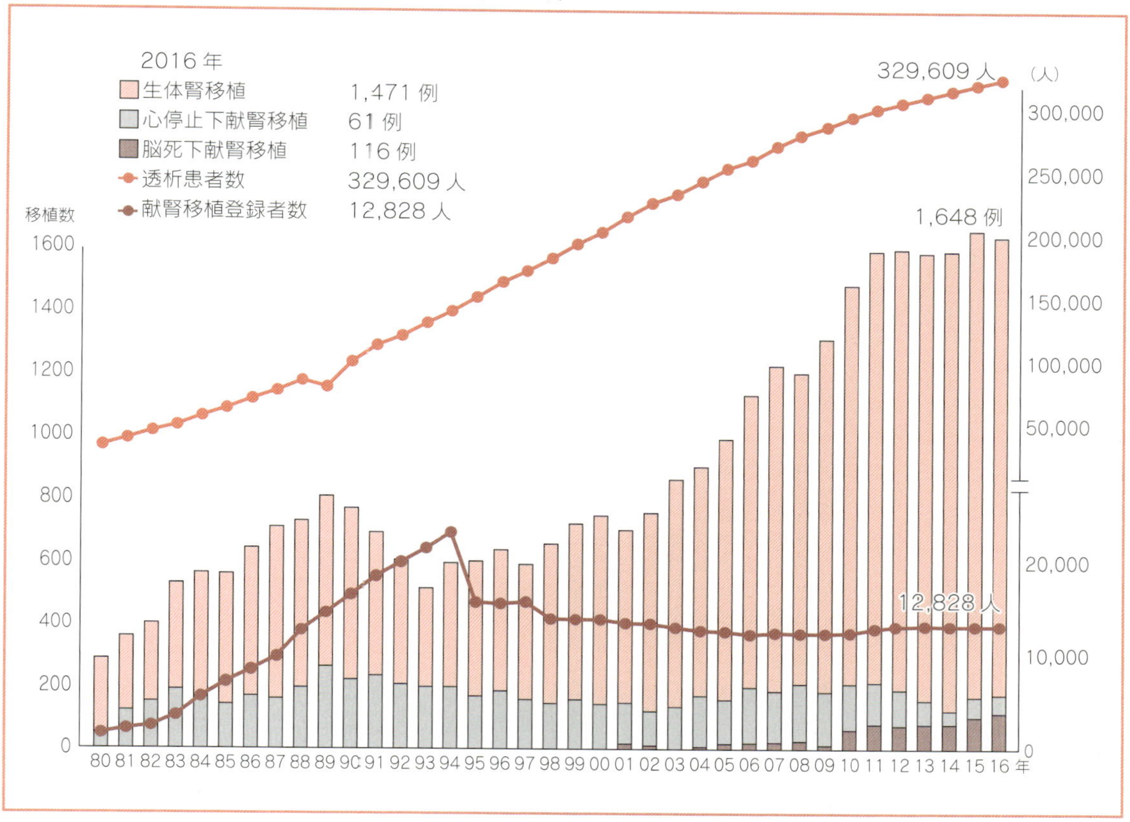

| 2016 年 | |
|---|---|
| □ 生体腎移植 | 1,471 例 |
| □ 心停止下献腎移植 | 61 例 |
| □ 脳死下献腎移植 | 116 例 |
| ○ 透析患者数 | 329,609 人 |
| ● 献腎移植登録者数 | 12,828 人 |

（一般社団法人日本移植学会：臓器移植ファクトブック 2017 より）

年東京大学において生体腎移植が行われた．

## ▶ 3）腎移植手術

ドナーから提供された腎臓は，レシピエントの右下腹部の骨盤腔内に移植され，移植腎の動脈を内腸骨動脈に，静脈を外腸骨静脈につなぎ，尿管と膀胱とをつなぐ．また，レシピエントの腎臓は，通常そのまま残しておく（図10-11）．

### （1）生体腎移植

腎臓は左右一対の臓器であり，片腎のみとなっても腎機能に問題がないとされていることから，生体腎移植は可能である．しかしながら，生体腎移植を行うためには，ドナーの自発的意思が必要であり，かつ金銭の授受などがないことが大前提となる．

生体腎移植対象者は，日本移植学会の倫理指針により親族に限定されており，具体的には，血縁者（両親，兄弟姉妹，子供など 6 親等以内の血族），ま

腎移植　239

図 10-11　腎移植部位

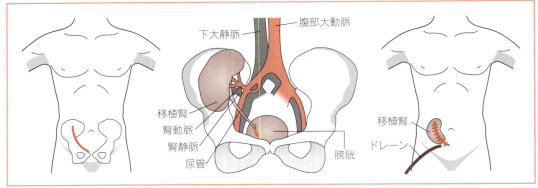

(腎移植情報サイトより)

表 10-16　生体腎移植ガイドライン

I. 腎移植希望者（レシピエント）適応基準
　1. 末期腎不全患者であること
　　透析を続けなければ生命維持が困難であるか，または近い将来に透析に導入する必要に迫られている保存期慢性腎不全である
　2. 全身感染症がないこと
　3. 活動性肝炎がないこと
　4. 悪性腫瘍がないこと
II. 腎臓提供者（ドナー）適応基準
　1. 以下の疾患または状態を伴わないこととする
　　a. 全身性の活動性感染症
　　b. HIV 抗体陽性
　　c. クロイツフェルト・ヤコブ病
　　d. 悪性腫瘍（原発性脳腫瘍及び治癒したと考えられるものを除く）
　2. 以下の疾患または状態が存在する場合は，慎重に適応を決定する
　　a. 器質的腎疾患の存在（疾患の治療上の必要から摘出されたものは移植の対象から除く）
　　b. 70 歳以上
　3. 腎機能が良好であること

(一般社団法人日本移植学会：生体腎移植ガイドラインより)

たは配偶者と 3 親等以内の姻族である．

　表10-16に日本移植学会生体腎移植ガイドラインを示した．これ以外にも，その他の医学的問題がないかなどを確認のうえ，移植の適応が判断される．

**(2) 死体腎移植（献腎移植）**

　脳死を人の死とするかどうか，いまだにさまざまな議論がされているが，ここでは，改正臓器移植法に準拠して解説する．

　まず，死体腎移植を受けるには，レシピエントは事前に公益社団法人日本臓器移植ネットワークに献腎臓移植希望の登録をしておく必要がある．献腎が出た場合は，ABO 血液型検査やヒト白血球抗原（human leucocyte antigen：HLA）検査などの組織適合性の結果や，待機日数などに基づいた選定基

準から，コンピュータで候補者を選ぶこととなる．

### (3) 組織適合性

ここでいう組織適合性とは，腎移植後の生着率を向上させるために実施する検査をいい，赤血球に関するABO血液型検査，Rh血液型検査や白血球などに関するヒト白血球抗原やリンパ球クロスマッチなどがある．

生体腎移植の場合には，ABO血液型が異なっていても，必ずしも腎移植の妨げとはならない．

一方，死体腎移植においては，ドナーとレシピエントのHLA型の適合が良いほど生着率が高くなる．

**生着率**：腎移植後一定期間たった時点で，どのくらいの腎臓がレシピエントの体内で機能し続けているかという割合をいう．

### ▶ 4) 腎移植の現況

手術手技の進歩，組織適合性試験の確立，免疫抑制薬の進歩などにより，近年，生体腎移植の生着率は向上している（**表10-18**）が，とりわけ，免疫抑制薬の進歩は腎移植の生着率向上に大きく貢献してきた．

### 脳死

脳死とは，脳幹を含む全脳の機能が不可逆的に停止しているが，心臓は動いている状態である．

厚生労働省の判定基準では，①深昏睡，②自発呼吸の消失，③瞳孔固定，④脳幹反射の消失，⑤平坦脳波，などの条件が満たされた後，6時間経過しても変化がないことを確認できることとした．さらに，6歳未満の小児を対象から除き，急性毒物中毒，低体温代謝，内分泌障害といった，脳死と類似した状態になりうる症例を除外例としてあげた．

「臓器移植法」では，脳死状態からの臓器提供の意思表示がある場合だけ，脳死は人の死だと考えるというものである．

### 改正臓器移植法

臓器移植法は臓器移植について定めるとともに，臓器売買禁止などを規定した法律で，1997年10月16日に施行された．

その後，さまざまな議論を重ね，2010年7月17日に改正された（**表10-17**）．

表10-17　おもな改正点

|  | 臓器移植法 | 改正臓器移植法 |
|---|---|---|
| 脳死後の臓器摘出要件 | 本人の書面による意思表示が必要であり，かつ遺族が拒まない場合，または遺族がいない場合 | 左記に加えて 本人の臓器提供の意思が不明の場合であって，遺族がこれを書面により承諾する場合 |
| 年齢による制限 | 民法上の遺言可能年齢である，15歳以上の意思表示を有効とする | 家族の書面による承諾により，15歳未満の方からの臓器提供が可能になる |

（公益社団法人日本臓器移植ネットワーク：http://www.jotnw.or.jp/studying/1-4.html より）

表 10-18　腎移植後の生着率

|  | 1年 | 2年 | 3年 | 4年 | 5年 |
|---|---|---|---|---|---|
| 腎臓（N＝3,502） | 88.7% | 85.4% | 82.4% | 79.3% | 76.4% |

うち，肝腎同時移植 N＝6，膵腎同時移植 N＝199（1995.4〜2015.12）
（公益社団法人日本臓器移植ネットワークより）

### ▶ 5）術後管理と合併症

　生体腎移植の場合は，術後すぐに尿が出始めるが，死体腎移植の場合には，尿が出るまでの期間は血液透析を必要とする場合もある．

　腎移植手術後，もっとも注意しなければならないのは拒絶反応である．生体には異物を排除しようとする働きがあり，移植された腎臓を異物と認識すると，自らの免疫で移植腎を攻撃するという生体防御反応が働き，それが拒絶反応として現れる．拒絶反応には，おおむね腎移植後24時間以内に発症する超急性拒絶反応，3カ月以内に発症する急性拒絶反応，3カ月以上経過した後に発症する慢性拒絶反応などがある．

　この拒絶反応をおさえる目的で，免疫抑制薬やステロイド薬などの服用が必要となり，これらは移植腎が働いているかぎり服用し続けなければならない．これらの薬剤は免疫反応を抑制しうるが，その薬剤の使用により，易感染状態となり感染症に罹患しやすい状況となるので注意が必要である．また，その他の副作用として，骨粗鬆症，大腿骨頭壊死，糖尿病，悪性腫瘍，腎障害なども報告されている．

　腎移植によって，透析時間による束縛から解放され，食事制限がなくなるなどの利点はあるが，自己管理がまったく必要なくなるわけではない．透析患者のみならず，CAPD患者も移植患者も，ある程度の差異はあるものの，すべての患者共通に，術後の自己管理はしっかりと行う必要性を感じる．

#### 参考文献
1) 最新医学大辞典（第3版）．医歯薬出版，2006．
2) 日本臨牀：49巻・1991年増刊号．日本臨牀社，1991．
3) 腎と透析増刊号：Vol65．東京医学社，2008．
4) 小玉正智：エンドトキシン除去用ポリミキシンB固定化繊維充填カラム（PMX）

**免疫抑制薬**
1960年代にアザチオプリンの使用が始まり，1970年代にシクロスポリンの発見・臨床応用により，腎移植の成績も飛躍的に向上した．その後，1990年代にタクロリムスが登場した．

の設計，性能評価および臨床における有用性評価．基礎と臨床，**28**：1421〜1432，
1994.

5）Gejyo, F., Yamada, T., Odani, S., et al.：A new form of amyloid protein associated
with chronic hemodialysis was identified as beta 2-microglobulin. *Biochem. Bio-
phys. Res. Commun.*, **129**(3)：701〜706, 1985.

6）透析療法合同専門委員会：血液浄化療法ハンドブック．協同医書出版社，2004.

7）*Clinical Engineering*, **18**(11)：2007.

8）*Clinical Engineering*, **19**(4)：2008.

9）秋葉　隆，峰島三千男：CE 技術シリーズ血液浄化療法．南江堂，2004.

10）一般社団法人日本移植学会：臓器移植ファクトブック 2017．日本移植学会，2017.

11）一般社団法人日本腎臓学会編：CKD 診療ガイド 2012.

12）一般社団法人日本移植学会：生体腎移植ガイドライン．

13）公益社団法人日本臓器移植ネットワーク
http://www.jotnw.or.jp/studying/1-4.html

14）トランスプラント・コミュニケーション
http://www.medi-net.or.jp/tcnet/index.html

# 付　録　平成 24 年版　臨床工学技士 国家試験出題基準（生体機能代行装置学）

専門科目Ⅰ．生体機能代行装置学

## （1）呼吸療法装置

| 大 項 目 | 中 項 目 | 小 項 目 |
|---|---|---|
| 1．原理と構造 | （1）酸素療法装置 | ①酸素フード |
| | | ②保育器 |
| | | ③酸素濃縮器 |
| | | ④マスク |
| | | ⑤カニューレ |
| | | ⑥ネブライザー付酸素吸入装置 |
| | （2）吸入療法装置 | ①ジェットネブライザ |
| | | ②超音波ネブライザ |
| | （3）人工呼吸器 | ①気道内加圧方式（NPPV を含む） |
| | | ②胸郭外陰圧方式 |
| | | ③補助換気モード |
| | | ④調節換気モード |
| | （4）呼吸回路 | |
| | （5）高気圧治療装置 | ①第 1 種装置 |
| | | ②第 2 種装置 |
| | （6）生体監視装置，測定機器 | ①換気量，気道内圧，流量測定 |
| | | ②血液ガス分析（カテーテル採血を含む） |
| | | ③パルスオキシメトリ |
| | | ④カプノメトリ |
| | | ⑤循環動態測定 |
| | （7）周辺医用機器 | ①酸素流量計 |
| | | ②酸素濃度計 |
| | | ③吸引器 |
| | | ④加湿器（人工鼻を含む） |
| | | ⑤用手人工換気器具 |
| | | ⑥吸入療法機器 |
| | | ⑦NO ガス治療機器 |
| 2．呼吸療法技術 | （1）自発呼吸と人工呼吸 | |
| | （2）各種換気モード | |
| | （3）開始基準 | |
| | （4）人工呼吸器の設定 | ①換気設定と監視設定 |
| | （5）喀痰等の吸引 | |
| | （6）患者状態の把握 | |
| 3．在宅呼吸管理 | （1）酸素療法 | |
| | （2）人工呼吸 | |
| 4．安全管理 | （1）安全対策 | ①酸素療法装置 |
| | | ②吸入療法装置 |
| | | ③人工呼吸器 |
| | | ④高気圧治療装置 |
| | | ⑤周辺医用機器 |
| | （2）日常・定期点検 | ①酸素療法装置 |
| | | ②吸入療法装置 |
| | | ③人工呼吸器 |
| | | ④高気圧治療装置 |
| | | ⑤周辺医用機器 |
| | （3）消毒と洗浄 | ①酸素療法装置 |
| | | ②吸入療法装置 |
| | | ③人工呼吸器 |
| | | ④高気圧治療装置 |
| | | ⑤周辺医用機器 |

## （2）体外循環装置

| 大 項 目 | 中 項 目 | 小 項 目 |
|---|---|---|
| 1．原理と構成 | （1）血液ポンプ | ①ローラポンプ |
| | | ②遠心ポンプ |
| | | ③拍動流と定常流 |
| | （2）人工肺 | ①気泡型 |
| | | ②膜型 |
| | | ③構造，灌流方式 |
| | | ④膜の材質，コーティング |
| | （3）人工心肺 | ①ポンプチューブ |
| | | ②動脈フィルタ |
| | | ③熱交換器と冷温水槽 |
| | | ④貯血槽 |
| | | ⑤吸引回路，ベント回路 |
| | | ⑥冠灌流回路 |
| | | ⑦血液濃縮器 |
| 2．体外循環の病態生理 | （1）体外循環と血液 | ①血液損傷 |
| | | ②血液希釈の影響 |
| | | ③血液成分の変動 |
| | | ④酸塩基平衡と電解質の変動 |
| | | ⑤抗凝固 |
| | | ⑥内分泌系の変動 |
| | | ⑦免疫系の変動 |
| | （2）循環動態 | ①灌流量，血圧，末梢血管抵抗 |
| 3．体外循環技術 | （1）人工心肺充填液 | ①準備，計算方法 |
| | | ②充填液の種類 |
| | （2）適正灌流 | ①至適灌流量 |
| | | ②血液希釈の程度 |
| | | ③体温コントロール |
| | | ④ガス交換のコントロール |
| | （3）モニタリング | ①動脈圧 |
| | | ②中心静脈圧 |
| | | ③心電図 |
| | | ④体温 |
| | | ⑤左房圧 |
| | | ⑥血液ガス分析（カテーテル採血を含む） |
| | | ⑦尿量 |
| | | ⑧人工心肺装置内モニタリング |
| | （4）心筋保護 | ①心筋保護の目的と意義 |
| | | ②心筋保護液の種類 |
| | | ③心筋保護液の注入 |
| | （5）血管と弁 | ①人工血管，吻合 |
| | | ②人工弁 |
| 4．補助循環法 | （1）循環補助 | ① IABP |
| | | ② PCPS |
| | | ③補助人工心臓 |
| | （2）呼吸補助 | ① ECMO |
| 5．安全管理 | （1）体外循環のトラブル対策 | ①送血圧異常 |
| | | ②脱血不良 |
| | | ③回路チューブの脱落 |
| | | ④人工肺の故障 |
| | | ⑤血液ポンプの故障 |
| | （2）体外循環の合併症 | ①空気塞栓 |
| | | ②大動脈解離 |
| | | ③凝固機能異常 |
| | | ④溶血 |

## （3）血液浄化療法装置

| 大 項 目 | 中 項 目 | 小 項 目 |
|---|---|---|
| 1. 原理と構造 | （1） 血液浄化法の目的 | ①体内不要物質, 病因物質, 病因関連物質の除去 |
| | | ②体内欠乏物質の補充 |
| | （2） 原理 | ①拡散 |
| | | ②限外濾過 |
| | | ③吸着 |
| | （3） 分類 | ①血液透析 |
| | | ②血液濾過 |
| | | ③血液透析濾過 |
| | | ④血漿交換 |
| | | ⑤血漿吸着 |
| | | ⑥直接血液吸着（灌流） |
| | | ⑦腹膜透析 |
| | （4） 血液浄化器 | ①種類 |
| | | ②材料 |
| | | ③構造 |
| | | ④性能指標 |
| | | ⑤生体適合性 |
| | （5） 装置と周辺機器 | ①透析液供給装置 |
| | | ②患者モニタ装置 |
| | | ③水処理装置 |
| 2. 血液浄化の実際 | （1） 血液浄化器の選択と適応疾患 | ①透析器 |
| | | ②濾過器 |
| | | ③透析濾過器 |
| | | ④血漿分離器 |
| | | ⑤血漿分画器 |
| | | ⑥血漿吸着器 |
| | | ⑦血液吸着器 |
| | | ⑧血球吸着器 |
| | （2） 透析液, 補充液, 置換液 | ①組成 |
| | | ②使用量 |
| | （3） 抗凝固薬 | ①血液の凝固機序 |
| | | ②抗凝固薬の種類と使用法 |
| | （4） バスキュラーアクセス | ①急性期（緊急用） |
| | | ②慢性期（維持用） |
| | （5） 治療方法と治療指標 | ①持続, 間欠 |
| | | ②時間, 頻度, 期間 |
| | | ③在宅透析と施設透析 |
| | | ④適正治療指標 |
| | （6） 患者管理 | ①合併症 |
| 3. 安全管理 | （1） 水質管理 | ①原水中含有物の有害作用と除去法 |
| | | ②水処理装置と透析液作成システム |
| | | ③透析液細菌汚染, エンドトキシン |
| | （2） 関連装置・機器の保守点検 | ①透析液供給装置 |
| | | ②患者モニタ装置 |
| | | ③水処理装置 |
| | （3） 事故対策 | ①装置・器具に起因するトラブル |
| | | ②生体側に起因するトラブル |
| | | ③環境設備面に起因するトラブル |

付録：平成 24 年版　臨床工学技士国家試験出題基準（生体機能代行装置学）　247

# 索引

## 和文索引

### あ

アフェレシス ……………………213
アフェレシス療法 ………………213
アルガトロバン ……………124, 126
アルドステロン ……………………18
アンジオテンシン変換酵素阻害薬
………………………………76
アンチトロンビン …………………33
亜急性腎不全 ………………………48
安全管理 …………………………159

### い

イオン交換樹脂 ……………………95
医療事故 …………………………182
医療事故調査報告 ………………183
易感染性 …………………………178
院内感染 …………………………175

### え

エチレンビニルアルコール共重合体
膜 ……………………………78
エリスロポエチン …………21, 149
エンドトキシン吸着 ……………224
エンドトキシン吸着カラム ……224
エンドトキシン捕捉フィルタ …165
衛生管理 …………………………167
遠位尿細管 …………………12, 18

### お

オーバーナイト透析 ………………86
オフライン HDF ……………………84
オンライン HDF ……………84, 110
汚染防止操作 ……………………168

### か

カフ型カテーテル …………129, 131

カリウム …………………………121
カルシウム ………………………121
化学的汚染物質 …………………174
過酢酸製剤 ………………………171
過剰血流 …………………………135
外シャント …………………4, 129
外因系凝固 ………………………123
拡散 …………………………………55
拡散係数 ……………………………55
活性化部分トロンボプラスチン時間
………………………………33
活性型ビタミン D$_3$ ………………21
活性炭濾過装置 ……………………96
間欠的腹膜透析 …………………201
感染 ………………………………133
感染対策 …………………………175

### き

逆浸透 ………………………57, 97
逆浸透タンク ………………………98
逆浸透ライン ………………………98
逆浸透装置 …………………………96
吸着 …………………………………58
吸着療法 ……………………2, 220
急性腎障害 …………………42, 49
急性腎不全 ……………43, 48, 51
急速進行性糸球体腎炎 ……………48
狭窄 ………………………………133
凝固線溶系検査 ……………………31
近位尿細管 …………………12, 16

### く

クラッシュ症候群 …………………29
クリアスペース ……………………73
クリアランス ………………18, 60
クレアチニン ………………………34
クレアチニンクリアランス
……………………………19, 200
グリコアルブミン …………………34

空気伝播予防策 …………………175
空腹時血糖 …………………………33

### け

血液吸着療法 ………………2, 221
血液凝固機序 ……………………123
血液検査 ……………………………31
血液浄化療法 ………………………1
血液生化学的検査 …………………33
血液透析 ………………1, 80, 81
血液透析濾過 …………1, 80, 84
血液尿素窒素 ………………………34
血液媒介感染症 …………………180
血液濾過 ……………………80, 83
血小板 ………………………………31
血漿吸着療法 ………………2, 227
血漿交換療法 ………………………2
血清アルブミン ……………………35
血清カリウム ………………………36
血清カルシウム ……………………36
血清クロール ………………………36
血清ナトリウム ……………………36
血清総タンパク ……………………35
血清鉄 ………………………………37
血清無機リン ………………………36
血糖値管理 ………………………139
結石 …………………………………45
献腎移植 …………………238, 240
限外濾過 ……………………………57
限外濾過フィルタ …………………98
限外濾過率 …………………………57

### こ

個人用透析液供給装置 ……………99
個人用透析装置 …………………118
向流 …………………………………67
抗凝固剤 …………………………123
抗利尿ホルモン ……………………18
後希釈法 ……………………84, 85

索　引　249

高血圧 ……………………45, 153
高血圧治療 ………………154, 155
高P血症 ……………………145
硬水軟化装置 ………………95
骨・ミネラル代謝異常 ……140, 143

### さ

サイクラ ……………………208
サイコネフロロジー ………5
サイトカイン ………………75
挫滅症候群 …………………29
再生セルロース ……………74, 75
細小血管障害 ………………137
在宅透析 ……………………86
酢酸不耐症 …………………122
酸塩基平衡 …………………20

### し

ジギタリス中毒 ……………122
糸球体 ………………………10
糸球体嚢 ……………………10
糸球体濾過圧 ………………14
糸球体濾過膜 ………………14
糸球体濾過量 ……14, 15, 18, 34, 39
死体腎移植 …………………238, 240
視診 …………………………132
次亜塩素酸 …………………171
自己血管内シャント ………129
自動腹膜透析 ………………201
事故対策 ……………………182
持続的血液浄化療法 ………88
持続的血液透析 ……………89
持続的血液透析濾過 ………89
持続的血液濾過 ……………89
持続的腎代替療法 …………1
手指衛生 ……………………175
腫瘍 …………………………46
集合管 ………………………10, 18
重炭酸イオン ………………122
除去率 ………………………73
消毒 …………………………170
消毒薬 ………………………170
静脈高血圧 …………………134

食事管理 ……………………144
食事療法 ……………………155
触診 …………………………132
心房性ナトリウム利尿ペプチド
　　…………………………18
浸透 …………………………59, 97
浸透圧 ………………………97
浸透圧性脱髄症候群 ………122
深夜透析 ……………………86
人工血管 ……………………130
人工血管内シャント ………129, 130
人工腎臓 ……………………2
腎クリアランス ……………38
腎移植 ………………………238
腎盂 …………………………9, 22
腎機能検査 …………………38
腎血漿流量 …………………14, 18
腎血流量 ……………………16, 38
腎後性急性腎不全 …………48
腎疾患 ………………………41
腎小体 ………………………10, 11
腎錐体 ………………………9
腎性急性腎不全 ……………48
腎性骨異栄養症 ……………143
腎性貧血 ……………………150
腎前性急性腎不全 …………48
腎臓 …………………………9
腎柱 …………………………9
腎動脈 ………………………13
腎乳頭 ………………………9
腎杯 …………………………9
腎門 …………………………9

### す

スチール症候群 ……………135
水質管理 ……………………159
水質管理基準 ………………160
水質基準項目 ………………93, 94
水道法 ………………………93, 94
推算糸球体濾過量 …………39
髄質 …………………………9

### せ

セルローストリアセテート膜 ……75
セルロース系透析膜 ………75
生体腎移植 …………………238, 239
生物学的汚染基準 …………160
清潔操作 ……………………165
精密濾過 ……………………57
咳エチケット ………………177
赤血球 ………………………31
赤血球造血刺激因子製剤 ……150
接触予防策 …………………175
全身性炎症反応症候群 ………224
前希釈法 ……………………84, 85

### そ

総括物質移動係数 ……55, 63, 198
総括物質移動・膜面積係数 ……198
総鉄結合能 …………………37

### た

ダイアライザ ………………2, 59, 63
ダイアライザの性能評価式 ……65
多尿 …………………………27, 43
多人数用透析液供給装置 ……99
大血管障害 …………………137
脱着 …………………………58
単純血漿交換 ………………2
単純血漿交換療法 …………214

### ち

蓄尿 …………………………24
中空糸型ダイアライザ ……60
聴診 …………………………132
直接穿刺法 …………………129, 132

### て

手洗い ………………………168, 176
低血糖 ………………………122
低分子ヘパリン ……………124, 125
低密度リポタンパク ………231
鉄剤 …………………………151

## と

トランスフェリン ……………………37
トロンボテスト ………………………33
ドライウェイト …………………154
透析アミロイドーシス …………225
透析医療事故 ……………………190
透析液 ………………………………120
透析液供給装置 ……………………99
透析液濃度測定法 ………………101
透析関連液 …………………………99
透析導入基準 ………………………50
透析膜 ………………………………74
透析用監視装置 …………………109
透析用水 ……………………………93
透析用水化学的汚染基準 ………174
糖尿病 ………………………………33
糖尿病腎症 …………………47, 136
糖尿病透析患者 …………………136
動静脈瘤 …………………………134
動脈表在化 ………………129, 131

## な

ナトリウム ………………………121
ナノ濾過 ……………………………57
内シャント ………………………4, 129
内因系凝固 ………………………123
内部濾過 …………………………67, 69
内分泌機能 …………………………20
軟水装置 ……………………………95

## に

二次性副甲状腺機能亢進症 ……142
二重境膜モデル ……………………56
二重濾過血漿交換 …………………2
二重濾過血漿交換療法 …………218
尿の生成 ……………………………13
尿管 …………………………………22
尿形態学的検査 ……………………28
尿検査 ………………………………27
尿細管 ………………………………10
尿細管最大輸送量 …………………16
尿細管糸球体フィードバック ……16
尿酸 …………………………………35

尿試験紙検査 ………………………27
尿試験紙法 …………………………29
尿生化学的定量検査 ………………28
尿沈渣 ………………………………28
尿道 …………………………………23
尿毒症物質 …………………………75
尿路感染症 …………………………45

## ね

ネフローゼ症候群 …………………50
ネフロン …………………………10, 11

## の

脳死 ………………………………241

## は

バイオフィルム …………………159
バスキュラーアクセス …………4, 129
バソプレシン ………………………18
バッグ式 HDF ………………………84
パラソルモン ………………………18
敗血症 ……………………………224
排尿 …………………………………25
白血球 ………………………………31

## ひ

ヒューマンエラー ………………183
ビリルビン ………………………232
ビリルビン吸着 …………………232
皮質 …………………………………9
非カフ型カテーテル ……129, 131
泌尿器疾患 …………………………41
飛沫伝播予防策 …………………175
標準化透析量 ………………………71
標準作業手順書 …………………168
標準予防策 ………………………175

## ふ

ファントホッフの法則 ……………59
フィブリン/フィブリノーゲン分解
　産物 ……………………………33
フェリチン …………………………37
ブラジキニン ………………………76

プレフィルタ ………………………94
プロトロンビン時間 ………………32
ふるい係数 …………………………57
不飽和鉄結合能 ……………………37
浮腫 …………………………………45
腹水濃縮濾過再静注法 …………220
腹膜機能検査 ……………………196
腹膜透析 …………………………1, 195
腹膜透析装置 ……………………208
腹膜平衡試験 ……………………197

## へ

ヘパリン起因性血小板減少症 ……32
ヘマトクリット ……………………31
ヘモグロビン ………………………31
ヘモグロビン A1c …………………34
ヘンレ係蹄 ………………………12, 17
平均赤血球恒数 ……………………32
並流 …………………………………67
閉塞 ………………………………133
閉塞性動脈硬化症 ………………230

## ほ

ボーマン嚢 …………………………10
ボタンホール穿刺 …………………4
ポリアクリロニトリル膜 …………76
ポリエーテルスルホン膜 …………78
ポリエステル系ポリマーアロイ膜
　………………………………………78
ポリスルホン膜 ……………………78
ポリビニルピロリドン ……………78
ポリメチルメタクリレート膜 ……77
補液 …………………………………84
乏尿 …………………………………27, 43
膀胱 ………………………………22, 23
膀胱炎 ………………………………45

## ま

膜分離療法 ………………………214
慢性腎臓病 ………………………42, 238
慢性腎不全 …………44, 46, 47, 50

索 引　251

## み

未分画ヘパリン ……………………124
水処理装置 ………………………93

## む

無尿 ………………………………27

## め

メシル酸ナファモスタット
　………………………………124, 126
免疫吸着 ………………………234

## や

薬物吸着 ………………………221
薬物療法 ………………………155

## ゆ

輸出細動脈 ……………………13
輸入細動脈 ……………………13
有効膜面積 ……………………198
有効濾過圧 ……………………14

## よ

溶質除去率 ……………………73

## り

臨床工学技士のためのバスキュラー
　アクセス日常管理指針 ………132

## れ

レニン ……………………………20
レニン・アンギオテンシン・アルド
　ステロン系 ……………………21
連続携行式腹膜透析 …………195

## ろ

濾過 ………………………………56
濾過係数 …………………………57

---

# 欧文索引

## β

$β_2$-ミクログロブリン ……36, 74, 225
$β_2$-ミクログロブリン吸着 ………225
$β_2$-MG ………………………74, 77, 225
$β_2$-MG 吸着カラム ………………226

## A

ACE 阻害薬 ………………………76
activated partial thromboplastin
　time …………………………33
acute kidney injury ……………42
acute renal failure ……………44
ADH ……………………………18
adsorption ……………………58
AKI ……………………………42, 49
AKIN 分類 ……………………49
ANP ……………………………18
antidiuretic hormone …………18
antithrombin …………………33
APD ……………………………201
apheresis ……………………213
APTT …………………………33
ARF ……………………………44
arteriosclerosis obliterans ………230
arterio-venous fistula …………129
arterio-venous vascular access
　graft …………………………129
ASO ……………………………230
AT ………………………………33
atrial natriuretic peptide ………18
automated PD …………………201
AVF ……………………………129
AVG …………………………129, 130

## B

BUN ……………………………34

## C

Ca ………………………………36
CAPD …………………………195
Ca バランス ……………………141
CBP ……………………………88
CDDS …………………………102
cellulose triacetate ……………75
CHD ……………………………89
CHDF …………………………89
CHF ……………………………89
chronic kidney disease ………42, 238
chronic kidney disease-mineral
　and bone disorder …………140
chronic renal failure …………44
CKD …………………………42, 238
CKD-MBD ……………………140, 143
Cl ………………………………36
continuous ambulatory PD ……195
continuous blood purification thera-
　py ……………………………88
convection ……………………56
Cr ………………………………34
CRF ……………………………44

## D

desorption ……………………58
DFPP …………………………218
dialysis related amyloidosis ……225
diffusion ……………………55
DRA …………………………225
DW ……………………………154

## E

eGFR …………………………39
ePTFE グラフト ………………130
ESA 低反応性 …………………152
estimated glomerular filtration rate
　………………………………39
ethylene vinylalcohol co-polymer
　………………………………78
EVAL …………………………78

**F**

FDP ·····································33
Fe ·······································37
fibrin/fibrinogen degradation products ·····································33

**G**

GA ······································34
GFR ······························14, 34, 39
glomerular filtration rate
·····························14, 34, 39

**H**

Hb ······································31
HbA1c ·································34
HD ······································80
HDF ····································80
HDF モード ·························84
HD モード ····························81
hematocrit ·····························31
hemoglobin ·····························31
HF ······································80
HF モード ····························83
HHD ····································86
HIT ·····································32
home hemodialysis ·················86
Ht ·······································31

**I**

intermittent PD ·····················201
IPD ····································201

**K**

K ········································36
KDIGO 分類 ························49
$K_oA$ ·································198
$Kt/V$ ······························71, 199

**L**

LDL ····································231

LDL 吸着 ·····························228
low density lipoprotein ··········231
$Lp$ ······································57

**N**

Na ·······································36
nocturnal hemodialysis ···········86

**O**

osmosis ·································59

**P**

P ········································36
PAN ····································76
parathyroid hormone ·············18
PD ·····································195
PD＋HD 併用療法 ···············202
PE ·····································214
PEP グラフト ·······················130
peritoneal dialysis ·················195
peritoneal equilibration test ·····197
PET ····································197
platelet ·································31
Plt ·····································31
PMMA ·································77
polyacrylonitrile ····················76
polymethylmethacrylate ··········77
polysulfone ···························78
polyvinylpyrrolidone ··············78
prothrombin time ···················32
PSf ·····································78
PT ·····································32
PTH ····································18
PU グラフト ·························130
PVP ····································78
P バランス ···························142

**R**

RBC ····································31
RBF ·································16, 38

red blood cell ························31
reduction rate ························73
renal blood flow ·················16, 38
renal plasma flow ···················14
RIFLE 分類 ··························48
RPF ····································14

**S**

secondary hyperparathyroidism142
SHPT ·································142
SIRS ···································224
SOP ···································168
systemic inflammatory response
syndrome ·······················224

**T**

thrombotest ···························33
TIBC ···································37
total iron binding capacity ········37
total protein ··························35
TP ·····································35
TT ·····································33

**U**

UA ·····································35
UFR ····································57
UIBC ···································37
unsaturated iron binding capacity
·····································37
uric acid ·······························35

**V**

VA ·····································129
vascular access ······················129
VA トラブル ·························133

**W**

WBC ···································31
white blood cell ······················31

【編者略歴】

**竹澤真吾**

1979年 早稲田大学理工学部応用化学科卒業
1984年 早稲田大学大学院理工学研究科
　　　　化学工学博士課程修了（工学博士号取得）
1986年 医療法人社団善仁会横浜第一病院研究部研究
　　　　室長
2002年 鈴鹿医療科学大学医用工学部臨床工学科教授
2007年 九州保健福祉大学保健科学部臨床工学科教授
　　　　現在に至る　学科長

**出渕靖志**

1983年 日本福祉大学社会福祉学部卒業
1983年 慈朋会澤田病院透析室
1984年 池田皮膚泌尿器科医院透析室
1987年 透析技術認定士
1988年 臨床工学技士
1988年 広仁会広瀬病院透析室
1995年 第1種ME技術実力認定士
1997年 四国医療工学専門学校臨床工学学科
2017年 四国医療工学専門学校副校長
　　　　現在に至る

**小久保謙一**

1991年 早稲田大学理工学部応用化学科卒業
1996年 早稲田大学大学院理工学研究科博士
　　　　課程修了 博士（工学）取得
1996年 早稲田大学理工学部応用化学科助手
1998年 新潟大学大学院自然科学研究科助手
2004年 北里大学医療衛生学部医療工学科臨
　　　　床工学専攻専任講師
2012年 北里大学医療衛生学部医療工学科臨
　　　　床工学専攻准教授
　　　　現在に至る

---

臨床工学講座
生体機能代行装置学
血液浄化療法装置　第2版　　　　ISBN978-4-263-73421-6

2011年　1月10日　第1版第1刷発行
2018年　1月10日　第1版第10刷発行
2019年　3月15日　第2版第1刷発行

監　修　　一 般 社 団 法 人
　　　　　日 本 臨 床 工 学 技 士
　　　　　教 育 施 設 協 議 会

編　集　　竹　澤　真　吾

　　　　　出　渕　靖　志

　　　　　小　久　保　謙　一

発行者　　白　石　泰　夫

発行所　**医歯薬出版株式会社**

〒113-8612　東京都文京区本駒込1-7-10
TEL.（03）5395-7620（編集）・7616（販売）
FAX.（03）5395-7603（編集）・8563（販売）
https://www.ishiyaku.co.jp/
郵便振替番号　00190-5-13816

乱丁，落丁の際はお取り替えいたします．　　　　　　印刷・教文堂／製本・榎本製本

Ⓒ Ishiyaku Publishers, Inc., 2011, 2019. Printed in Japan

- - - - - - - - - - - - - - - - - - - - - - - - - - - - - - - - - - - - - - - -
本書の複製権・翻訳権・翻案権・上映権・譲渡権・貸与権・公衆送信権（送信可能化権
を含む）・口述権は，医歯薬出版㈱が保有します．
本書を無断で複製する行為（コピー，スキャン，デジタルデータ化など）は，「私的使用
のための複製」などの著作権法上の限られた例外を除き禁じられています．また私的使
用に該当する場合であっても，請負業者等の第三者に依頼し上記の行為を行うことは違
法となります．

[JCOPY] ＜出版者著作権管理機構 委託出版物＞
本書をコピーやスキャン等により複製される場合は，そのつど事前に出版者著作権管理
機構（電話 03-5244-5088，FAX 03-5244-5089，e-mail：info@jcopy.or.jp）の許諾
を得てください．